栄養科学シリーズ NEXT
Nutrition, Exercise, Rest

給食経営管理論

幸林友男・曽川美佐子・神田知子・市川陽子／編 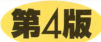第4版

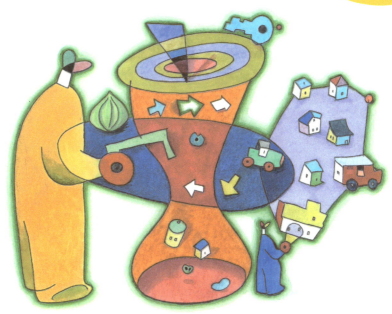

講談社

シリーズ総編集

木戸	康博	京都府立大学 名誉教授
宮本	賢一	龍谷大学農学部食品栄養学科 教授

シリーズ編集委員

河田	光博	京都府立医科大学 名誉教授
桑波田	雅士	京都府立大学大学院生命環境科学研究科 教授
郡	俊之	甲南女子大学医療栄養学部 教授
塚原	丘美	名古屋学芸大学管理栄養学部 教授
渡邊	浩幸	高知県立大学健康栄養学部 教授

執筆者一覧

市川	陽子＊	静岡県立大学食品栄養科学部栄養生命科学科 教授（2）
大槻	尚子	静岡県立大学食品栄養科学部栄養生命科学科 助教（4.4）
岡村	吉隆	元千里金蘭大学生活科学部食物栄養学科 教授（4.1F, G）
小椋	真理	京都文教短期大学ライフデザイン総合学科 教授（7, 8）
加藤	勇太	松本大学人間健康学部健康栄養学科 准教授（4.1A～C）
香西	はな	中部大学応用生物学部食品栄養科学科 講師（3.4, 3.6）
神田	知子＊	同志社女子大学生活科学部食物栄養科学科 教授（0, 1.3）
幸林	友男＊	千里金蘭大学 名誉教授（1.1, 1.2, 1.4）
柴﨑	みゆき	つくば国際大学医療保健学部保健栄養学科 准教授（5.2C～F）
首藤	恵泉	岡山県立大学保健福祉学部栄養学科 准教授（4.1D, E）
関口	祐介	常磐大学人間科学部健康栄養学科 准教授（4.1A～C）
曽川	美佐子＊	四国大学生活科学部健康栄養学科 教授（4.2）
田中	弘美	北陸学院大学健康科学部栄養学科 教授（5.4, 5.5）
田村	朝子	新潟県立大学人間生活学部健康栄養学科 教授（3.3）
富安	広幸	京都華頂大学現代生活学部食物栄養学科 教授（3.1, 3.2）
平田	芳浩	名古屋栄養専門学校 副校長（5.2A, B）
古橋	啓子	東海学園大学健康栄養学部健康栄養学科 准教授（5.3）
堀内	理恵	武庫川女子大学食物栄養科学部食物栄養学科 教授（6, 11）
丸山	智美	金城学院大学生活環境学部食環境栄養学科 教授（9, 10）
吉村	智春	鈴鹿医療科学大学保健衛生学部医療栄養学科 准教授（5.1）
渡邉	喜弘	安田女子大学家政学部管理栄養学科 教授（3.5, 4.3）

（五十音順，＊印は編者，かっこ内は担当章・節・項）

第4版 まえがき

　現在，管理栄養士が活躍する場は，保健，医療，介護，福祉，教育など多様な分野に広がり，高度な専門的知識と技能を持った管理栄養士の社会的役割はますます大きなものとなっている．

　管理栄養士の役割の一つは食べ物をベースとした栄養管理の実践である．そのため，管理栄養士は，給食利用者の身体状況，栄養状態等に応じて食事を計画する「栄養・食事管理能力」，給食の運営を効率的に行うための「生産管理能力」，栄養・食事管理や生産管理のための「システムを構築する能力」が必要である．

　また，給食施設を取り巻く環境は著しく変化し続けている．特に経営環境はますます厳しく，労働力不足や消費税増，災害時への備えも含め，給食の資源である労働力，食材料，施設・設備を十分な資金で備えることは難しくなっている．これらのことより，栄養・食事管理や生産管理のシステムを動かすための資源を管理し，効率的かつ継続的に機能させる「総合的なマネジメント能力」が必要とされている．マネジメントを行うには，給食施設の目的を達成するために，栄養・食事管理や給食の運営業務だけでなく，資金や労働力など給食の資源を管理することが求められるが，そのためには，管理栄養士・栄養士の給食経営管理に関する業務全体を俯瞰することが必要であろう．

　本書では，広範囲にわたる管理栄養士・栄養士業務を，「給食の運営の中心となる管理項目」，「給食の運営に加え，給食管理の視点が必要な管理項目」，「給食の経営管理（給食経営管理）に必要な管理項目」に分け，段階的に理解が深まるように心掛けた．また，いくつかの管理項目については実践例を取り上げた．

　今後，給食関連分野の制度改正や社会環境の整備，調理システムの技術開発など，新たな変化が起こりうる．時代や社会が変化しても，管理栄養士・栄養士が栄養と食事を通して人々の健康と幸福に貢献する専門職であることには変わりがない．効率の中にも食事のもつ多様な役割を調和させるべく，全人的な視点が必要である．

　本書がそれぞれの立場で活躍する管理栄養士・栄養士の基礎作りに貢献できることを願っている．

　最後に，本書の出版にあたりご尽力いただきました講談社サイエンティフィク，神尾朋美氏および編集部の皆様に感謝申し上げます．

　2019年2月

編者　幸林　友男
　　　曽川美佐子
　　　神田　知子
　　　市川　陽子

栄養科学シリーズ NEXT
新期刊行にあたって

　「栄養科学シリーズNEXT」は，"栄養Nutrition・運動Exercise・休養Rest"を柱に，1998年から刊行を開始したテキストシリーズです．2002年の管理栄養士・栄養士の新カリキュラムに対応し，新しい科目にも対応すべく，書目の充実を図ってきました．新カリキュラムの教育目標を達成するための内容を盛り込み，他の専門家と協同してあらゆる場面で健康を担う食生活・栄養の専門職の養成を目指す内容となっています．一方，2009年，特定非営利活動法人日本栄養改善学会により，管理栄養士が備えるべき能力に関して「管理栄養士養成課程におけるモデルコアカリキュラム」が策定されました．本シリーズではこれにも準拠するべく改訂を重ねています．

　この度，NEXT草創期のシリーズ総編集である中坊幸弘先生，山本茂先生，およびシリーズ編集委員である海老原清先生，加藤秀夫先生，小松龍史先生，武田英二先生，辻英明先生の意思を引き継いだ新体制により，時代のニーズと栄養学の本質を礎にして，改めて，次のような編集方針でシリーズを刊行していくこととしました．

・各巻ごとの内容は，シリーズ全体を通してバランスを取るように心がける
・記述は単なる事実の羅列にとどまることなく，ストーリー性をもたせ，学問分野の流れを重視して，理解しやすくする
・レベルを落とすことなく，できるだけ平易にわかりやすく記述する
・図表はできるだけオリジナルなものを用い，視覚からの内容把握を重視する
・4色フルカラー化で，より学生にわかりやすい紙面を提供する
・管理栄養士国家試験出題基準（ガイドライン）にも考慮した内容とする
・管理栄養士，栄養士のそれぞれの在り方を考え，各書目の充実を図る

　栄養学の進歩は著しく，管理栄養士，栄養士の活躍の場所も益々グローバル化すると予想されます．最新の栄養学の専門知識に加え，管理栄養士資格の国際基準化，他職種の理解と連携など，新しい側面で栄養学を理解することが必要です．本書で学ばれた学生達が，新しい時代を担う管理栄養士，栄養士として活躍されることを願っています．

シリーズ総編集　　木戸　康博
　　　　　　　　　宮本　賢一

給食経営管理論 第4版 —— 目次

0. 給食経営管理論の全体像 …… 1
- 0.1 給食の運営，給食管理，給食経営管理を知る …… 1
  - A. 給食の定義 …… 1
  - B. 給食の運営の定義 …… 1
  - C. 給食管理の定義 …… 1
  - D. 給食経営管理の定義 …… 2
- 0.2 給食経営管理論の教育目標 …… 2
- 0.3 給食の運営，給食管理，給食経営管理の概念と第3章～第5章で取り上げる項目との関連 …… 3
- 0.4 管理栄養士・栄養士の使命 …… 3
- 0.5 管理栄養士・栄養士における「栄養の指導」の本質的理解と給食の重要性 …… 4
- 0.6 専門職としての管理栄養士・栄養士の職業倫理 …… 6

1. 給食の概要と法的根拠，管理栄養士・栄養士の役割 …… 7
- 1.1 特定給食施設における給食の意義・役割 …… 7
  - A. 食環境としての給食の意義・役割 …… 7
  - B. 欠乏対策としての給食 …… 7
  - C. 健康増進のための給食へ …… 8
  - D. 栄養教育の一環としての食事の提供 …… 9
- 1.2 給食施設の特徴と関連法規 …… 9
- 1.3 「健康増進法」における給食施設と栄養管理 …… 12
  - A. 「健康増進法」における栄養管理と管理栄養士・栄養士の配置規定 …… 12
  - B. 特定給食施設における栄養管理の基準と管理栄養士・栄養士の配置規定 …… 12
- 1.4 「健康増進法」における特定給食施設に関する行政指導 …… 15
  - A. 栄養管理に対する指導・助言，勧告・命令，立入検査 …… 15

2. 給食システム …… 17
- 2.1 給食システム，トータルシステムとサブシステム …… 17
  - A. 給食システム …… 17
  - B. トータルシステムとサブシステム …… 18
- 2.2 給食の目的に応じたオペレーションシステムとその特徴 …… 19
  - A. 特定給食施設の目的とシステム …… 19
  - B. オペレーションシステムとその特徴 …… 20

    2.3 クックチル，ニュークックチル，クックフリーズ，真空調理システムの
        給食施設での活用………………………………………………………………… 22
        A. クックチルシステム ………………………………………………………… 23
        B. ニュークックチルシステム ………………………………………………… 24
        C. クックフリーズシステム …………………………………………………… 24
        D. 真空調理システム …………………………………………………………… 24

3. 給食の運営の中心となる管理項目 …………………………… 26

    3.1 食材料管理，購買管理……………………………………………………………… 26
        A. 食材料の開発，安全保障の仕組み，流通方法 …………………………… 26
        B. 食材料選択 …………………………………………………………………… 27
        C. 食材料購入の方法，購入計画 ……………………………………………… 29
        D. 食材料の発注，検収 ………………………………………………………… 29
    3.2 生産管理……………………………………………………………………………… 32
        A. 生産計画：調理工程，作業工程と人員配置 ……………………………… 32
        B. 大量調理の特性を理解した生産 …………………………………………… 33
        C. 配膳・配食の精度：標準化 ………………………………………………… 36
        D. 労働生産性 …………………………………………………………………… 37
    3.3 衛生管理……………………………………………………………………………… 38
        A. 衛生管理の意義と目的 ……………………………………………………… 38
        B. 食中毒発生メカニズム ……………………………………………………… 38
        C. 衛生管理の法規と規則に基づいた，衛生管理マニュアルの
           作成に必要な項目の理解 …………………………………………………… 40
        D. 給食従事者などの衛生管理 ………………………………………………… 44
    3.4 施設・設備管理……………………………………………………………………… 45
        A. 施設・設備管理の目的 ……………………………………………………… 45
        B. 施設・設備の基準と関連法規 ……………………………………………… 45
        C. 調理室（厨房）の内装と関連設備 ………………………………………… 45
        D. ゾーニングによる設備配置 ………………………………………………… 50
    3.5 定期的な施設・設備の保守管理………………………………………………… 56
        A. 定期的な施設・設備の管理 ………………………………………………… 56
        B. 主要機器の保守管理 ………………………………………………………… 57
        C. 廃棄物処理 …………………………………………………………………… 58
        D. 機器の精度管理（校正） …………………………………………………… 59
    3.6 提供管理……………………………………………………………………………… 59
        A. 食事環境の意義と機能 ……………………………………………………… 59
        B. 食事環境の設計 ……………………………………………………………… 60

4. 給食の運営に加え，給食管理の視点が必要な管理項目 ... 61

4.1 栄養・食事管理 ... 61
　A. 給食施設における栄養・食事管理の目的とプロセス ... 61
　B. アセスメント：対象者特性の把握，食事評価 ... 62
　C. 栄養計画：食事摂取基準を活用した給与栄養目標量の決定 ... 65
　D. 栄養補給法と食事形態の計画 ... 72
　E. 献立計画：給食の資源に応じた食事計画，期間献立の立案 ... 73
　F. 給食施設ごとの栄養計画・献立計画の特徴 ... 78
　G. 栄養素表示に関する情報提供の留意点 ... 82

4.2 品質管理 ... 84
　A. 給食管理における品質と品質管理の意義 ... 84
　B. 給食の品質基準と献立 ... 86
　C. 調理工程と調理作業の標準化 ... 86
　D. 生産性向上のための要因分析 ... 87
　E. 品質管理とPDCAサイクル ... 89

4.3 給食におけるHACCPシステムの運用 ... 90
　A. 献立および調理システムに応じた重要管理点の設定 ... 90

4.4 危機管理とリスク管理，事故対応と災害時対応 ... 94
　A. 事故・災害の分類と食事提供 ... 94
　B. 事故における危機管理とリスク管理 ... 95
　C. 災害時における危機管理とリスク管理 ... 99

5. 給食の経営管理（給食経営管理）に必要な管理項目 ... 107

5.1 給食経営管理の意義・目的 ... 107
　A. 給食経営管理の経営資源 ... 108

5.2 経営管理 ... 110
　A. 組織化とは ... 110
　B. リーダーシップ論 ... 114
　C. 給食経営管理における食材料のロス管理 ... 115
　D. 給食産業市場に影響を与える要因 ... 120
　E. 給食におけるマーケティング戦略 ... 121
　F. 給食業務の外部委託 ... 125

5.3 人事管理，労務管理 ... 127
　A. 給食施設における人事管理のプロセス ... 127
　B. 給食業務従事者の雇用形態 ... 128
　C. 従業員の人材育成 ... 128

5.4 会計・原価管理 ... 130
　A. 給食の原価構成 ... 131

  B. 給食における収入と原価管理 …………………………………… 131
  C. 食材料費の算出 …………………………………………………… 132
  D. 損益分岐点分析 …………………………………………………… 132
  E. ABC分析とコスト管理 …………………………………………… 134
 5.5 情報管理……………………………………………………………… 135
  A. IT活用 ……………………………………………………………… 135

【さまざまな給食施設での給食管理編】
 さまざまな給食施設の意義, 関連法規, 栄養士配置規定一覧表 ………… 138

6. 児童福祉施設給食 …………………………………………………… 142
 6.1 児童福祉施設給食の意義, 目的, 法的根拠………………………… 142
 6.2 児童福祉施設給食の組織…………………………………………… 143
  A. 保育所（園） ………………………………………………………… 144
  B. 幼保連携型認定こども園 ………………………………………… 144
 6.3 児童福祉施設の給食運営業務の収支構造………………………… 145
  A. 保育所の給食運営業務に必要な経費 …………………………… 145
  B. 障害児入所施設の給食費 ………………………………………… 145
 6.4 児童福祉施設の栄養・食事管理…………………………………… 146
  A. 児童福祉施設給食の給与栄養目標量 …………………………… 146
 6.5 個別対応の方法と個人の摂取量把握……………………………… 148
  A. 保育所の給食 ……………………………………………………… 148
  B. 乳児院の給食 ……………………………………………………… 149
  C. 児童養護施設 ……………………………………………………… 150
  D. 障害児福祉施設 …………………………………………………… 151
  E. 利用者の嗜好・満足度調査 ……………………………………… 151
  F. 食事の提供量の決定 ……………………………………………… 151
 6.6 外部委託可能な給食関連業務……………………………………… 151

7. 学校給食 ……………………………………………………………… 153
 7.1 学校給食の意義, 目的, 法的根拠…………………………………… 153
 7.2 学校給食の組織……………………………………………………… 154
  A. 学校給食栄養管理者の配置 ……………………………………… 154
  B. 学校給食の形態 …………………………………………………… 155
  C. 学校給食の調理形態 ……………………………………………… 155
  D. 学校給食の喫食方法 ……………………………………………… 156
 7.3 学校給食の給食運営業務の収支構造……………………………… 157
 7.4 学校給食の栄養・食事管理………………………………………… 157
  A. 学校給食実施基準 ………………………………………………… 158
 7.5 学校給食の個別対応の方法と個人の摂取量把握………………… 161
  A. 個別対応 …………………………………………………………… 161

   B. 個人の摂取量の把握 ……………………………………………………… 162
 7.6 外部委託の範囲…………………………………………………………………… 162

8. 事業所給食 ……………………………………………………………………… 163
 8.1 事業所給食の意義，目的，法的根拠………………………………………… 163
   A. 事業所食堂 ……………………………………………………………… 164
   B. 寄宿舎食堂 ……………………………………………………………… 164
 8.2 事業所給食の組織……………………………………………………………… 165
 8.3 事業所給食の給食運営業務の収支構造……………………………………… 166
 8.4 事業所給食の栄養・食事管理………………………………………………… 166
 8.5 事業所給食の個別対応の方法と個人の摂取量把握………………………… 169

9. 医療施設給食（病院給食）……………………………………………………… 170
 9.1 医療施設給食の意義，目的，法的根拠……………………………………… 170
 9.2 医療施設給食の組織…………………………………………………………… 170
   A. 給食組織と関連分野との連携 ………………………………………… 170
 9.3 医療施設給食の給食運営業務の収支構造…………………………………… 172
   A. 特別食加算 ……………………………………………………………… 175
   B. 食堂加算 ………………………………………………………………… 175
   C. 特別メニューの食事（患者負担）……………………………………… 175
 9.4 医療施設給食の栄養・食事管理……………………………………………… 176
 9.5 医療施設給食の個別対応の方法と個人の摂取量把握……………………… 178
   A. 食事の提供量の決定 …………………………………………………… 178
   B. 個人の摂取量の把握 …………………………………………………… 178
   C. 利用者の嗜好・満足度調査 …………………………………………… 178
 9.6 医療施設給食の外部委託が可能な給食関連業務…………………………… 179
   A. 業務委託の際に医療施設が自らすべき業務 ………………………… 179
   B. 外部委託業務 …………………………………………………………… 180

10. 高齢者施設給食，介護保険施設給食 ………………………………………… 181
 10.1 高齢者施設給食，介護保険施設給食の意義，目的，法的根拠…………… 181
 10.2 高齢者施設給食，介護保険施設給食の組織………………………………… 182
   A. 給食組織と関連分野との連携 ………………………………………… 182
 10.3 高齢者施設給食，介護保険施設給食の給食運営業務の収支構造………… 182
 10.4 高齢者施設給食，介護保険施設給食の栄養・食事管理…………………… 184
 10.5 高齢者施設給食，介護保険施設給食の個別対応の方法と
    個人の摂取量把握……………………………………………………………… 186
   A. 食事提供量の決定 ……………………………………………………… 186
   B. 個人の摂取量の把握 …………………………………………………… 186
   C. 利用者の嗜好・満足度調査 …………………………………………… 186

	10.6	高齢者施設給食，介護保険施設給食の外部委託が可能な 給食関連業務··· 188
		A. 配食サービス ·· 188

11. 障害者福祉施設給食 ·· 190

	11.1	障害者福祉施設給食の意義，目的，法的根拠··························· 190
	11.2	障害者福祉施設給食の組織·· 191
	11.3	障害者福祉施設給食の給食運営業務の収支構造························ 191
	11.4	障害者福祉施設給食の栄養・食事管理··································· 193
		A. 栄養ケア・マネジメントの実務 ······································ 193
	11.5	障害者福祉施設給食の個別対応の方法と個人の摂取量把握············ 195
		A. 個別対応の方法 ··· 195
		B. 個人の摂取量の把握 ·· 195
	11.6	障害者福祉施設給食の外部委託可能な給食関連業務···················· 197

付録1：大量調理施設衛生管理マニュアル ··· 198
付録2：日本人の食事摂取基準 ·· 216
付録3：関係法規 ·· 231

参考書 ··· 255
索引 ·· 256

0. 給食経営管理論の全体像

0.1 給食の運営，給食管理，給食経営管理を知る

　給食経営管理論を学ぶにあたって日本給食経営管理学会監修による『給食経営管理用語辞典』（第一出版，2011年）に示された，「給食」，「給食の運営」，「給食管理」，「給食経営管理」の定義を確認しておきたい．

A. 給食の定義

　給食とは，特定集団を対象にした栄養管理の実施プロセスにおいて，食事を提供することおよび提供する食事をいう．特定集団には，その枠組みを決定する事業・組織が存在する．たとえば保育所，学校，事業所，病院などであり，児童生徒を対象とした学校給食，入院患者を対象とした病院給食などが該当する．

B. 給食の運営の定義

　給食の運営とは，給食を提供するための計画（plan, P），実施（do, D），評価（check, C），改善（act, A）のPDCAを行う組織を働かせること，動かすことをいう．具体的な生産（調理）方法と提供方法をシステムとして明らかにし，それに合わせて作業方法・手順を示すことを含む．特に，生産（調理）管理，提供管理，衛生管理，施設・設備管理が中心となる．

C. 給食管理の定義

　給食管理とは，給食の運営を管理することをいう．すなわち，給食（食事）内容の決定から生産（調理），提供，消費（摂取），評価までを，法を遵守しながら運営することである．そのために，給食の運営における管理項目に加え，献立管理，食材料管理，品質管理，人事・労務管理，財務管理など，必要な管理業務を明確

にして，組み立て（システム化），それを機能させるために必要な資源（人，物，金，設備，方法，情報）を管理する．

D. 給食経営管理の定義

　給食経営管理とは，給食利用者（対象者）の適正な栄養管理を目的に，給食施設において給食の運営を事業（仕事）として営むことをさす．また，その運営のための仕組みを機能させるために必要な手段を組織的にシステム化して動かしていくことをさす．栄養管理を実施するためのシステムと給食の運営のためのシステムを統合したシステム構築が求められる．なお，このシステムを動かすための資源（人，物，金，設備，方法，情報）を管理し，総合的にマネジメントしていくことを含む．

　組織体の評価は，対象者のQOL（quality of life：生活の質），健康状態，受けたサービスに関する満足度と，そのために用いた資源の効率的・効果的な活用状況から行う．

0.2　給食経営管理論の教育目標

　「栄養士法」（2000（平成12）年改正）に示された「給食経営管理論」の教育目標は，「給食運営や関連の資源（食品流通や食品開発の現状，給食に関わる組織や経費等）を総合的に判断し，栄養面，経済面全般のマネジメントの基本的な考え方や方法を修得すること」である．このように管理栄養士には，①栄養・食事管理能力（給食利用者の身体状況，栄養状態等に応じて食事を計画する），②生産管理能力（給食の運営を効率的に行う），③システムを構築する能力（栄養・食事管理や生産管理），④総合的なマネジメント能力（システムを統合し，継続的かつ効率的に機能させる）が求められている．

　これら4つの能力に必要な知識を段階的に理解するために，『給食経営管理用語辞典』では「給食の運営」「給食管理」「給食経営管理」の定義と4つの能力との関連を次のように示している．

　「給食の運営」は栄養士の資格に必要な科目である．これには，②生産管理能力が該当し，給食の運営のための実践的な知識と技術の習得が必要となる．

　「給食管理」は食事内容の決定から生産，提供，摂取，評価までを管理することをさす．これには，①栄養・食事管理能力と③システムを構築する能力が該当し，給食の運営や栄養・食事管理に関連する資源を組織化して管理する実践的な知識が必要となる．

　「給食経営管理」は，給食利用者の栄養管理を目的に給食の運営を事業として

営むことである．これには④総合的なマネジメント能力が該当する．「給食経営管理」では，「給食管理」に必要な資源を管理して総合的にマネジメントするための基本的な考え方や理論，方法についての理解が必要となる．

0.3 給食の運営，給食管理，給食経営管理の概念と第3章～第5章で取り上げる項目との関連

「給食の運営」，「給食管理」，「給食経営管理」のいずれにおいても，管理範囲は広範囲にわたる．そのため，これらを管理する職種と管理業務を階層化すると理解しやすいと思われる．そこで図0.1に組織における階層とその業務内容を示した．図0.1の「給食の運営」はおもに作業者層（調理従事者）が行う業務，「給食管理」はおもに管理者層が行う業務，「給食経営管理」は経営者層が行う業務として区分した．

さらにこれらの階層ごとの職務内容と管理範囲を理解しやすくするために，図0.2に給食の運営，給食管理，給食経営管理の概念と，サブシステムの関連を示した．図中のサブシステム数字は本書の第3章～第5章の各節に対応している．すなわち，第3章では「おもに給食の運営に必要な管理項目」，第4章では「給食の運営に加え，給食管理の視点が必要な管理項目」，第5章では「給食の経営管理（給食経営管理）に必要な管理項目」を学ぶ．

0.4 管理栄養士・栄養士の使命

管理栄養士・栄養士は，日本栄養改善学会の報告書（2018）によると，「栄養・食を通して，人々の健康と幸福に貢献する」専門職である．管理栄養士・栄養士

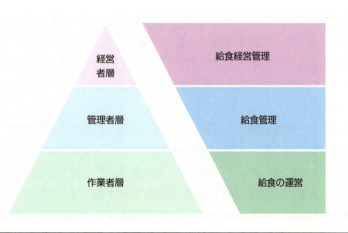

図0.1 組織における階層と階層ごとの業務内容

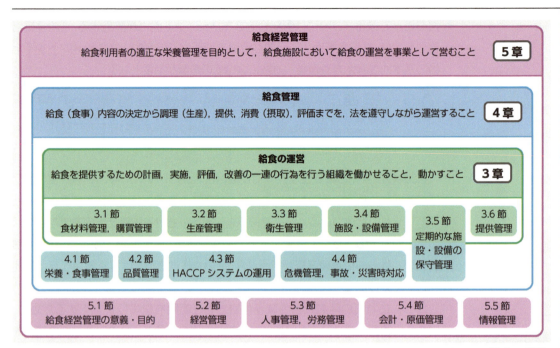

図 0.2 給食の運営，給食管理，給食経営管理の概念と本書の第3章〜第5章で取り上げる項目の関連図

本図は第3章〜第5章の項目を理解するために位置付けたものであり，2章のサブシステムの表記と一致しない場合がある．
HACCP : hazard analysis critical control point

は，乳幼児期から高齢期までのあらゆるライフステージで，個人や集団に食事や栄養についてのアドバイスや，特定給食施設での献立計画，食事提供，栄養状態の管理などを行う．このように管理栄養士・栄養士は人々の健康と幸福を栄養と食の専門職としてサポートする使命がある．

0.5 管理栄養士・栄養士における「栄養の指導」の本質的理解と給食の重要性

「栄養士法」には，管理栄養士・栄養士はそれらの名称を用いて「栄養の指導」を行う専門職であることが記されている．「栄養の指導」の「栄養」とは，生体が外部から食物を摂取し，そこに含まれる栄養素を体内に取り込み，代謝を通じて，生命を維持する一連の営みのことと定義づけられる．つまり，この「栄養」という営みによって，すべてのライフステージにおいて生体の内部環境の恒常性が保たれ，生命活動に必要な多様な生体機能が維持され，健康的な生涯を全うすることができる．

管理栄養士・栄養士が行う「栄養の指導」とは，いわゆる栄養指導のみを指すものではなく，図0.3に示すとおり「代謝への介入」を意味するものである．すなわち，個人や集団に対して栄養や食に関する専門的知識や技術を用いて，エネルギーや栄養素の摂取量，生体機能に影響を及ぼす食品成分の摂取，食事タイミングや食事回数などの食べ方，あるいは栄養補給法などを調整し，対象者の栄養

図 0.3 「栄養の指導」とは
[原図：小松龍史]

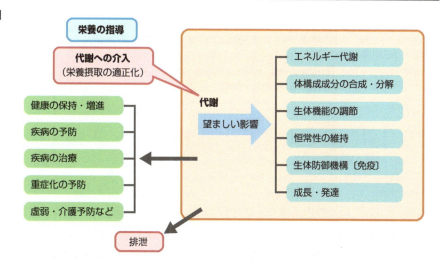

図 0.4 栄養の指導の範囲：健康の保持・増進から栄養管理まで
＊「栄養の指導」と「栄養指導」は異なる
[原図：小松龍史]

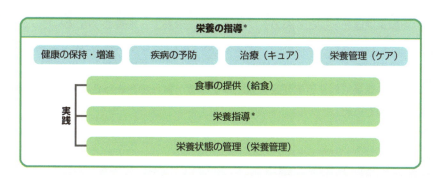

代謝や身体機能の調節過程に介入し，制御することである．また，図 0.4 に示すように「栄養の指導」の範囲は，健常者から，疾病の予防，治療，管理が必要な人たちまで多岐にわたり，管理栄養士・栄養士には食事の提供（給食），栄養指導，栄養状態の管理（栄養管理）などの形態を用いて「栄養の指導」を実践する．

食事の提供（給食）は，給食利用者への代謝への介入が食べ物を介して直接行われるという点で給食の重要性は大きい．「栄養の指導」は科学的エビデンスに基づき，食物摂取のタイミングや量と質の調整を行うことで，複雑な体内の代謝を改善して，より良い健康状態をもたらすことができる．その一方で，誤った「栄養指導」は健康被害を生じる可能性があり，管理栄養士・栄養士は専門職として大きな責任がある．

ヒトは胎児期から終末期まで「栄養」を必要とし続けるため「栄養の指導」の目的は多岐にわたる（表 0.1）．

栄養士・管理栄養士は食事のもつ多様な役割を調和させるべく全人的視点から対象者に寄り添うことが大切である．

全人的：人を，身体や精神などの一側面からのみ見るのではなく，人格や社会的立場なども含めた総合的な観点から取り扱うさま．

表 0.1 「栄養の指導」の目的

① 生命活動の維持に必要な栄養素や機能性物質などの適切な摂取を実現させる
② 健康の保持増進，疾病の発症予防や治療，重症化の防止，健康寿命の延伸などによる健康関連のQOL（生活の質）の向上をもたらす
③ 食事が有する多様な役割（健康に関係，食事の持つ心理的側面，食事の社会性・文化性など）が統合されたQOLや幸福感の包括的な向上をもたらす

0.6 専門職としての管理栄養士・栄養士の職業倫理

「栄養士法」には，管理栄養士・栄養士はそれらの名称を用いて「栄養の指導」を行う専門職であることが記されている．「栄養の指導」は，人の代謝への介入であり，一種の医学的な侵襲である．それゆえに管理栄養士・栄養士の職業倫理は，一般の医療倫理で説かれる「自律，善行原理，無危害原理，正義」から構成される職業倫理を前提とする必要がある．管理栄養士・栄養士が職業人として守り行うべき道とはどのようなものかを示したものが，日本栄養士会において制定された管理栄養士・栄養士倫理綱領（表 0.2）である．管理栄養士・栄養士は生命への尊厳や職業に対する倫理観を備え，使命感と責任感をもって職務を遂行することが大切である．

表 0.2 管理栄養士・栄養士倫理綱領
制定 2002（平成 14）年 4 月 27 日，改訂 2014（平成 26）年 6 月 23 日
［日本栄養士会HP，管理栄養士・栄養士倫理］

本倫理綱領は，すべての人びとの「自己実現をめざし，健やかによりよく生きる」とのニーズに応え，管理栄養士・栄養士が，「栄養の指導」を実践する専門職としての使命 1）と責務 2）を自覚し，その職能 3）の発揮に努めることを社会に対して明示するものである
1. 管理栄養士・栄養士は，保健，医療，福祉及び教育等の分野において，専門職として，この職業の尊厳と責任を自覚し，科学的根拠に裏づけられかつ高度な技術をもって行う「栄養の指導」を実践し，公衆衛生の向上に尽くす
2. 管理栄養士・栄養士は，人びとの人権・人格を尊重し，良心と愛情をもって接するとともに，「栄養の指導」についてよく説明し，信頼を得るように努める．また，互いに尊敬し，同僚及び他の関係者とともに協働してすべての人びとのニーズに応える
3. 管理栄養士・栄養士は，その免許によって「栄養の指導」を実践する権限を与えられた者であり，法規範の遵守及び法秩序の形成に努め，常に自らを律し，職能の発揮に努める．また，生涯にわたり高い知識と技術の水準を維持・向上するよう積極的に研鑽し，人格を高める

1. 給食の概要と法的根拠，管理栄養士・栄養士の役割

1.1 特定給食施設における給食の意義・役割

A. 食環境としての給食の意義・役割

　給食施設では，対象者の健康の保持・増進，疾病の予防・治療を目的として，対象者の特性に応じた栄養・食事管理に基づいた食事の提供を行う．

　提供された食事がそのまま喫食につながることから，食事内容の適否は対象者の健康に大きな影響をおよぼす．また，給食は，使用する食品の量や組み合わせ，味付けなど，すべてが望ましい食事の見本となり，理想的な食生活を直接的に教育することで対象者のその後の食生活にも多大の影響をおよぼす．つまり適切な給食の提供は，適正な栄養量を確保するとともに，健康づくりのための食習慣を養うことになり，対象者の健康管理に役立つが，不適切な給食の提供は反対に食習慣に起因する生活習慣病などの疾病を増加させることになりかねない．

　近年の生活習慣病の増加は，とくに食習慣の乱れがその背景にあり，給食のもつ意義は大きい．また給食は，人が生きていくうえで欠かすことのできない食事である以上，空腹感を満たし，適切な栄養を確保するだけのものであってはならず，対象者の嗜好を満足させ，快適な食環境を提供することが重要である．

B. 欠乏対策としての給食

　給食の必要性が認識され内容が充実するようになったのは，第二次世界大戦後のことである．終戦（1945（昭和20）年8月）直後は食料不足のため給食はしばらく停止状態であったが，食料事情の改善とともに再開されていく．

　1947（昭和22）年12月には，都市部の児童約300万人を対象に補食給食のかたちで学校給食が開始され，その後ユニセフや米国の援助のもとに完全給食へ

表 1.1 給食のおもな歴史
戦後になって制度が整っていった.
表には示していないが,診療報酬は 2 年ごと,介護報酬は 3 年ごとに改定があり,給食に関する項目の変更もある（6 章参照）.
＊平成 20 年,24 年,25 年,28 年,29 年

年号	ことがら
明治 5 年（1872）	群馬県富岡製糸工場で給食が開始される
明治 22 年（1889）	山形県鶴岡忠愛小学校で給食が実施される（貧困家庭の救済事業）
明治 35 年（1897）	聖路加病院が開院し,給食が実施される
大正 8 年（1919）	東京の小学校で栄養パン給食が実施される（栄養改善事業）
昭和 22 年（1947）	「栄養士法」の制定（栄養士の資格の法制化） 補食給食のかたちで学校給食実施（12 月 24 日は学校給食感謝の日）
昭和 23 年（1948）	「医療法」により,100 床以上の病院に栄養士の配置が規定される
昭和 25 年（1950）	社会保険制度拡充による病院での完全給食の実施 8 大都市で学校給食実施（完全給食の開始）
昭和 27 年（1952）	「栄養改善法」の制定（給食施設での栄養士または栄養指導員による指導が規定）
昭和 29 年（1954）	「学校給食法」の制定（中学校での給食の開始）
昭和 33 年（1958）	病院での完全給食を基準給食に改正
昭和 37 年（1962）	「栄養士法」の一部改定で,管理栄養士制度が発足
昭和 39 年（1964）	「栄養改善法」の一部改定で,集団給食施設の栄養士配置の努力規定が加わる
昭和 60 年（1985）	「栄養士法」,「栄養改善法」の一部改正（管理栄養士の必置が規定される） 学校給食の民間委託が認められる
平成 2 年（1990）	病院給食の外部委託が認められる
平成 6 年（1994）	病院の基準給食制度が,入院時食事療養制度に変わる
平成 8 年（1996）	病院給食での院外調理,院外給食が認められる
平成 9 年（1997）	『大量調理施設衛生管理マニュアル』が厚生省から示される
平成 12 年（2000）	「栄養士法」の一部改正（管理栄養士の定義が明確になる）
平成 14 年（2002）	「健康増進法」の制定（「栄養改善法」の廃止）
平成 17 年（2005）	介護保険施設が行う食事サービス費の一部負担が開始 栄養教諭制度の導入および養成開始 「食育基本法」の制定
平成 21 年（2009）	「学校給食法」の一部改正（『学校給食衛生管理基準』が文部科学省より示される）
平成 22 年（2010）	『食に関する指導の手引き』が作成される
平成 27 年（2015）	『学校給食における食物アレルギー対応指針』が発行される
平成 29 年（2017）	『大量調理施設衛生管理マニュアル』改正（5 回目＊）

と進んでいった（表 1.1）.また福利厚生対策としての事業所給食も徐々に広がり,種々の施設で適切な給食管理が行われるようになってきた.当時はまだ低栄養時代であり,栄養素の摂取不足を補うこと,不足する栄養素のないように食生活を改善するという観点からの,いわゆる欠乏対策としての給食が中心であった.

C. 健康増進のための給食へ

その後の経済成長に伴い,日本の社会全体が豊かになり,飽食の時代といわれるようになった.生活の 24 時間化,個食化,単身世帯の増加など生活スタイルが変化し,加工食品やインスタント食品の普及,外食や中食（調理済み食品・惣菜

の利用，外食のテイクアウト，デリバリーなど）の利用の増加など，食生活の内容も大きく変化した．その結果，エネルギー摂取過剰や栄養素摂取のアンバランスを招き，肥満者の増加とともに糖尿病や高血圧症，動脈硬化症といった，生活習慣病の増加の一因となっている．一方で，カルシウムの摂取不足は依然として続いており，鉄分の不足も女性ではまだまだ深刻である．

このように近年は，栄養素摂取の不足と過剰が混在する状況が出現しており，給食施設においても，栄養管理，栄養教育を通して，対象者の健康の保持・増進に貢献することが求められている．

D. 栄養教育の一環としての食事の提供

給食は，利用者にとって単に栄養量を満たすだけでなく，望ましい食事のあり方（何をどれだけ食べればよいか）を示す「生きた教材」になる．利用者は，視覚や味覚などの感覚を通して，自己の最適な量や味を直接的に理解することができる．管理栄養士・栄養士は，給食を通して献立の栄養成分や健康や栄養に関する情報の提供を行い，利用者が必要な知識を習得できるように努める必要がある．

1.2 給食施設の特徴と関連法規

給食経営管理に関係する法規としては，「栄養士法」や「健康増進法」，「食品衛生法」を基本に，給食施設ごとに「医療法」や「学校給食法」，「児童福祉法」，「介護保険法」，「労働基準法」などさまざまの法律が適用される（表1.2）．

給食施設には，後述（1.3節）のように，提供食数により特定給食施設とその他の給食施設に分けられる．表1.3は，施設の種類別に管理栄養士・栄養士の配置数を示したものであり，種類別で配置数が異なっていることがわかる．

表 1.2 給食実施施設の分類と根拠法令など

施設の分類		給食実施施設		施設設置の根拠法令または管轄	
学校		幼稚園	大学	「学校教育法」	
		小学校	高等専門学校		
		中学校(中等教育学校前期課程含む)	専修学校		
		夜間定時制高等学校	各種学校		
		特別支援学校			
		共同調理場(学校給食センター)		「学校給食法」	
病院(医療施設)		病院		「医療法」	
		診療所*2			
介護保険施設		介護老人保健施設		「介護保険法」	
		指定介護老人福祉施設*3			
		介護医療院			
社会福祉施設*1	老人福祉施設	特別養護老人ホーム*3	老人デイサービスセンター	「老人福祉法」	「社会福祉法」
		養護老人ホーム	老人短期入所施設		
		軽費老人ホーム	有料老人ホーム*2		
	児童福祉施設	保育所	障害児入所施設	「児童福祉法」	
		乳児院	児童心理治療施設		
		児童養護施設	児童自立支援施設		
		幼保連携型認定こども園	母子生活支援施設		
	障害者支援施設	障害者支援施設		「障害者総合支援法*4」	
	保護施設	救護施設など		「生活保護法」	
事業所				「労働基準法」	
寄宿舎		学校附属寄宿舎		(一部「健康増進法」)入寮者を対象に1か月以上継続的に1回50食1日100食以上提供するときには届出対象施設となる	
		事業所附属寄宿舎			
		病院附属寄宿舎			
防衛施設		自衛隊		防衛省	
矯正施設		刑務所など		法務省	
一般給食センター*5					
その他*6					

*1 衛生行政報告例では「社会福祉施設」としては老人福祉施設と児童福祉施設を除いたものを計上している.
*2 衛生行政報告例ではその他に計上.
*3 呼称は法律によって異なるが同じ施設をさす.
*4 正式名称「障害者の日常生活及び社会生活を総合的に支援するための法律」.
*5 特定した施設に対して継続的に食事を供給している施設のうち, 上記「学校」から「事業所」までに該当しないものを衛生行政報告例では計上している.
*6 上記「学校」から「一般給食センター」まで以外の施設を衛生行政報告例で計上している. 認定こども園を含む. 食中毒統計においては保育所, 老人ホームを事業所に含め, また, 寄宿舎を事業所, 学校, 病院にそれぞれ分けて計上しているので注意(表 8.1).

表1.3　給食施設の種類別の管理栄養士・栄養士配置数（2016年度末）
[資料：平成28年度衛生行政報告例]

特定給食施設	総数			管理栄養士のみいる施設		管理栄養士・栄養士どちらもいる施設			栄養士のみいる施設		管理栄養士・栄養士どちらもいない施設数
	施設数	管理栄養士数	栄養士数	施設数	管理栄養士数	施設数	管理栄養士数	栄養士数	施設数	栄養士数	
総数	50,350	46,572	40,204	12,539	18,475	12,219	28,097	24,309	11,971	15,895	13,621
学校	15,766	7,964	6,722	5,537	6,067	1,278	1,897	2,211	3,920	4,511	5,031
病院	5,655	21,606	11,502	1,405	4,802	4,240	16,804	11,489	9	13	1
介護老人保健施設	2,823	4,330	3,156	897	1,539	1,853	2,791	3,037	68	119	5
老人福祉施設	4,753	6,132	4,903	1,557	2,403	2,660	3,729	4,188	464	715	72
児童福祉施設	13,056	3,132	9,781	1,399	1,634	1,241	1,498	1,814	5,441	7,967	4,975
社会福祉施設	764	627	739	220	288	227	339	356	273	383	44
事業所	5,551	1,741	1,831	1,078	1,230	394	511	539	1,156	1,292	2,923
寄宿舎	553	142	264	101	109	27	33	34	199	230	226
矯正施設	114	55	7	47	50	4	5	4	3	3	60
自衛隊	193	167	56	143	147	19	20	28	28	28	3
一般給食センター	396	312	641	34	43	155	269	398	126	243	81

その他の給食施設	総数			管理栄養士のみいる施設		管理栄養士・栄養士どちらもいる施設			栄養士のみいる施設		管理栄養士・栄養士どちらもいない施設数
	施設数	管理栄養士数	栄養士数	施設数	管理栄養士数	施設数	管理栄養士数	栄養士数	施設数	栄養士数	
総数	40,069	15,639	21,018	6,695	8,463	5,375	7,176	7,485	10,793	13,533	17,206
学校	1,972	333	380	273	281	37	52	55	308	325	1,354
病院	2,890	4,388	2,463	1,126	1,851	1,572	2,537	2,355	90	108	102
介護老人保健施設	929	1,077	768	357	494	451	583	649	91	119	30
老人福祉施設	8,539	4,917	5,326	2,180	2,711	1,824	2,206	2,426	2,291	2,900	2,244
児童福祉施設	13,099	2,150	7,253	1,230	1,366	690	784	887	4,888	6,366	6,291
社会福祉施設	3,418	1,309	2,161	719	817	424	492	570	1,291	1,591	984
事業所	3,472	196	446	97	110	50	86	90	333	356	2,992
寄宿舎	1,360	129	255	102	104	20	25	31	192	224	1,046
矯正施設	39	4	2	3	3	1	1	1	1	1	34
自衛隊	50	14	18	13	13	1	1	1	17	17	19
一般給食センター	22	10	18	2	2	3	8	10	6	8	11
その他	4,279	1,112	1,928	593	711	302	401	410	1,285	1,518	2,099

1.3 「健康増進法」における給食施設と栄養管理

A. 「健康増進法」における栄養管理と管理栄養士・栄養士の配置規定

a. 法規の種類の理解

日本の法規は,「日本国憲法」に基づき,「〇〇法」や「〇〇に関する法律」の名称の法律,法律を実施するための命令としての「〇〇法施行令」という政令,法に基づき各省の大臣が行政事務へ発令する「〇〇法施行規則」という府省令がある.また,各自治体が定める,条例,施行細則,指導要領,指導要綱がある(図1.1).

b. 「健康増進法」における特定給食施設の定義

「健康増進法」において特定給食施設の定義とは,特定かつ多数の者に対して継続的に食事を供給する施設のうち栄養管理が必要なものとして,厚生労働省令で定めるものをいう(第20条).また,特定給食施設の食数は,「健康増進法施行規則」第5条に,継続的に1回100食以上または1日250食以上の食事を供給する施設と示されている.

図1.1 法規の種類

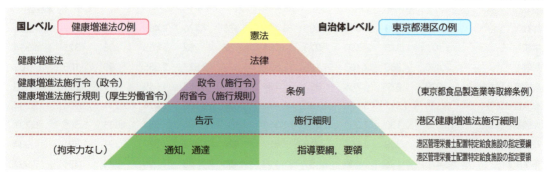

B. 特定給食施設における栄養管理の基準と管理栄養士・栄養士の配置規定

a. 特定給食施設における栄養管理の基準

特定給食施設は,不特定多数を対象とする飲食店営業とは区別され,栄養管理に基づいた食事を供給することが基本である.「健康増進法施行規則」第9条には,特定給食施設における栄養管理の基準として,利用者の身体状況などを定期的に把握し,これらに基づいて適当な熱量(エネルギー)および栄養素の量を満たす食事を提供することが規定されている.

> **「健康増進法施行規則」（栄養管理の基準）**
> 第9条　法第21条第3項の厚生労働省令で定める基準は，次のとおりとする．
> 1. 当該特定給食施設を利用して食事の供給を受ける者（以下「利用者」という．）の身体の状況，栄養状態，生活習慣等（以下「身体の状況等」という．）を定期的に把握し，これらに基づき，適当な熱量及び栄養素の量を満たす食事の提供及びその品質管理を行うとともに，これらの評価を行うよう努めること．
> 2. 食事の献立は，身体の状況等のほか，利用者の日常の食事の摂取量，嗜好等に配慮して作成するよう努めること．
> 3. 献立表の掲示並びに熱量及びたんぱく質，脂質，食塩等の主な栄養成分の表示等により，利用者に対して，栄養に関する情報の提供を行うこと．
> 4. 献立表その他必要な帳簿等を適正に作成し，当該施設に備え付けること．
> 5. 衛生の管理については，食品衛生法（昭和22年法律第233号）その他関係法令の定めるところによること．

b. 栄養管理が必要な特定給食施設と管理栄養士・栄養士の配置

　特定給食施設の給食は，特定多数人に継続的に提供される食事であることから，その内容の適否が利用者の健康に大きく影響する．そのため「健康増進法」および「健康増進法施行規則」において，栄養管理の基準や栄養管理の必要度に応じた管理栄養士・栄養士の配置が規定されている．

> **「健康増進法」（特定給食施設における栄養管理）**
> 第21条　特定給食施設であって特別の栄養管理が必要なものとして厚生労働省令で定めるところにより都道府県知事が指定するものの設置者は，当該特定給食施設に管理栄養士を置かなければならない．
> 2. 前項に規定する特定給食施設以外の特定給食施設の設置者は，厚生労働省令で定めるところにより，当該特定給食施設に栄養士又は管理栄養士を置くように努めなければならない．
> 3. 特定給食施設の設置者は，前二項に定めるもののほか，厚生労働省令で定める基準に従って，適切な栄養管理を行わなければならない．

> **「健康増進法施行規則」**（ここでいう法は，健康増進法）
> （特定給食施設）
> 第5条　法第20条第1項の厚生労働省令で定める施設は，継続的に1回100食以上又は1日250食以上の食事を供給する施設とする．
> （特別の栄養管理が必要な給食施設の指定）
> 第7条　法第21条第1項の規定により都道府県知事が指定する施設は，次のとおりとする．
> 一　医学的な管理を必要とする者に食事を供給する特定給食施設であって，継続的に1回300食以上又は1日750食以上の食事を供給するもの．

> 二 前号に掲げる特定給食施設以外の管理栄養士による特別な栄養管理を必要とする特定給食施設であって，継続的に1回500食以上又は1日1,500食以上の食事を供給するもの．
>
> （特定給食施設における栄養士等）
> 第8条 法第21条第二項の規定により栄養士又は管理栄養士を置くように努めなければならない特定給食施設のうち，1回300食又は1日750食以上の食事を供給するものの設置者は，当該施設に置かれる栄養士のうち少なくとも一人は管理栄養士であるように努めなければならない．

特定給食施設における栄養管理の必要度と管理栄養士・栄養士の配置との関係を示したのが図1.2である．

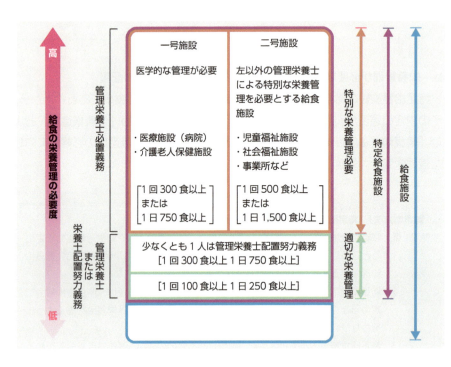

図1.2 特定給食施設における栄養管理の必要度と管理栄養士の配置

c. 特定給食施設に求められる栄養管理報告書の提出と栄養管理のPDCA

「健康増進法」第21条3項と「健康増進法施行規則」第9条により，特定給食施設は，対象者の身体の状況，栄養状態，生活習慣などを定期的に把握し，これらに基づき，適当なエネルギー量や栄養素量を満たす食事の提供とその品質管理を行い，これらの評価を行うよう努めることとされている．そのため，各自治体では，施行細則などによって，栄養管理報告書の作成を規定している（図1.3）．

近年は「健康増進法」に基づき国が進める施策の「健康日本21（第2次）」により，各自治体に生活習慣病などの予防のため，健康づくりや良好な食環境の整備が求められている．そのため，給食の対象者に適切な栄養管理が実施されてい

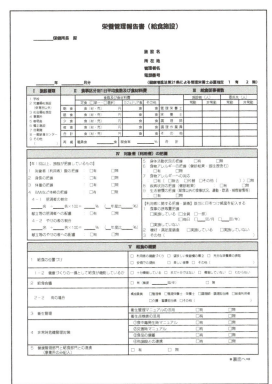

図1.3 栄養管理報告書の例（東京都）
このほかに保育所・幼稚園，病院・介護施設などの異なる様式もある．

るかを把握できるよう，「肥満ややせに該当する者の割合」の項目が設けられるなど，特定給食施設においては，栄養管理の実施水準や改善点を確認する機会となるため，PDCAによる評価，改善につなげることが大切である．

1.4 「健康増進法」における特定給食施設に関する行政指導

A. 栄養管理に対する指導・助言，勧告・命令，立入検査

都道府県知事は，特定給食施設の設置者に対し，管理栄養士の配置，栄養管理の実施に対して必要な指導・助言を行い，これに従わない場合は勧告を行い，その勧告に従わない場合は措置命令を行う．さらにこの命令に違反した場合は，罰則（50万円以下の罰金）が定められている．また，都道府県知事は，必要に応じ，特定給食施設の設置者または管理者に対し，業務に関する報告をさせることができる．また，栄養指導員（医師または管理栄養士の資格を持つ都道府県の職員）に，特定給食施設への立入検査をさせることができる．

「健康増進法」
(指導及び助言)
第22条　都道府県知事は，特定給食施設の設置者に対し，前条第一項又は第三項の規定による栄養管理の実施を確保するため必要があると認めるときは，当該栄養管理の実施に関し必要な指導及び助言をすることができる．

(勧告及び命令)
第23条　都道府県知事は，第21条第1項の規定に違反して管理栄養士を置かず，若しくは同条第三項の規定に違反して適切な栄養管理を行わず，又は正当な理由がなくて前条の栄養管理をしない特定給食施設の設置者があるときは，当該特定給食施設の設置者に対し，管理栄養士を置き，又は適切な栄養管理を行うよう勧告をすることができる．
　2　都道府県知事は，前項に規定する勧告を受けた特定給食施設の設置者が，正当な理由がなくてその勧告に係る措置をとらなかったときは，当該特定給食施設の設置者に対し，その勧告に係る措置をとるべきことを命ずることができる．

「健康増進法」
(都道府県による専門的な栄養指導その他の保健指導の実施)
第18条　都道府県，保健所を設置する市及び特別区は，次に掲げる業務を行うものとする．
　一　住民の健康の増進を図るために必要な栄養指導その他の保健指導のうち，特に専門的な知識及び技術を必要とするものを行うこと．
　二　特定かつ多数の者に対して継続的に食事を供給する施設に対し，栄養管理の実施について必要な指導及び助言を行うこと．
　三　前二号の業務に付随する業務を行うこと．

(栄養指導員)
第19条　都道府県知事は，前条第一項に規定する業務（同項第一号及び第三号に掲げる業務については，栄養指導に係るものに限る．）を行う者として，医師又は管理栄養士の資格を有する都道府県，保健所を設置する市又は特別区の職員のうちから，栄養指導員を命ずるものとする．

(立入検査等)
第24条　都道府県知事は，第21条第1項又は第3項の規定による栄養管理の実施を確保するため必要があると認めるときは，特定給食施設の設置者若しくは管理者に対し，その業務に関し報告をさせ，又は栄養指導員に，当該施設に立ち入り，業務の状況若しくは帳簿，書類その他の物件を検査させ，若しくは関係者に質問させることができる．
　2　前項の規定により立入検査又は質問をする栄養指導員は，その身分を示す証明書を携帯し，関係者に提示しなければならない．
　3　第1項の規定による権限は，犯罪捜査のために認められたものと解釈してはならない．

2. 給食システム

2.1 給食システム，トータルシステムとサブシステム

A. 給食システム

　システムとは，「複数の要素が互いに関係し合い，統一したルールでつながり集合した組織または体系および仕組みなどのこと」(『給食経営管理用語辞典』) とされている．つまり，複数の構成要素がそれぞれ機能を働かせ，効果的に関連し合って連結した組織や制度，方法や仕組みのことである．これを給食の運営に置き換えると，給食システムとは，給食施設における食事提供のための施設・設備を含む，生産（調理）・提供のための組織，方式，方法などの体系をさす．給食の運営にかかわる1つひとつの管理業務（サブシステム）が個々に機能するとともに，それらを統合したトータルシステムとして機能するように構築されたものである．

　図 2.1 に，基本的なシステムとその循環の概念を示す．

①**インプット**(input)：組織や仕組みの資源となる人・物・資金をさす．給食システムでは人(man)，機器・器具(machine)，材料(material)，予算・金(money)，工程・方法(method)，マニュアル(manual)，献立(menu)の7Mや情報がある．

②**プロセス**(process)：作業の工程や資源から製品への変換である．給食システムでは，下処理，調理，盛り付け，配膳・配食などの段階がある．

③**アウトプット**(output)：製品やサービスである．給食システムでは，料理・食事，提供時のサービス，給食を活用した栄養教育などをさす．

　この基本的なシステムにフィードバック，コントロール，レストリクションのような機能や要因が作用してシステムの循環が図られる．給食システムでは，以下のような内容が考えられる．

④**フィードバック**(feedback)：製品・サービスに対する顧客からの苦情，返品，

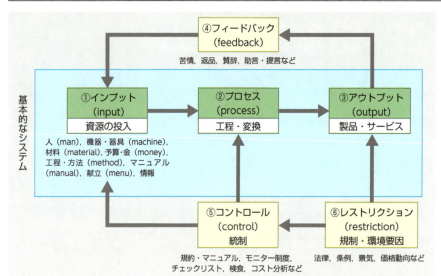

図 2.1 給食における基本的なシステムとその循環
[管理栄養士講座給食経営管理論第2版, 建帛社 (2008), 一部改変]

賛辞, 助言・提言を受け, それらを資源の投入に反映させる. フィードバックを得る方法は, アンケート調査 (嗜好調査, 投書箱など), 残菜調査, 給食委員会での意見集約などである.

⑤ **コントロール** (control): 資源の投入, 作業工程を統制し, 品質の確保や向上を図る. 規約・マニュアル, モニター制度, チェックリスト, 検食, コスト分析などである.

⑥ **レストリクション** (restriction): 製品・サービスの内容に影響を与え, コントロールシステムにも関与するものが規制・環境要因である. 食品衛生に関する法律・条例, 顧客を取り巻く景気, 気候変動, 食材の価格動向などの社会規則, 経済的要因, 環境的要因が挙げられる. システムを作り上げる際は, レストリクションの影響を考慮する必要がある.

B. トータルシステムとサブシステム

給食の経営, 運営におけるトータルシステムは, 利用者にとって適切な製品 (食事)・サービスを提供するという目標に向かってすべての管理業務・機能を統合した給食システム全体をさす. 給食経営管理におけるトータルシステムとサブシステムの関係を図 2.2 に示す.

トータルシステムは, 実働システムと支援システムから成り立っている. 実働システムは, 資源を投入し, 変換されて製品が作られる工程であり, 給食システムでは栄養・食事管理, 献立管理, 食材料管理, 生産管理, 提供管理, 安全・衛生管理, 品質管理がこれにあたる. 一方, 支援システムは, 実働システムの進行に作用する情報や収支データなどのやり取りのシステムであり, 情報管理, 会計・原価管理, 施設・設備管理, 人事・労務管理がある.

図 2.2 給食経営管理におけるトータルシステムとサブシステム

▢ はサブシステムを示す．

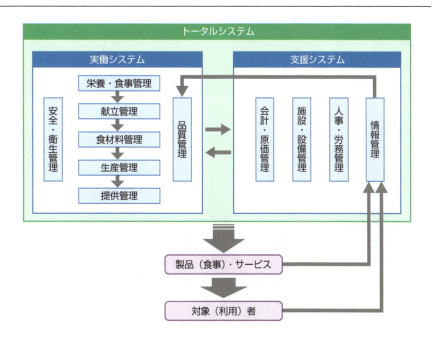

　サブシステムは，トータルシステムの中で機能単位に分割された上記の管理業務1つひとつをさすが，それ自体が資源を活用し，担っている機能を発揮するための独立したシステムであるのと同時に，トータルシステムの目指す目標に向かって一体化され，調整する役割を持っている．

　このように給食を経営，運営管理するうえでは，栄養管理や給食の品質向上，衛生管理の徹底，運営業務や経営の効率化など，トータルな効果が得られるように各管理業務(サブシステム)を効果的に組み合わせ，最適化することが重要である．さらに，その流れの中では，他の内部組織や外部組織との連携を図ることも必要とされている．

2.2 給食の目的に応じたオペレーションシステムとその特徴

A. 特定給食施設の目的とシステム

　特定給食施設には，医療施設，福祉施設，学校，事業所など，法的根拠，給食の目的や条件，経営上の特性が異なる多種類の施設がある．それぞれの給食施設の目的は次のようなものである．

①**医療施設(病院)給食**：医療の一環として給食(治療食)を提供し，疾病の回復に寄与すること

②**高齢者・介護保険施設給食**：食の楽しみを満たし，健康を保持・増進させ，

QOLの向上と心身の自立を援助すること
③**学校給食**：児童・生徒の心身の健全な発達に資し，食に関する正しい理解と適切な判断力を養うこと
④**保育所給食**：入所児の心身の成長に寄与し，給食を通じて望ましい食習慣，おいしい，楽しいなどの情緒的機能を身につけること
⑤**事業所給食**：従業員の福利厚生の一環として健康の保持・増進を図り，生産性の向上に寄与すること

給食はインプットからアウトプットまでに多種類の業務をプロセスとして実行し，多様な要因の制御や影響を受ける．各給食施設の目的を効果的に達成するためには作業に計画性が求められ，2.1節で示したように綿密に組まれたシステムが必要となる．まず，給食施設の目的・目標や理念を給食業務に従事するすべての人の間で共有し，給食運営のコンセプト（方向性）を明確にしたうえで，関連情報の収集・分析，施設の現状をふまえた導入効果の検討，費用対効果の検討，環境対策などを行いながらシステムを組み立てる．

B. オペレーションシステムとその特徴

給食システムにおいて，経営計画・生産計画に基づいた給食の運営業務全体のことを給食のオペレーションという．狭義には，調理操作，調理作業，機械の操作をさすこともある．給食のオペレーションは，上述した給食施設の種類や目的，条件（給食業務の直営，委託の別，規模，給食提供回数など）により変化するため，各施設の実状に合った最適なオペレーションシステムの構築が必要となる．

給食のオペレーションシステムに影響を与える代表的な要因には，提供方式（単一献立方式，複数献立方式，カフェテリア方式，バイキング方式），サービス形態（セルフサービス，フルサービス，ハーフセルフサービス），配膳・配食方法（中央配膳方式，病棟配膳方式またはパントリー配膳方式，食堂配食方式，弁当配食方式，食缶配食方式），提供回数（1回食，2回食，3回食）などがある．単一献立での食事提供と複数献立方式やカフェテリア方式での食事提供では，後者の方が1回に提供する品数が増え，献立管理，食材管理，生産管理などの業務が煩雑となり，作業スペースや人員が必要になるなどオペレーションが複雑になる．また，栄養管理上の個別対応が必要な病院や高齢者・介護保険福祉施設など，利用者のニーズが多様化するほど適応するオペレーションシステムが高度化する．

オペレーションシステムの中でも，とくに生産管理システムは，給食経営管理のトータルシステム，サブシステムの根幹を成すため，生産管理システムに何を選択するかにより，全体のオペレーションシステムが決定するといってよい．これにより準備・投入すべき資源の組合せが明確になり，栄養・食事計画，安全・衛生管理計画，施設・設備，人員配置，コストなどの計画と合わせて具体的，実

表 2.1 給食における代表的なシステムの説明

分類	サブシステム	システム名	概　要
実働システム	栄養・食事管理	栄養・食事管理システム	栄養管理を行うべき対象者の栄養アセスメントを行い，その結果から栄養補給方法など総合的な栄養管理の方法を計画し，栄養補給計画に沿って一定期間食事提供を行う．その後，対象者の身体状況の評価から目標に沿った結果が達成できたか評価し，目標に達成していなかった場合は栄養管理計画の見直しを行うシステム，また，効率化のため一連の業務をコンピュータシステム化したもの
	食材料管理	カミサリーシステム	食材料や給食関連消耗品を一括購入し，保管，配送までをまとめて行う流通システム．セントラルキッチン（一部を調理した後に配送する）をさすこともある
	生産管理	クックサーブシステム	コンベンショナルシステムともいう．従来から行われている加熱調理（クック）後，速やかに提供（サーブ）する調理・提供システム
		レディフードシステム	クックサーブシステムに対し，クックチルシステムやニュークックチルシステム，クックフリーズシステム，真空調理システムなどによって，事前に調理（レディ）し，保存しておき，再加熱後提供するシステム
		クックチルシステム	加熱調理直後に急速冷却し，冷蔵保存後提供直前に再加熱する調理・提供システム．調理冷却日と消費日を含んだ 5 日間の保存が可能
		ニュークックチルシステム	料理を食器に盛り付け，トレイにセット（トレイメイク）してから，チルド保存し，再加熱カートを利用して再加熱後提供するシステム
		クックフリーズシステム	加熱調理直後に急速冷凍し，冷凍保存後提供直前に再加熱する調理・提供システム．クックチルより長く保存可能だが，食材の組織破壊などのため使用食材に制限がある
		真空調理システム	食材料を真空包装し，湯煎や蒸気などで加熱調理するシステム．素材の風味や香りが保たれる
		セントラルキッチンシステム	1 か所の調理場（メインキッチン，セントラルキッチン）で調理したものを各所へ配送し，提供するシステム．提供される側でサテライトキッチンを設け，一部調理や再加熱などを行うこともある
		コンビニエンスシステム	アッセンブリーサーブシステムともいう．調理済み食品や加工食品を購入し，調理場で再加熱し，盛り付け，配膳するシステム
	提供管理	適温供食システム	適温に管理された給食を提供するシステム．冷温蔵配膳車，保温トレイ，保温食器，ウォーマーの使用などで管理する
		精算システム	食券購入などの事前精算式と，カフェテリアなど選択後精算式がある．選択後の場合，料理を載せたトレイを精算機におくと，自動計算されるオートレジなどもある
		POS システム	販売時点情報管理（point of sales system）として，販売時刻，品目，売り上げ数が記録される
	安全・衛生管理	HACCP システム	食品の安全性を確保する衛生管理システム．事前に危害防止法を決め，その方法で継続的にチェックする
		温度管理システム	調理場の温度・湿度，冷蔵庫・冷凍庫の温度，調理機器内の芯温調理データの測定・記録を自動で行い，調整管理するシステム
支援システム	施設・設備管理	ドライシステム	調理場の床を乾燥した状態で運用する設計のシステム
		ウエットシステム	調理場の床に水をまいた状態で運用する設計のシステム
		ウォールマウントシステム	機器を床から支えるのではなく，壁に設置する方法．床に空間ができ清掃がしやすく，機器の脚の錆による劣化などがなくなる

践的な生産管理計画が行われる.

表 2.1 に,給食における代表的なシステムの説明を,サブシステムごとに示す.

オペレーションシステムの構築の目的には,作業の標準化,省力化,効率化がある.一定の品質が担保できる仕組み,時間の短縮や人員の削減を可能にする仕組みの構築には,IT 化(information technology)や OA 化(office automation)の導入も有効かつ不可欠である.また,一度構築したシステムでも常にレストリクション(社会規則,経済的要因,環境的要因)の影響を受けるため,PDCA サイクルを回して見直しを行っていくことも必要である.

> 標準化:一定の品質を得るために,工程や作業方法の標準を設定すること.大量調理では設計品質を目標に,一定の品質を得るために,機器の能力に適した処理量を調理単位として,具体的な調理操作の基準や,調理工程の基準を設定することなどをいう.

2.3 クックチル,ニュークックチル,クックフリーズ,真空調理システムの給食施設での活用

近年,フードサービスの分野では,安全,高品質で多様なメニューの食事を合理的,計画的に提供することを目的に,さまざまな調理システムの開発が進んできた.新調理システムは,HACCP の概念を導入し,従来の調理方式であるクックサーブ(当日調理,当日供食)とクックチル,クックフリーズおよび真空調理の4つの調理・保存方式に加え,加工調理品の活用を組み合わせてシステム化した集中生産方式である.新調理システムの導入は,衛生管理の徹底,生産性の向上,労務(人件)費の削減,在庫管理の効率化,食材購入の合理化,選択メニューの充実などのメリットをもたらす.現在は,院外調理を導入している病院,福祉施設,事業所などにおいて,主菜や温かい副菜といった料理の一部にクックチルまたは真空調理を取り入れ,その他の料理をクックサーブで提供するなど,施設の規模,設備,人員に応じた組合せで活用されている.さらには,昨今の慢性的な人手不足を背景に,料理を食器に盛り付け,トレイメイクしてからチルド保存し,再加熱カート(リヒートカート)を利用して再加熱後に提供する「ニュークックチルシステム」を導入する施設も,セントラルキッチンを中心に増えているが,導入のための調理場(厨房)設計,施設の改築によるイニシャルコスト高や調理工程の工夫,品質(おいしさ)の面で課題も残る.

新調理システム(クックチル,クックフリーズ,真空調理)およびニュークックチルシステムには,専用機器の使用と厳重な温度・時間管理に基づいた衛生管理が必要である.新調理システムの基本工程に沿った温度・時間管理のポイントを図 2.3 に,クックチルとニュークックチルの調理工程の比較を図 2.4 に,それぞれ示す.

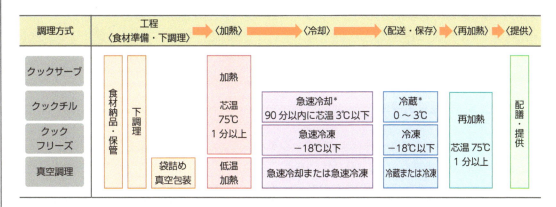

図2.3 クックチル，クックフリーズ，真空調理の基本工程
* ここでは冷却方法を「ブラストチラー方式」とした場合を示す．「タンブルチラー方式」での急速冷却は，60分以内に芯温0～3℃まで冷却し，−1～0℃での冷蔵保存が必要である．
[管理栄養士養成課程におけるモデルコアカリキュラム準拠第9巻 給食経営管理論(2013)，医歯薬出版より一部改変]

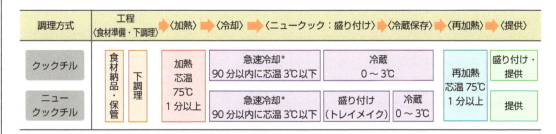

図2.4 クックチル，ニュークックチルの調理工程の比較
* ここでは冷却方法を「ブラストチラー方式」とした場合を示す．

A. クックチルシステム

* 二枚貝などノロウイルス汚染のある食品の場合は，85～90℃で90秒以上．

加熱調理（中心温度75℃以上，1分以上）*した食品を，加熱後30分以内に冷風または冷水により急速冷却（ブラストチラーでは90分以内，タンブルチラーでは60分以内に中心温度0～3℃まで冷却）し，チルド状態で運搬，保存して，提供直前に再加熱（中心温度75℃以上，1分以上）して盛り付け，配膳する調理方式で，給食の提供をカミサリーシステム（セントラルキッチンシステム）で行う施設には欠かせない調理方式である．生産と消費の日を含めて5日間以内とされている．近年，生産とサービス機能の分離による経営合理化を目的にセントラルキッチン化が進む中，多くの施設で取り入れられている．

特徴として，①調理の自動化により調理作業を平準化でき，効率的な作業工程や人員配置が可能であること，②適温提供や，再加熱後の提供許容範囲である2時間以内の喫食が実践しやすいこと，③厳格な芯温管理（T・T管理）により衛生管理が向上すること，④調理作業の分散化・平準化が可能となる．

クックチルに適した料理は，カレー，シチューなどのソースと固形物が一体となった料理，トマト煮，筑前煮などの煮物，蒸し物，ゆで物などが多いが，一部の焼き物（表面がカリッ，パリッとした食感の料理），揚げ物，炒め物には不向きである．食味・食感などの品質確保には，レシピや調理技術の更新が必要とされる．

B. ニュークックチルシステム

加熱調理後の急速冷却，チルド保存まではクックチルシステムと同じ工程であるが，チルドの状態で料理を食器に盛り付け（配膳），対象者ごとのトレイにセット（トレイメイク）を行ってから再びチルド保存（0～3℃）し，提供前に再加熱カート（リヒートカート）内で再加熱（中心温度75℃以上，1分以上）し，そのままトレイごと配食する．

特徴として，①盛り付け作業をチルド状態で行うため，時間・労力の軽減と平準化が図れること，②喫食時間直前にカート内で再加熱するため，適温提供や再加熱後の提供許容範囲である2時間以内の喫食が確実に実践できること，③二次汚染の危険が少なくなり，より高度な衛生管理が可能であることが挙げられる．

また，再加熱カートでの加熱方式（電気ヒーター式，IH式，熱風循環式）により，適したメニュー，不向きなメニューが異なるため，十分な検証が必要とされる．ご飯，汁物などはクックサーブで提供する施設が多い．

C. クックフリーズシステム

加熱調理（中心温度75℃以上，1分以上）した食品を，加熱後30分以内に凍結を開始し，90分以内に中心温度−5℃以下まで，最終的には−18℃まで急速凍結し，冷凍保存（−18℃以下）しておき，提供直前に再加熱（中心温度75℃以上，1分以上）して盛り付け，配膳する調理方式である．保存できる期間は最大で8週間と長く，クックチルよりさらに長い期間での計画生産が可能である．

冷凍による組織破壊が起こる野菜などには不向きで，食味，食感が損なわれやすいが，凍結技術の進歩によって適した料理は増えている．食材の特徴によりクックチルシステムと使い分けて運用することで，効率的，効果的な生産管理が可能な場合もある．

D. 真空調理システム

鮮度管理された食材を生のまま，または下処理後，調味料や調味液とともに真空調理専用の包材（袋）に入れて真空包装し，パックごと低温長時間調理（中心温度60～95℃）し，急速冷却または急速冷凍後にチルドまたは冷凍保存して，提供前に再加熱（中心温度75℃以上，1分以上）する調理方式である．数日間の保存はチルド（0～3℃），長期間の保存では冷凍（−22℃以下）を用いる．

真空包装することにより，調味液が食材に浸透し，熱伝導がよく柔らかく仕上がり，風味・香りを逃さずに調理できる．また，保存期間を調節することによって，調理作業を分散化・平準化でき，計画的な生産が可能となる．

　真空調理に適した料理は，煮物，蒸し物などである．焼き物，炒め物，揚げ物などをパック内で行うことはできないが，あらかじめ表面に焼き色を付けてからパックする，反対に再加熱後に取り出し，焼き色をつけたり水分を飛ばしたりすることで，仕上げを近づけることは可能である．

給食の生産管理システムと使用する食材料の加工度

　給食施設では生産管理システム，人的資源，金銭的資源によって活用する食材料の加工度を選択する必要がある（図2.5）．クックサーブシステムやレディフードシステムでは，①原材料〜⑤完成品までの加工度の異なる食材料を，投入できる調理従事者数や食材料費を勘案しながら選択する．一方，アッセンブリーサーブシステムでは，加工度の高い④製品〜⑤完成品を，購入して活用する．

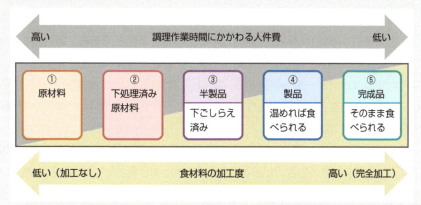

図 2.5　給食の生産管理システムにおいて使用される加工度別の食材料
［西耕平，日本給食経営管理学会誌，13，3-20（2019）および A Guide to Centralized Foodservice Systems, National Food Service Management Institute, pp. 1-18（2002）を元に作成］

3. 給食の運営の中心となる管理項目

3.1 食材料管理，購買管理

給食の運営
食材科管理

A. 食材料の開発，安全保障の仕組み，流通方法

　給食業務における食材料管理は，栄養管理された献立計画を基に利用者に良質な給食を提供する給食材料を選択・管理し，評価することである．献立計画に基づいて食材料の購入計画を立て，発注・検収・保管・評価などを行い，あわせて食材料費のコントロールも実施する（図3.1）．食材料は，新しく開発される食品，新規の輸入食品など，入手可能な食材料なのか，市場価格はいくらなのかの情報の収集は不可欠である．

　遺伝子組換え食品，アレルギー物質を含む食品，食品添加物など各省庁や各団体によるさまざまな食品の表示がある．これらの表示も参考として活用したい（図3.2）．

　また，給食で使用する食材料も生産・加工・物流・販売という経路を経て，生産者から消費者へ渡っている．消費者に届くまでの履歴の追跡を可能としているトレーサビリティ（traceability）の取り組みも進んでいる．

　食品の品質は，適した温度，湿度条件で保管された場合に劣化が最小となり，時間と保存温度との間には一定の関係がある．時間−温度・品質保持許容限度（T−T・T：time-temperature tolerance）といわれ，このT−T・Tを取り入れた低

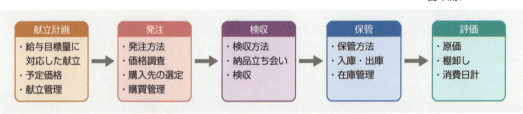

図3.1 食材料管理業務の流れ

A. 業務用加工食品の表示例
（冷凍食品）

名　称	冷凍トンカツ
原材料名	（一部に豚肉・小麦・卵を含む）
添加物	調味料（アミノ酸等），カラメル色素，乳化剤（大豆由来），増粘多糖類
賞味期限	○○○○.○○.○○
保存方法	要冷凍（−18℃以下）
加熱調理の必要性	加熱してお召し上がりください.
凍結前加熱の有無	加熱してありません.
製造所	○○食品（株） ○○県○○市○○−○−○

送り状
原材料名：豚肉（アメリカ），でん粉，食塩，こしょう，衣（パン粉），でん粉，小麦粉，卵白（卵を含む），食塩，糖類
販　売　者：(株)□□食品販売
　　　　　　□□県□□市□□−□−□ ← 送り状に記載

B. 一般用加工食品の表示例
（冷凍食品）

名　称	冷凍トンカツ
原材料名	豚肉（アメリカ），でん粉，食塩，こしょう，衣（パン粉，でん粉，小麦粉，卵白（卵を含む），食塩，糖類
添加物	調味料（アミノ酸等），カラメル色素，乳化剤（大豆由来），増粘多糖類
内容量	200 g
賞味期限	○○○○.○○.○○
保存方法	要冷凍（−18℃以下）
加熱調理の必要性	加熱してお召し上がりください.
凍結前加熱の有無	加熱してありません.
販売者	(株)□□食品販売 □□県□□市□□−□−□
製造所	○○食品（株） ○○県○○市○○−○−○

図 3.2　業務用に販売する食品の表示

温流通システム（コールドチェーン）により食材の流通システムでは，冷蔵・氷温・冷凍などの温度帯別の流通が可能となった．

B. 食材料選択

給食用の食材料は，保存期間，保存温度などの保存条件と加工度による分類に分けることができる．

a. 保存条件による分類

(1) 生鮮食品　生鮮食品は，購入後品質の劣化が早い．鮮魚，肉類，牛乳・乳製品，豆腐・豆腐加工品，野菜類，果物類，パン，生麺などがある．品質の劣化が早いため，購入は使用日当日が原則で，当日に使い切る量を購入する．「即日消費食品」とも呼ばれる．下処理作業の軽減化が図れるカッティング野菜の導入も増えているが，材料費が少し高くなる．

(2) 貯蔵食品　貯蔵食品は，短期間保存できる「短期貯蔵食品」と長期間保存ができる「長期貯蔵食品」に分けられる（表3.1）．貯蔵食品は，使用頻度が高い食品

表 3.1　貯蔵食品の分類

分類	内容	食品例	保存期間のめやす
短期貯蔵食品	冷蔵庫などで短期保存が可能	いも類，卵，バター，マヨネーズ，根菜類など	1～2週間単位
長期貯蔵食品	常温での長期保存が可能	米，片栗粉，その他加工品，乾物品，缶詰，瓶詰，しょうゆ，みそ，砂糖などの調味料，香辛料，油など	週，月～年単位

表 3.2 冷凍食品の規定
［一般社団法人日本冷凍食品協会ホームページ］

項目	内容
1. 前処理している	新鮮な原料を選び，これをきれいに洗浄したうえで，魚でいえば頭・内臓・骨・ひれなどの不可食部分を取り除いたり，三枚おろしや切身にしたり，その切身にパン粉をつけて油で揚げるだけで魚フライができるように調理するなど，利用者に代わってあらかじめ前処理をしている
2. 急速凍結している	凍結するときに，食品の組織が壊れて品質が変わってしまわないように，非常に低い温度で急速凍結している
3. 適切に包装している	冷凍食品が利用者の手元に届くまでの間に，汚れたり，形くずれしたりするのを防ぐため，包装している．包装には利用者に必要な取扱い，調理方法などのほか，法律で決められている項目も含めてさまざまな情報が表示されている
4. 品温を－18℃以下で保管している	食品の温度（品温）を生産・貯蔵・輸送・配送・販売の各段階を通じ，一貫して常に－18℃以下に保つように管理している

が多いため，計画的にまとめて購入する．購入後，先入れ先出しを原則として，出庫量や在庫量を管理するので，「在庫食品」ともいわれる．

(3) 冷凍食品　冷凍食品は「前処理を施し，品温が－18℃以下になるように急速凍結し，通常そのまま消費者に販売されることを目的として包装されたもの」と規定されている．冷凍食品の参考規定として，日本冷凍食品協会の冷凍食品の規定を示す（表3.2）．

冷凍食品には，素材食品と調理食品がある．貯蔵性，利便性があり，品質や価格も安定している．また，下処理の労力の軽減やごみの削減などの利点がある．しかし，解凍の方法が品質に影響するため注意が必要である．また，加工費が加わるため価格はやや高い．

b. 加工度による分類

給食施設においても加工食品を使用する割合は高くなってきており，食品の保存性や利便性を考慮して使用されている．加工度によって，「一次加工食品」「二次加工食品」「三次加工食品」に分類される（表 3.3）．

表 3.3 食品の加工度による分類
［武藤慶子，給食経営管理論第 3 版，外山健二ほか編，講談社，p. 63（2012）］

分類	内容	食品例
一次加工食品	下処理により調理の第一段階の加工をしたもの	穀類：精白米，小麦粉 魚・肉類：魚切り身，干物，ひき肉 野菜・果物：カッティング野菜，冷凍野菜 調味料：砂糖，酒，しょうゆ，みそ，植物油，塩
二次加工食品	前半の調理段階が終了した状態，後半の調理によって料理として使用可	穀類：生（干）うどん・そば 魚・肉類：ハム，ソーセージ，ベーコン，かまぼこ 野菜・果物：カッティング野菜，冷凍野菜 冷凍食品：ハンバーグ，シューマイ 調味料：スープの素，だしの素，マヨネーズ
三次加工食品	そのままか，調理による加熱，冷却を短時間行うことによって料理として使用可	穀類：カップめん 魚・肉類：焼魚，天ぷら，フライ，ハンバーグ 野菜・果物：各種野菜の惣菜 冷凍食品：クックフリーズ食品

C. 食材料購入の方法，購入計画

給食の経営上，よりよい品質の食材料をより安価に購入することは重要である．食材料費は，定められている場合が多く，決められた予算内で品質のよい食材料を安定的に購入する必要がある．施設の規模や調理の内容，納入業者の参入状況，購入方法などで購入価格は異なる．

購入計画では，何を，いつ，どこの業者から，どのような契約方法で購入するのか，および発注方法などを計画する．購入方法には，次のようなものがある．

(1) 産地直結購入　生産者や集荷業者から直接購入することで，中間の流通業者を省くことができ価格は安くなる．しかし，食品の調達量に限界があることもあり，少量では利用しにくく，産地により品目が限定されてしまうことがある．

(2) 一括購入　計画購入により食材を大量に購入することにより，価格をおさえることができる．規模の大きな給食センターでは，貯蔵食品や給食関連消耗品をセンターで一括購入し，生鮮食品は各施設で購入する「集中・分散併用方式」がとられている場合がある．

(3) 店頭購入　流通段階の最終となるため，価格は高くなる．また，まとまった量の購入が難しい場合がある．食品を確認して購入できるという利点はある．

(4) カミサリー　給食の関連商品，食材，消耗品などを一括購入し，保管，配送をまとめて行う流通センターを設置し，大量購入などで合理化を図る．

D. 食材料の発注，検収

発注とは，予定献立に基づいて，必要な食材料を選定業者に数量，規格などを指定し，注文を行う業務である．

a. 発注量の算定方法

発注量は，予定献立の1人あたりの純使用量（可食量）に廃棄量を考慮し，予定食数を乗じた値である．発注量を求める計算式は，下記のとおりである．

$$発注量＝（1人あたりの純使用量÷可食部率）×100×予定食数$$

または，発注量は発注（換算）係数（倉出し係数）から求める（表3.4）．

$$発注量＝1人あたりの純使用量×予定食数×発注（換算）係数$$

$$発注（換算）係数＝100/(100－廃棄率)$$

表3.4 発注（換算）係数

廃棄率(%)	5	10	15	20	25	30	35	40
発注（換算）係数	1.05	1.11	1.18	1.25	1.33	1.43	1.54	1.67

現在はコンピュータを活用し，献立表と連動して発注量を算出している施設が多いため，実務では可食部率を使用することが多く，発注（換算）係数を使用する場面は少ない．

b. 発注方法

発注には，さまざまな方法があるが，どのような発注方法でも発注要件が確実に納入業者に伝わることが必要である．

(1) **発注書**　発注に必要な事項を伝票に記載し，業者に渡す方法で，正確であるが，追加注文や変更の際などで急を要する場合は不便と感じる場合がある．

(2) **ファクシミリ**　発注書をファクシミリで送信することも可能である．発注先が不在で連絡ができない場合にも有効であるが，ファクシミリを受信したかどうかの確認を必要とする場合もある．

(3) **電話**　発注書を必要とせず，迅速に対応できる方法ではあるが，言い違い，聞き間違いなどの発注ミスが生じやすい．間違いをなくすために互いに担当者名を伝え，発注品目，発注量，納品日など必要な項目について，復唱などにより必ず確認を行う必要がある．

(4) **店頭**　直接食材を確認して注文ができるが，店頭に出向く人と時間が必要となる．

(5) **コンピュータ**　発注書をコンピュータで作成している施設も多い．作成した発注書を上記の方法などで業者に発注する場合や，直接業者のコンピュータへインターネットを通じて送信し，業者が発注書を出力するシステムをとっている場合もある．

c. 購入方法

購入先は生産者，市場，卸売業者，小売業者などがある．食材料の購入先と契約方法は，施設の規模や種類などを考慮して選定する必要がある．

(1) **随意契約方式**　購入先を限定せずに，随意に契約して購入する方式．必要に応じて契約業者を決定する．生鮮食品などの価格変動の大きい食品の購入などに適している．適正価格を把握しておく必要がある．

(2) **相見積もり方式**　複数の業者から見積書を提出させて購入先を決定する．品質や価格を比較検討し，業者と一定期間契約する．価格の安定した食材の購入に適している．

(3) **指名競争入札方式**　複数の業者を指定して公開入札し，条件のよい業者に決定する．公正だが時間と手間がかかる．価格変動の小さい食材，貯蔵食品（災害時用備蓄食品を含む）などの計画的大量購入に適している．業者間の談合に注意が必要である．不特定多数の参加希望者が入札を行う「一般競争入札方式」もある．

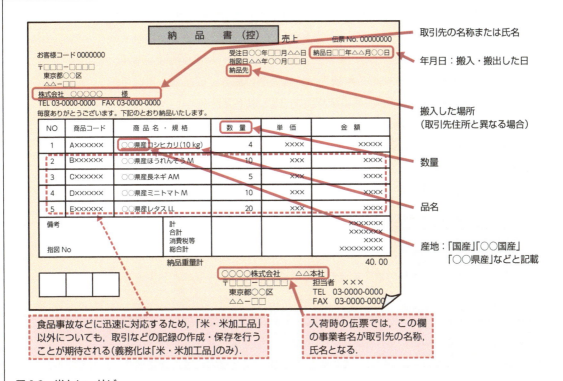

図 3.3 米トレーサビリティ法による記録例
[武藤慶子, 給食経営管理論第 3 版, 外山健二ほか編, 講談社, p. 66 (2012)]

(4) 単価契約方式　食材の品目ごとに単価で契約する．相見積もり方式や競争入札方式などと組み合わせて行う．調味料や缶詰など，単価が安定していて使用頻度が高い食材料の購入に用いられる．

d. 検収

　検収は，納品の際に業者立ち合いで発注書と納品書を照合し，納品された食材料が発注どおりの品質，数量，規格，価格，鮮度，品温であるかなどを確認し，受け取ることである．検収時に不適格な食材があった場合は，交換や返品の依頼や代替品の準備などの対応が必要となる．

　検収担当者は管理栄養士・栄養士・調理師など食品の鑑別ができる者が担当する．また，米については「米トレーサビリティ法*」により，原材料について，品名，仕入元の名称などの情報を記録し保管する（図 3.3）．

* 米穀等の取引等に係る情報の記録及び産地情報の伝達に関する法律

e. 保存温度

　食品は，品質が保てるように室温（20℃前後），保冷（10±5℃），冷蔵（0〜5℃），氷温（0±2℃），冷凍（−18℃以下）などに区分して，食品に適した保存温度で管理する．低温障害を起こす野菜や果物があり，注意が必要である．

　常備食品は，食品庫で，穀類，乾物，調味料などの食品特性を考えて整理し，室温（20℃前後）で防湿，換気，防虫・防鼠などに注意して保存する．生鮮食品などは，冷蔵庫（5℃以下）を使用する．冷蔵庫では，生鮮食品，調理済食品，加

工食品などに区分し保存する．冷蔵保存する食品は，食品によって適した温度が少しずつ異なるので注意が必要である．チルド食品は，食品低温流通推進協議会において，−5〜5℃の温度帯で流通する食品とされている．冷凍食品は，冷凍庫（−18℃以下）を使用し，生もの，半調理品，調理済食品などに区分して保存する．冷凍食品の保存温度は，「食品衛生法」では−15℃以下を基準としているが，日本冷凍食品協会では，生産から消費まで−18℃以下の低温を保って取り扱われる食品を冷凍食品としている．

f. **食材料管理の評価**

食材料費の算出は，期間中（日，週，月，年別）で算出し，検討評価する．

> 食材料費＝期首在庫金額＋期間支払金額−期末在庫金額

予定食数と実施食数に差があるような場合は，食数変動の規則性を見出す．また，調理上のミスによる材料の損失を低減するためにも献立の評価なども実施する．

在庫が適正量（適正在庫量）で保管されているか定期的に在庫量を調べ，在庫金額を調べることを棚卸しという．棚卸しの目的は，①発注量の決定（最小限度量の確認：発注から納品までの期間支障をきたさない量），②出庫食品と量の決定，③損益算出（実際の食材料原価の算出資料）である．

棚卸表では，保管エリアごとに食品名，規格，購入単価，在庫量，金額の項目を作成する．腐敗による廃棄食品は，棚卸廃棄損もしくは棚卸減耗損として計上する．

3.2 生産管理

> 給食の運営
> 生産管理

生産管理をPDCAサイクルとしてみていくと図3.4のようになる．

A. 生産計画：調理工程，作業工程と人員配置

生産管理は，給食の運営の中心的な活動である．栄養・食事管理の目標に見合う品質の食事を大量かつ効率的に生産（調理）することである．そのために生産の4要素（4M）である，人（man），機械設備（machine），材料（material），方法（method）を効率的に運用することが必要である．

a. **生産計画**

給食での生産計画は，調理などによって，求められる品質や量の食事を必要な時に提供する過程を計画することである．給食施設では，施設の種類が異なるがその特性に応じて，複数の調理従事者がかかわり分担して仕事をしている．調理

図 3.4 PDCA サイクルと生産管理

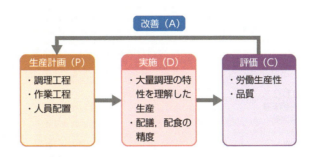

工程や方法，時間，作業場所，人員の配置などを検討し，合理的な生産計画の立案が必要となる．生産計画は，「調理工程」と「作業工程」「人員配置」からなる．

(1) 調理工程 調理工程の標準化では，個々の調理作業について分析・検討を実施し，マニュアル化を行うことが必要である．食材料に着目して，設備機器類や調理従事者を介して，料理ごとに食品から料理への変換過程における調理操作の種類や順序を決定する．

(2) 作業工程 作業工程は，人や機器の動きに視点を当てたものであり，合理的で能率的な作業計画を立てて，実行することにより，対象者によりよい給食を提供できる．作業工程での計画では，各料理のでき上がり時間や食事の提供時間を基準として，そこから必要時間を逆算して作業開始時刻を検討する方法もある．図 3.5 に作業工程例を示す．

(3) 人員配置 人員配置に関しては，調理従事者の人員数だけではなく，各調理従事者の能力や技術も考慮して，適正な場所へ配置する．

B. 大量調理の特性を理解した生産

大量調理は，大量の食材料を使用し，一度に大量の給食をつくることから大量調理と呼ばれている．特定給食施設などで適切な給食の生産システムの下，複数人が協働して行う調理である．

a. 廃棄率

食材を発注する際の廃棄率は，一般的には日本食品標準成分表の廃棄率を利用することが多い．しかし，大量調理では，食材の形態や鮮度，調理方法などにより廃棄率が異なる．廃棄率の差の範囲を小さくするために，各施設で廃棄率を求めておくとよい．これにより発注量の標準化ができ，予定献立表の分量と実際の配食量の差を少なくすることができる．表 3.5 に廃棄量の実測例を示す．

b. 水分量

大量調理では，小規模調理に比べ，火力，時間，機器などにより水分の蒸発率に差が生じる．大量調理では蒸発率が小さいといわれているため，調理の際には注意が必要となる．料理に含まれる水分量で味や食感が変わる．水分量に影響す

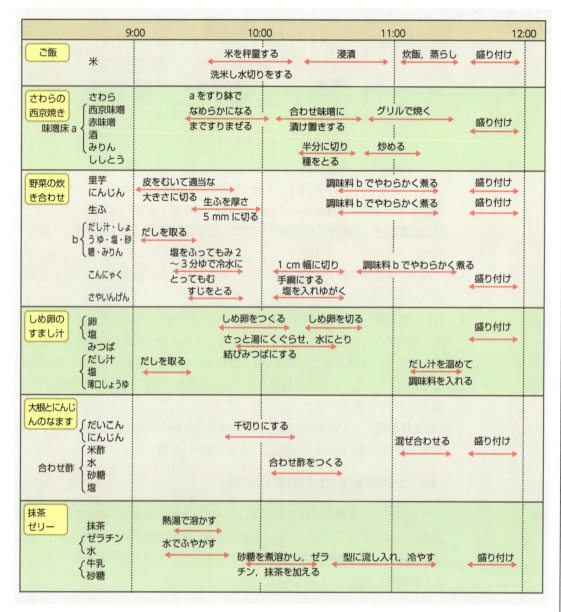

図 3.5 作業工程例
[曽川美佐子, 給食経営管理論 第 3 版, 外山健二ほか編, 講談社, p. 74 (2012)]

る要因として, 加熱による水分蒸発や付着水などが考えられる.

(1) 付着水 特に野菜の洗浄では, 水切りを十分に行うことが難しく, 吸水と表面の付着水により水分が増加する. 付着水により調理中の放水量の増加は, 加熱時間, 調味料などの割合や味付け濃度に影響する.

c. 温度変化

大量調理では温度変化が緩慢で, 余熱が残る. また, 沸騰した水や適温になった油に大量の食材料を一度に入れると温度が低下する. そのため, 調理作業に時

食品群	食品名	測定数	廃棄率(%) 実測値*	廃棄率(%) 日本食品標準成分表2020年版(八訂)	食品群	食品名	測定数	廃棄率(%) 実測値*	廃棄率(%) 日本食品標準成分表2020年版(八訂)
いも類	じゃがいも 皮なし 生	22	12.4 ± 4.2	10	野菜類	赤色トマト 生	7	4.4 ± 2.6	3
	さつまいも 皮なし 生	13	10.6 ± 3.5	9		にんじん 皮なし 生	76	11.7 ± 4.3	10
野菜類	アスパラガス 生	6	13.7 ± 6.3	20		にんにく 生	7	17.1 ± 5.4	9
	かぶ 皮なし 生	3	14.9 ± 5.4	15		はくさい 生	5	8.1 ± 4.6	6
	キャベツ 生	21	15.9 ± 7.7	15		ほうれんそう 生	13	6.2 ± 3.6	10
	きゅうり 生	22	3.5 ± 2.1	2		ブロッコリー 生	15	35.3 ± 6.4	35
	こまつな 生	3	9.2 ± 2.0	15		レタス 土耕栽培 生	26	16.4 ± 6.7	2
	ごぼう 生	13	12.3 ± 6.1	10		れんこん 生	10	13.5 ± 3.8	20
	さやえんどう 生	14	8.5 ± 3.6	9	果実類	バナナ 生	2	39.7 ± 0.1	40
	しょうが 皮なし 生	18	20.6 ± 8.0	20		りんご 皮なし 生	9	18.6 ± 5.1	15
	西洋かぼちゃ 生	11	18.7 ± 4.7	10		キウイフルーツ 緑肉種 生	8	21.9 ± 3.9	15
	だいこん 皮なし 生	19	12.1 ± 4.8	15	きのこ類	しいたけ 生	19	16.1 ± 6.1	20
	たまねぎ 生	59	8.1 ± 3.1	6		えのきたけ 生	10	21.1 ± 4.9	15
	チンゲンサイ 生	4	10.2 ± 2.4	15	卵類	鶏卵 全卵 生	23	12.9 ± 1.5	14

表 3.5 廃棄率の実測値 (*平均±SD)
廃棄率を測ってみると，日本食品標準成分表2020年版(八訂)とこんなに違う!!
[資料：四国大学生活科学部給食経営管理実習調査（曽川美佐子）]

間がかかったり，余熱の影響で加熱しすぎたりすることがある．加熱後に食材を放置すると余熱によって加熱が進むので，加熱時間を調整したり，冷却したりするなどの工夫が必要となる．料理の品質を一定にするためには，1回に投入する食材量の調節や加熱時間と温度上昇の標準化が必要である．

d. 調味

調理する量が多くなれば，1食あたりの調味料は少なくなる．大量調理では，少量で調整を行う場合の調味料を単純に食数倍しても，おいしい味付けにはならない．これには，火力の差や蒸発量，損失量の違いが影響していると考えられる．おいしい味付けの料理を提供するには，調味割合を食材料総量，できあがり量または調理水に対する調味パーセントとして数値化し，調味を標準化する必要がある．また，調理操作の標準化も必要である．

C. 配膳・配食の精度：標準化

　配膳とは，できあがった料理を器などに盛り付ける作業をいう．また，配食とは，盛り付けられた料理を対象者に提供する作業をいう．

　できあがった料理を器に盛り付け，対象者へ最適な状態で提供するためには，配膳・配食の精度を高める必要がある．特定給食施設などの大量調理施設では，少量調理の施設以上に衛生管理・温度管理・時間管理などでの注意が必要となり，調理工程での検討が必要となる．

　調理工程の標準化と同様に配膳・配食も標準化することが必要である．配膳では，料理の見た目の良し悪しで対象者の食欲が変わる場合がある．盛り付けの工夫として，食品の組み合わせや彩りが大切であり，衛生管理も重要である．料理にあった食器，食器内の食品の配置，均一量での盛り付け方法などを標準化する．料理をおいしく食べてもらうためには，配膳における温度管理も重要である．料理の温度変化を最小限にするためには，盛り付け時間を短縮できるように，配膳する料理の順番を決めるなどの盛り付け作業の工程を標準化する．食器を十分保温，保冷してから盛り付けることも必要である．また，配食までの熱の放散を防ぐために温冷配膳車や保温食器，保温トレイなどを利用する．配食では，異物混入の危険性を回避するために，料理を対象者に提供する工程も標準化が必要である．

　配膳方法には，「中央配膳方式」「分散配膳方式」「食堂配膳方式」などがあり，配膳方法により，作業時間や作業量が異なる．

　配膳の精度を高める方法例として，給食施設では，主食は1食ごとに計量して提供する場合が多いが，それ以外は全体量を計量して1人あたりの盛り付け量を計算し，計量して1人あたりの盛り付け量を確認する．その後，確認した盛り付け量を参考に盛り付けを行う．みそ汁やスープなどの汁物は，提供する容量に近いレードルを使用し，具材が均一になるように攪拌しながら盛り付けをする．食札を使用してトレイをセットし，一人ひとりの内容に従い提供するような病院給食では，食事提供前にすべての料理を最終的に確認し，食事提供の精度を高める．

a. 中央配膳

　多くの給食施設で採用されている方式で，施設内の配膳室で1人分ずつを盛り付け配膳車で対象者のところへ届ける．食数が多いと配膳・配食から喫食までに時間がかかり，適温給食を行うことが難しくなるため，保温食器，保温トレイ，温冷配膳車などを利用して，適温を保つ必要がある．

b. 分散配膳

　学校給食や病院での病棟配膳などで採用されている方式で，食缶などの容器に

必要な分量の料理を移し,喫食場所まで運び,1人分ずつ盛り付けを行う.調理場と喫食場所の距離があっても温度は管理しやすいが,作業する場所が増えるため,作業量が増加するとともに,配食時の注意事項の徹底などの管理が難しくなる.

c. 食堂配膳

社員食堂や学生食堂などで採用されることが多い方式で,対象者が各自で,トレイ・箸・スプーン・湯呑などを準備し,対面カウンターや事前盛り付けされた料理を受け取る.供食形態には,単一献立,複数献立,カフェテリア,バイキングなどの方式がある.料理の適温提供に冷蔵ショーケースなどでの配慮が必要となる.

d. 調理・配膳システム

配膳・配食の精度を高めるためには,調理システムも必ず配慮しなければならない.従来の生産から提供まで連続的に行われているクックサーブシステム以外に新調理システムといわれる調理と配膳・配食を異なる日に実施するシステムがさまざまな給食施設でも取り入れられつつある(2章参照).このシステムでは再加熱方法と提供方法の標準化が重要となる.調理システムの違いによる配膳方法も考慮する必要がある.

D. 労働生産性

生産性の指標には,労働生産性,原材料生産性,設備生産性などがあり,労働力の単位あたりの生産量を示したものが労働生産性である.労働の能率を検討する際の指標として用いる.労働生産性が高いほど,効率のよい生産活動が行われている.また,生産性を計る指標として稼働率がある.稼働率は,ある時点の全作業のうちに,給食業務の調理従事者や機器類がどの程度の割合で稼働しているのかを示す数値である.

> 労働生産性(食/人)=生産食数÷調理従事者数*

＊ 調理従事者数は雇用形態による労働時間の差をそろえるため,1日の標準的な労働時間あたりに換算するか,労働時間1日あたりに換算する.

他の各単位あたりの労働生産性の算出例として,調理従事者1人あたりの労働時間数(時間/人)(労働時間数÷調理従事者数),調理従事者1人あたりの売上高(円/人)(売上高÷調理従事者数),1食提供あたりの労働時間数(時間/食)(労働時間数÷提供食数),1食提供あたりの調理従事者数(人/食)(調理従事者数÷提供食数)などがあり,労働の能率を検討する.

3.3 衛生管理

衛生管理の基本となる人，食材料，施設設備については「大量調理施設衛生管理マニュアル」(厚生労働省) にその基準が示されている．

A. 衛生管理の意義と目的

給食施設では，食中毒などの食品衛生上の危害を未然に防止し，衛生的に安全で安心しておいしく食べられる給食の提供が衛生管理の目的である．

食品衛生上の危害には，食中毒や感染症，異物混入，薬物汚染などさまざまなものがある．そのため，給食業務，すなわち食材料の購入・保管，調理・配膳工程の管理，調理従事者の健康管理および衛生教育，調理作業環境の整備，施設・設備の洗浄，消毒，保守点検など，給食業務全般に渡って衛生面に配慮し，PDCAサイクルによって総合的に管理運営することが重要となる．

B. 食中毒発生メカニズム

a. 食中毒の定義と分類

食中毒とは，飲食物や容器・包装，調理器具，ヒトなどを介して有害な微生物や微生物が生産する毒素，化学物質が体内に入ることによって起こる健康障害をいう．おもに嘔吐，腹痛，下痢などの急性の胃腸障害の症状を呈するが，原因物質の種類などによっては，意識障害や呼吸障害といった重篤な症状に陥り，死に至る場合もある．食中毒の原因物質は，細菌，ウイルス，自然毒，化学物質に大別される．また，細菌による食中毒は，その感染形態によって感染型と毒素型 (食品内毒素型) に分類される (表 3.6)．

b. 食中毒の発生状況

厚生労働省がまとめた食中毒統計において，食中毒は毎年約 1,000 件発生し，患者数約 20,000 人と報告され，2017 (平成 29) 年も同様の発生状況であった．

病因物質別では，細菌性食中毒が 448 件と最も多く，そのうちの 320 件がカンピロバクター・ジェジュニ/コリであった．かつてはサルモネラ属菌，腸炎ビブリオ，黄色ブドウ球菌による細菌性食中毒が多く発生していたが，近年は減少傾向にある．逆に，カンピロバクターとノロウイルスによる食中毒が増加している．また，ノロウイルスによる食中毒は患者数が非常に多いことが特徴である．なお，感染症に分類されるコレラ，赤痢などについても，1999 (平成 11) 年に「感染症の予防及び感染症の患者に対する医療に関する法律」が施行され，飲食に起因する健康障害についてはすべて食中毒として位置づけられることになった．

種類		原因物質	おもな原因食品と感染源	給食における予防措置
細菌性食中毒	感染型	サルモネラ属菌	人・動物の糞便，下水・河川水，食肉，卵類と加工品（手作りマヨネーズ，ケーキ，厚焼卵など）	加熱（75℃1分間以上）の徹底．食肉・卵類の10℃以下での保管
		腸炎ビブリオ	海水，魚介類，二次汚染品（漬物，和え物など）	魚介類の真水での洗浄．加熱（60℃15分または65℃5分）の徹底．10℃以下での保管
		病原性大腸菌	人・動物の糞便，食肉，卵類	75℃1分間以上の加熱の徹底
		ウエルシュ菌	食肉・魚介類の加熱調理済み食品（カレー，シチューなど）	調理後急速冷却し10℃以下で保存または速やかに提供喫食する
		エルシニア	畜肉食品	65℃以上の加熱
		カンピロバクター・ジェジュニ/コリ	人・動物の糞便，食肉，卵類	加熱（75℃1分間以上）の徹底．食肉ドリップによる二次汚染の防止（はね水，作業動線，手袋，調理器具の分類など）
	毒素型	黄色ブドウ球菌	食肉，人・動物の皮膚化膿創，おにぎり，弁当，玉子焼き	化膿創のある者を調理に従事させない．調理機器の分解洗浄・殺菌の徹底
		ボツリヌス菌	農畜水産物加工食品のいずし，ハム・ソーセージ，缶詰，瓶詰，真空パック	提供直前に加熱（100℃10分または80℃30分）し，産生毒素を無毒化する
		セレウス菌	土壌，塵埃，穀類・加工品（チャーハン，ピラフなど），サラダ	芽胞形成を避けるため，10℃以下に保管するか調理後速やかに提供喫食する
ウイルス性食中毒		ノロウイルス	カキなどの二枚貝，保菌者	85～90℃90秒間以上の加熱．手洗いの徹底
自然毒食中毒	植物性	ソラニン	じゃがいも	新芽や病変部を取り除いて剥皮する
		シアン	生銀杏，生梅	
		アコニチン	トリカブト	
		ムスカリン，アマニチン，ファリン，ランプテロールなど	毒きのこ（つきよたけ，いっぽんしめじ，にがくりたけ，かきしめじ，てんぐたけなど）	
	動物性	テトロドトキシン	フグの内臓（卵巣，肝臓など）	
		シガテラ毒	毒カマス	
		麻痺性貝毒（PSP），下痢性貝毒（DSP），神経性貝毒（NSP）	毒素が蓄積した貝類（アサリ，アカザラガイ，マガキ，ムラサキイガイ，ホタテガイなど）	
化学性物質による食中毒		ヒスタミン	サバ	加熱により分解されないため，鮮度，温度管理を徹底する
		メタノール，ヒ素，鉛，カドミウム，有機水銀，ホルマリン	食品添加物，残留農薬，洗剤	洗剤や消毒剤などは食品とは区別し，決められた場所に保管する．ラベルの汚損に気を付け，貼替えを適宜実施する
寄生虫		クドア，アニサキス，サルコシスティス	幼虫が寄生したサバ，イカ，ヒラメなどの海産物	60℃以上での加熱または−20℃以下での冷凍処理

表3.6 食中毒菌などの原因物質と予防措置

　　施設別では，発生件数は家庭が最も多いが，患者数では飲食店が多い．1件あたりの患者数では，学校や病院などの給食施設が多く，中でも学校給食共同調理場が，1件あたり616.3人と非常に多くなっている（平成29年食中毒発生状況）．

月別の発生状況では，細菌性食中毒，特にカンピロバクターが4月～10月に多く発生し，ノロウイルスは冬季の12月～3月に多く発生している．寄生虫のアニサキスは9月～12月に増加している．

　給食施設は，特定多数人に給食を提供することから，1件あたりの患者数が多くなりやすいこと，また，原因食品が特定できない不明の食中毒が年間10%以上発生していることを念頭におき，年間を通して衛生管理にあたる必要があるといえる．

c. 食中毒予防の3原則

　食中毒の予防には，以下の①～③のような「付けない，増やさない，やっつける」の3原則を基本に衛生管理を徹底して実施することが重要である．
①病原体による汚染が発生しないように，調理室，調理者の手指などを清潔に保つ
②食品中での病原体増殖を避けるため，低温（冷蔵）保存や加熱を行う
③調理した食品などは速やかに摂取し，食品中に生残する病原体に増殖する余地を与えない

　しかし，ごく少量の細菌によって発症する腸管出血性大腸菌やサルモネラ属菌のような細菌性食中毒や，ノロウイルスのようにヒトの腸管内で増殖して発症する食中毒が近年増加していることから，「付けない」だけでなく，「持ち込まない」対策についても重要となっている．

C. 衛生管理の法規と規則に基づいた，衛生管理マニュアルの作成に必要な項目の理解

　給食にかかわるおもな法規は，「食品衛生法」，「食品安全基本法」，「労働安全衛生法」，「水道法」，「製造物責任法」（PL法），「日本農林規格等に関する法律」（JAS法），「食品表示法」などがあり，大量調理施設衛生管理マニュアル，ISO認証制度などの法規制や基準がある．このような法令を順守するとともに，法令を順守することができるマネジメントシステムを構築する必要がある．

a. 一般的衛生管理プログラムに基づく衛生教育
(1) 一般的衛生管理プログラム（PRP, PP：prerequisite program）
　一般的衛生管理プログラムとは，清潔で衛生的な食品製造・加工環境確保のために整備しておくべき要件をいい，表3.7に示す10項目で構成されている．
　常に一定水準の製造環境を維持するためには，衛生管理のための作業内容や手順を文書化したマニュアル，衛生標準作業手順書（SSOP：sanitation standard

表3.7　一般的衛生管理プログラムの要件

①施設設備の衛生管理	②従業員の衛生教育	③機械器具の保守点検
④そ族昆虫の防除	⑤使用水の衛生管理	⑥排水および廃棄物の衛生管理
⑦従業員の衛生管理	⑧食品などの衛生的取り扱い	⑨食品の回収プログラム
⑩製品などの試験検査に用いる設備の保守点検		

operating procedure）の作成が必要である．洗浄・殺菌などの汚染防止や異物混入防止などの標準化された作業手順や役割，「いつ，どこで，だれが，何を，どのようにすべきか」を示すことによって，ムダやムラのない作業が可能になる．

以上から，給食施設では，原材料を扱う製造環境が清潔であることは必須であり，衛生標準作業手順書や大量調理施設衛生管理マニュアルに従った製造環境にかかわる衛生管理だけでなく，調理従事者の衛生管理と教育が重要といえる．

なお，2018（平成30）年の食品衛生法の改正により，すべての食品営業者にHACCPに沿った衛生管理が義務付けられ，一般的な衛生管理の基準14項目が新設された．

(2) 衛生教育

「労働安全衛生法」では，給食施設の調理従事者の採用時に，業務に関する衛生・安全のための教育を行うことが義務付けられている．また，大量調理施設衛生管理マニュアルにおいて，給食施設の責任者が衛生管理者および調理従事者などに対して衛生管理および食中毒防止に関する研修に参加させるなど必要な知識・技術の周知徹底を図ることが明記されている．

衛生教育は，年間，月間，週間の教育目標を設定し，施設内での定期的な勉強会やミーティング，研修会の開催，ポスター掲示やパンフレット配布による注意喚起などを行う．また，外部で開催される研修会や講習会に参加してもらう．さらに，日常の衛生点検や調理作業において，手順が順守されない場合や不備がある場合には改善を指導する．

b. 大量調理施設衛生管理マニュアル

(1) HACCP（危害分析重要管理点）システム

HACCPとは，Hazard Analysis and Critical Control Point（危害分析重要管理点）の略で，危害の発生を事前に防止することを目的とした，自主的な衛生管理システムである．1960年代にアメリカの宇宙開発計画（アポロ計画）の中で宇宙食の安全性を確保するために開発され，国際的に認められたシステムである．

危害は，微生物学的危害，化学的危害，物理的危害に分けられるが，HACCPシステムは，これらの危害を，原材料の受入れから配食，片付けに至るまでのすべての工程において，あらかじめ危害分析（HA）し，危害の発生を防止するための重要管理点（CCP）を設定する．そして，この重要管理点を重点的に継続的に監視・記録（モニタリング）し，問題が発生した場合には速やかに改善措置をとり解決を図るという手順で実施する．HACCPシステムの導入方法について，厚生労働省より7原則と12手順が示されている（表3.8）．給食施設では，HACCPシステムに基づく衛生管理を実施することによって，原材料や料理の安全性が向上するだけでなく，作業工程のマニュアル化により安全な作業につながり，品質管理が容易になる．また，HACCPチームの組織化によって調理従事者の衛生に

表 3.8 HACCPシステムの7原則と12手順
[厚生労働省，食品製造におけるHACCP入門のための手引書，大量調理施設における食品の調理編第3版（平成27年10月）]

運用にあたって	手順と原則		内容
危害分析のための準備	手順1	HACCPチームの編成	
	手順2	製品（給食）の説明書の作成	原材料や料理の規格，意図する用途，保存方法（時間・温度），利用者の特性を把握する
	手順3	意図する用途と利用者の確認	手順2の確認
	手順4	製造工程表の作成	製造工程表，設備・機器配置図，食品・料理および調理従事者の動線図
	手順5	製造工程表の確認	手順4の確認
HACCPプランの作成	手順6　原則1	危害要因の分析（HA）	原材料や製造工程で問題になる危害要因をあげ，微生物，化学物質，異物混入などの起こり得る危害を分析する
	手順7　原則2	重要管理点（CCP）の決定	製品（各料理）の安全を管理するための重要な工程（管理点）を決定する
	手順8　原則3	管理基準の設定	重要管理点で管理すべき測定値の限界（温度，時間，重量など）を設定する
	手順9　原則4	モニタリング方法の設定	管理基準の測定方法・記録方法を設定する
	手順10　原則5	改善措置の設定	管理基準が守られなかった場合の対処方法（廃棄，再加熱など）を設定する
	手順11　原則6	検証方法の設定	設定内容が守られていることを確認する
	手順12　原則7	記録と保存方法の設定	検証に必要な記録用紙と保存期間を設定する

対する意識が徹底されるなどのメリットが生まれる．

(2) 大量調理施設衛生管理マニュアル

大量調理施設衛生管理マニュアルは，厚生労働省が給食施設などにおける食中毒発生予防を目的に，HACCPの概念に基づいて1997（平成9）年に作成した．このマニュアルは，1996（平成8）年に発生した腸管出血性大腸菌O157による集団食中毒をきっかけに策定され，その後，発生が増加しているノロウイルスへの対応を加えるなど改正がなされている（巻末付録1）．

このマニュアルは，食中毒予防のためHACCPの概念に基づき，調理過程における重要管理事項として，以下の4項目が示されている．

①原材料受入れおよび下処理段階における管理を徹底すること
②加熱調理食品については，中心部まで十分加熱し，食中毒菌など（ウイルスを含む）を死滅させること
③加熱調理後の食品および非加熱調理食品の二次汚染防止を徹底すること
④食中毒菌が付着した場合に菌の増殖を防ぐため，原材料および調理後の食品の温度管理を徹底すること

これらの重要管理事項の詳細を以下の1〜5に分けて記載し，各重要管理事項を点検し，記録できるようにするための点検表①〜⑨が示されている．

1. 原材料の受入れ・下処理段階における管理
2. 加熱調理食品の加熱温度管理
3. 二次汚染の防止
4. 原材料および調理済み食品の温度管理
5. その他　(1) 施設設備の構造　(2) 施設設備の管理　(3) 検食の保存
　　　　　(4) 調理従事者などの衛生管理　(5) その他

【点検表】
①調理施設の点検表　　　　　　　⑥調理等における点検表
②従事者等の衛生管理点検表　　　⑦食品保管時の記録簿
③原材料の取り扱い等点検表　　　⑧食品の加熱加工の記録簿
④検収の記録簿　　　　　　　　　⑨配送先記録簿
⑤調理器具等及び使用水の点検表

　さらに，衛生管理体制の確立，すなわち給食施設の経営者または学校長など施設の運営責任者が，施設の衛生管理に関する責任者（衛生管理者）を指名して，重要管理事項を点検させ，必要に応じて改善措置をとるよう示されている．これに加え，高齢者や乳幼児が利用する施設などにおいては，平常時から施設長を責任者とする危機管理体制を整備し，感染拡大防止のための組織対応を文書化するとともに，具体的な対応訓練を行っておくことが望ましいこと，また従業員あるいは利用者において下痢・嘔吐症の発生を迅速に把握するために定常的に有症状者数を調査・監視することが望ましいことも示されている．

　なお，このマニュアルは，1回300食以上または1日750食以上を提供する給食施設に適用を求めているが，安全・衛生の観点から中小規模調理施設などにおいても積極的に取り入れ，マニュアルの趣旨を踏まえた衛生管理の徹底に努めることが望ましいといえる．

HACCPの制度化

「健康増進法」と並んで給食経営管理業務とかかわりの深い法律に「食品衛生法」がある．「食品衛生法」は，飲食による健康被害の発生を防止するための法律で，昨今の食を取り巻く環境の変化や国際化などに対応して食品の安全を確保するため，2018（平成30）年6月13日に大きく以下の7つについて改正がなされた．
①広域に及ぶ"食中毒"への対策を強化
②原則すべての事業者*に"HACCPに沿った衛生管理"を制度化
③特定の食品による"健康被害情報の届出"を義務化
④"食品用器具・容器包装"にポジティブリスト制度導入

* すべての事業者：フードチェーンを構成する食品の製造・加工，調理，販売などを行うすべての食品等事業者

⑤ "営業届出制度"の創設と"営業許可制度"の見直し
⑥ 食品の"リコール情報"の行政への報告を義務化
⑦ "輸出入"食品の安全証明の充実

この改正の中で最も重要なポイントとなるのが「すべての事業者に対するHACCPに沿った衛生管理の制度化」である．

表 3.9 食品等事業者が作成する衛生管理計画

	HACCPに基づく衛生管理	HACCPの考え方を取り入れた衛生管理
衛生管理計画	食品衛生上の危害の発生を防止するために特に重要な工程を管理するための取り組み	取り扱う食品の特性などに応じた取り組み
	コーデックスのHACCP7原則に基づき，食品等事業者自らが，使用する原材料や製造方法などに応じ，計画を作成し，管理を行う	各業界団体が作成する手引書を参考に，簡略化されたアプローチによる衛生管理を行う
対象事業者	・事業者の規模などを考慮 ・と畜場（と畜場設置者，と畜場管理者，と畜業者） ・食鳥処理場（食鳥処理業者，ただし認定小規模食鳥処理業者を除く）	・小規模事業者 ・当該店舗での小売販売のみを目的とした製造・加工・調理事業者（菓子の製造販売，食肉の販売，魚介類の販売，豆腐の製造販売など） ・提供する食品の種類が多く，変更頻度が頻繁な業種（飲食店，給食施設，そうざいの製造，弁当の製造など） ・一般衛生管理の対応で管理が可能な業種など（包装食品の販売，食品の保管，食品の運搬など）

D. 調理従事者などの衛生管理

衛生的で安全な給食の提供と喫食のためには，調理に携わる調理従事者のみならず，食品納入業者や喫食者の衛生管理も必要となる．

a. 調理従事者の衛生管理

(1) 採用時の衛生管理 「労働安全衛生法」で，採用時には医師による健康診断および検便による健康診断を行うことが定められている．

(2) 採用後の衛生管理 健康診断を定期的に年1回以上，検便を月1回以上行うことが義務付けられている．大量調理施設衛生管理マニュアルでは，検便検査に，赤痢菌，サルモネラ属菌に加え腸管出血性大腸菌を含めること，また必要に応じ10月から3月にはノロウイルスの検査を含めることが望ましいとされている．さらに，調理従事者に①下痢，嘔吐，発熱などの症状があった場合，②手指などに化膿創があった場合は，調理作業に従事させないようにする．なお，①の場合は直ちに医療機関を受診させ，感染性疾患の有無を確認する．ノロウイルスを原因とする感染性疾患による症状と診断された調理従事者には，リアルタイムPCR法などの高感度の検便検査でノロウイルスを保有していないことが確認されるまで，食品に直接触れる調理作業を控えさせるなど適切な処置を講じるようにする．

(3) 調理時の衛生管理　調理従事者などの衛生管理点検表(p.211)を用いて調理従事者の衛生チェックを実施する．また，調理作業では手指の清潔を保持するため，手洗いマニュアル(p.207)に基づいた手洗いを徹底する．

b. 食品納入業者の衛生管理

衛生意識が高く，品質面においても信用できる業者を選定する．また，配送中の温度管理，食材の梱包・包装の衛生管理が徹底されていることを確認し，不適切な場合は，返品および改善を指導する．食材納入は必ず検収室で行い，調理室内への立入は禁止する．また，納入業者が実施する食材の微生物および理化学検査の結果を定期的に提出してもらう．

c. 喫食者の衛生管理

食中毒および感染症予防のため食前の手洗いを励行する．また，ポスター，卓上メモ，リーフレットなどを活用し，各人の衛生思想を高める．食堂入室時の服装，履き物を清潔にするよう指導し，食品の持ち込みや食事の持ち帰りを禁止する．

3.4 施設・設備管理

A. 施設・設備管理の目的

施設・設備管理の目的は，各給食施設の目標を達成する食事の提供を行うため，食材料の納入，保管，下処理，調理，配膳，下膳，洗浄，厨芥の処理，清掃までの一連の作業がオペレーションシステムに基づき，一定時間内に効率的，衛生的，かつ安全に行われることにある．

B. 施設・設備の基準と関連法規

給食施設・設備は，「食品衛生法」第54条＊に基づき規制されている（表3.10）．加えて，医療施設（病院），学校，事業所などの施設ごとに各関連法規が示されている（表3.11）．詳細は，各都道府県が「食品衛生法施行条例」の「営業施設の基準」により定めている．また，大量調理施設衛生管理マニュアルの中でも施設・設備の構造や管理について述べられている．

＊ 2021（令和3）年6月1日施行の条番号

C. 調理室（厨房）の内装と関連設備

a. 床

ドライシステムとウエットシステムの2種類がある．ドライシステムとは調理室（厨房）内の床を調理作業中乾燥した状態で運用できるような設計および使用方法のことである．ウエットシステムとは床に水をまき作業中も常に濡れてい

表 3.10 給食施設全般における施設・設備の基準・法規

分類	法規・マニュアル	該当条項
施設・設備衛生管理関係	・「食品衛生法」	第 54 条 営業施設の基準
	・「食品衛生法施行条例」(各都道府県)	(東京都の場合)第 3 条 営業施設の基準
	・大量調理施設衛生管理マニュアル	5 その他(1)施設設備の構造 5 その他(2)施設設備の管理
		第 1 農林水産物の採取における衛生管理 第 2 食品取扱施設等における衛生管理 第 5 運搬
		第 4 施設・設備及びその管理
建築および関連施設関係	・「建築基準法」(国土交通省)	第 28 条 居室の採光及び換気 第 35 条の 2 特殊建築等の内装
	・「建築基準法施行令」(国土交通省)	第 129 条の 2 の 4 給水,排水その他の配管設備の設置及び構造 第 129 条の 2 の 5 換気設備
	・換気設備の構造方法を定める件(建設省告示 2465 号)	第 3 調理室等に設ける換気設備
	・「下水道法」(国土交通省)	
	・「水道法」(厚生労働省)	
消防関係	・「消防法」,「消防法施行令」(総務省)	
	・「火災予防条例」(各都道府県)	(東京都の場合)第 3 条の 2 厨房設備
ガス・電気関係	・「ガス事業法施行令」(経済産業省)	
	・「電気事業法」(経済産業省)	
	・「電気用品安全法」(経済産業省)	
	・「環境基本法」(環境省)	
	・「大気汚染防止法」(環境省)	
	・「悪臭防止法」(環境省)	
	・「水質汚濁防止法」(環境省)	

る状態をさす.大量調理施設衛生管理マニュアルでは,ドライシステム化を図ることが望ましいと示されている.それぞれの特徴を表 3.12 にまとめた.

床の材質は油・熱・酸などで変質しにくく,平滑で清掃がしやすく耐久性に優れているものとする.また,作業の安全や作業者の疲労度を考え,滑りにくく若干の弾力を持ち,足や腰に負担の少ない材質がよい.水を使用する機器の周囲は排水しやすいよう,床の勾配は 1/100 〜 1/50 程度とし,水がたまらないようにする.

b. 壁

床から 1 m 以内は毎日清掃することになっているため(大量調理施設衛生管理マニュアルより),ほこりや汚れがつきにくく,耐水・耐火・耐久性に優れた材質を使用するとよい.壁と床の境目は汚れや水分をたまりにくくするため,丸みをつ

表 3.11 給食施設別の施設・設備の基準
[佐川敦子, 給食経営管理論（片山直美ほか編), p.161, みらい (2018)]

医療施設（病院）	・「医療法」	
	・「医療法施行規則」	第20条　病院の施設等の基準
	・入院時食事療養法及び入院生活療養費の食事提供たる療養の基準等に係る提出に関する手続きの取扱いについて	別添　入院時食事療養及び入院時生活療養の食事の提供たる療養に係る施設基準等
病院	・入院時食事療養費に係る食事療養及び入院時生活療養費に係る生活療養の実施上留意事項について	4　食堂加算 (2)(3)(4)
	・病院, 診療所等の業務委託について	第4の2　院外調理における衛生管理
学校	・「学校給食法施行令」（文部科学省）	第4条　単独校調理場及び共同調理場の面積
	・学校給食実施基準（文部科学省）	第5条　学校給食の実施に必要な施設 第6条　学校給食の実施に必要な設備
	・学校給食衛生管理基準（文部科学省）	II　学校給食施設・設備の整備・管理
事業所	・「労働安全衛生規則」（厚生労働省）	第627条　給水 第629条　食堂 第630条　食堂及び炊事場
	・事業附属寄宿舎規程（厚生労働省）	第24条　食堂 第25条　食堂及び炊事場
児童福祉施設	・児童福祉施設の設備及び運営に関する基準	第10条　衛生管理等
	・保育所における調理義務の委託について	2　調理室について
高齢者・介護保険施設	・養護老人ホームの設備及び運営に関する基準	第11条　設備の基準
	・特別養護老人ホームの設備及び運営に関する基準	第11条　設備の基準

表 3.12 ドライシステムとウエットシステム

項目	ドライシステム	ウエットシステム
衛生環境	・湿度が低下し細菌・カビの増殖を抑制	・高温多湿になりやすく, 細菌・カビの増殖の好適な環境
作業環境	・布製のエプロン, 短靴など軽装で作業できるため疲れにくい ・床が水に濡れていないため滑りにくく安全であるため作業事故の防止につながる	・ゴム製のエプロン, 長靴の重装備となり疲れやすい ・床が水に濡れているため滑りやすく危険 ・水や食品くずが周囲に飛散しても気にせず作業をするため, 作業が粗雑になりやすい
施設・設備	・機器は床からの跳ね水や直接水をかけることが少なくなることで耐久性が向上し, 機器の保全費が軽減される	・高温多湿になりやすいため機器が腐食し漏電しやすい
床洗浄, 水の使用量	・日々の床洗浄はモップなどを使用して行うため作業が楽になる ・ウエットシステムに対して水の使用量が少なくてすむ	・毎日床に水をまきブラシなどでこすり洗いが必要 ・水の使用量が多い

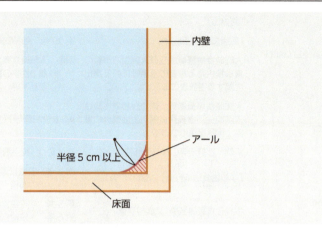

図 3.6　内壁と床面の境界
［厨房設備工学入門編集委員会編，厨房設計設備工学入門第 6 版，p.75，日本厨房工業会（2013）］

けたアール構造とする（図 3.6）．

c.　天井

耐水・耐久性に加え防音性が高く，耐火性の強い材質を用い防火対策を施す．室内と天井裏との温度差が大きくなると水滴がつきやすく不衛生になるので，断熱材などを用いてこれを防ぐ．ほこりなどの落下防止のためダクトやパイプなどを露出させないよう二重構造にすることが望ましい．

d.　窓

採光を目的とし，直接外気を入れないほうがよい．開放する場合は必ず網戸を設置する．

e.　出入り口

外部との出入り口には，食品を汚染する異物が室内へ侵入するのを防ぐため，利用頻度，衛生的なものが通過するかどうかなどを考慮し，網戸，二重扉，自動扉，エアカーテンなどを設置する．

f.　空調・換気システム

空調設備は，加熱調理の燃焼による蒸気や調理によるにおいの排気，ガス燃焼のための吸気や排気のために必要である．一般的に，空気は空気圧が低いほうへ流れていく．したがって，施設外部より内部，汚染作業区域より非汚染作業区域の空気圧を高くしておかなければならない（図 3.8 参照）．

換気系統は，もし換気システムに不具合があった場合を考え，汚染作業区域と非汚染作業区域で分けたほうがよい．さらに，作業環境をよくするため室内温度は 25℃以下，湿度は 80％以下に保つことが望ましいとされている（大量調理施設衛生管理マニュアルより）．排気中に含まれる油脂分を除去するため，グリスフィルターを設置するとよい．

g.　給水，給湯

給食施設では調理，飲料，洗浄などで大量の水を使用するため，水質，水量，

図3.7 グリストラップのイメージ

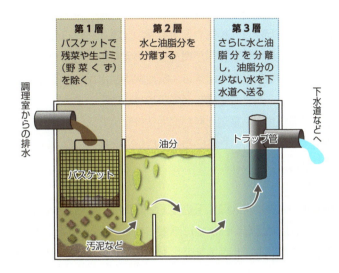

水圧の確保が必要となる．給水方式は，水道直結式と受水槽からポンプにて圧送する方式とがある．

給湯設備には，一括して湯を沸かし，各湯栓に配管する中央式（セントラル給湯）と，調理室内に瞬間湯沸器などを設置する局所式がある．調理室内および食堂に設置された各種機器が必要とする温度（40〜95℃程度），湯量を確保しなければならない．

h. 排水

調理室からの排水は多量であり，洗剤や残菜，野菜くず，油などが混入している．排水詰まりや逆流が起こらないよう，排水溝は十分な幅と勾配を設け，清掃がしやすい構造とする．排水溝の末端にはトラップを取り付け，悪臭の発生や害虫，ネズミの侵入を防ぐ．また，グリストラップを設置し，排水中のごみや油を回収することで排水管の詰まりや河川の水質汚染を防ぐ（図3.7）．掃除がしやすい位置・構造とし，清潔を維持する．

i. 照明

調理室内の明るさは調理従事員の疲労度や作業能率，衛生管理に大きくかかわる．調理室内の照度は「労働安全衛生規則」により検収，秤量など精密な作業を行うエリアでは300ルクス以上，下処理，調理などを行うエリアで150ルクス以上と定められている．日本工業規格（JIS規格）では，調理室の照明は500ルクスとしている．照明器具は天井に埋め込む形式とし，ほこりや水滴がつきにくい構造がよい．近年は低消費電力で長寿命のLED照明が普及してきている．

j. ガス，電気

ガスは安価で効率よく加熱できるため，調理室での熱源として多く利用される．

しかし，不完全な点火操作や立ち消えなどからガス漏れし，一酸化炭素中毒や爆発などが起こる危険が伴う．換気や安全装置の設置が必要である．

電気を利用した設備，調理機器が増加しているため，電圧や容量，コンセントの取り付け場所，個数などを考慮する．調理室内は水がかかる可能性が高いので防水コンセントとし，漏電や感電などの事故が起きないよう配慮する．近年，ガスに比べて熱効率が良い，室温上昇が抑えられ安全でクリーンであることなどからオール電化調理室も増えてきている．ただし，一種類の熱源は，災害時の復旧を考慮した際リスクが高くなる．

k. 手洗い設備

手洗い設備は，主調理室入口，下処理室，配膳室，専用トイレなど必要な場所に設けられなければならない．水栓に直接触れなくても水の出る自動水栓あるいは足踏み式水栓などがよい．手指を差し出すと自動的に消毒液を噴霧する装置や温風乾燥機を設置することで衛生管理の徹底を図る．

l. 厨芥処理

厨房から出る野菜，魚介などのくずのことを厨芥という．厨芥は臭気や害虫の発生源になるほか，処理にコストがかかる．生ごみ処理機の種類としては，発酵させ，肥料（コンポスト）として再生させるもの，発酵分解または乾燥により減量化するものなどがある．食品循環資源の再生利用，食品廃棄物の発生抑制と減量化のため 2001（平成 13）年に「食品リサイクル法」*が施行された．給食施設での厨芥は大量であるため積極的にリサイクルに取り組む必要がある．

＊ 食品循環資源の再生利用等の促進に関する法律

D. ゾーニングによる設備配置

給食施設では，食材料の搬入から保管，下処理，調理，配膳，下膳，洗浄までの流れが整然となるよう，衛生面および運用面を考慮して各区画を決めていくゾーニングにより作業区域，作業動線，機器の配置を決めていく．

a. 施設・設備のレイアウト

レイアウトとは建築平面図に作業区域ごとに必要な機器を作業動線や作業・移動スペースを考慮して配置することである．機器占有面積や十分な作業スペース，通路などを確保する．レイアウトの例を図 3.8 に示す．

b. 作業区域

食材料の調理工程による調理室内の区分けを作業区域という．微生物汚染の程度によって汚染作業区域と非汚染作業区域に分け，さらに，非汚染作業区域は清潔作業区域と準清潔作業区域に分けられている（図 3.9）．各作業区域は，それぞれを壁で区分する，床面の色を分ける，境界にテープを貼るなどして明確に区画することが望ましいとされている（大量調理施設衛生管理マニュアルより）．

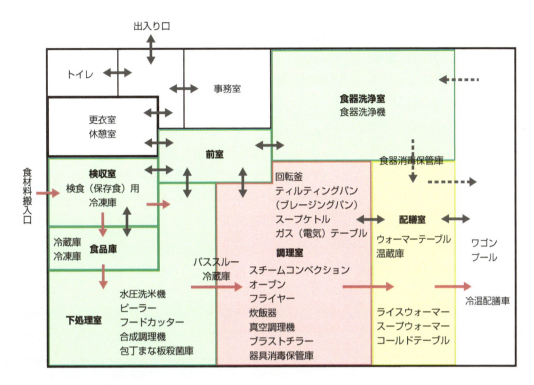

図 3.8 調理施設・設備の平面図
→ 食材料の流れ　□ 汚染区域：検収室，食品庫，下処理室，食器洗浄室
↔ 人の流れ　　　□ 非汚染区域（準清潔作業区域）：調理室
‑‑▶ 食器・食缶の流れ　□ 非汚染区域（清潔作業区域）：配膳室

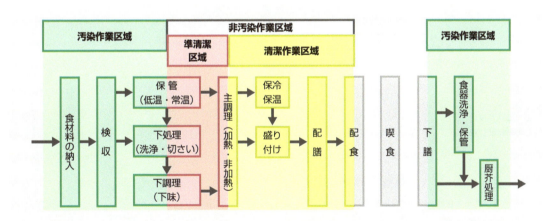

図 3.9 調理工程と作業区域

c. 作業区分別の機器

給食の作業区分別に使用される機器の一覧を表 3.13 に，システムごとの機器を表 3.14 に示した．一部の機器の写真を図 3.10 に示した．

3.4 施設・設備管理

表 3.13　作業区域および調理工程別の主要機器

区域	調理工程	内容		主要機器
汚染作業区域	納入・検収	低温		冷蔵庫
				冷凍庫
				検食（保存食）用冷凍庫
	下処理	洗浄・浸漬		シンク（流し台）
		洗米		水圧洗米機
		切さい		ピーラー
				フードカッター
				フードスライサー
				合成調理機
				作業台
				水切り台
		低温		パススルー冷蔵庫
	消毒保管	消毒保管		包丁まな板殺菌庫
非汚染作業区域（準清潔作業区域）	主調理	加熱		回転釜
				ティルティングパン（ブレージングパン）
				スープケトル
				ガス（電気）テーブル
				電子レンジ
				スチームコンベクションオーブン
				フライヤー
		炊飯		炊飯器
		真空包装		真空包装機
		冷却		ブラストチラー
				タンブルチラー
	消毒保管	消毒保管		器具消毒保管庫
非汚染作業区域（清潔作業区域）	配膳	保温		ウォーマーテーブル
				温蔵庫
				ライスウォーマー
				スープウォーマー
		保冷		コールドテーブル
				コールドショーケース
		配膳		冷温（蔵）配膳車
汚染作業区域	食器洗浄	食器洗浄		食器洗浄機
非汚染作業区域（準清潔作業区域）	消毒保管	消毒保管		食器消毒保管庫

表 3.14 システム別の使用機器一覧

調理工程	システム	コンベンショナル	レディフード			
		クックサーブ	クックチル	クックフリーズ	真空調理	ニュークックチル
真空包装					真空包装機	
加熱		回転釜 ティルティングパン （ブレージングパン） ガス（電気）テーブル フライヤー スチームコンベクションオーブン	おもにスチームコンベクションオーブン			
急速冷却・冷凍			ブラストチラー タンブルチラー			
配送			冷蔵車 （0～3℃）	冷凍車 （-18℃以下）	冷蔵車または冷凍車	再加熱カート
保管		ウォーマーテーブル 温蔵庫 コールドテーブル 冷蔵庫 冷温（蔵）配膳車	冷蔵庫 （0～3℃）	冷凍庫 （-18℃以下）	冷蔵庫または冷凍庫	再加熱カート
再加熱			スチームコンベクションオーブン，湯煎器			再加熱カート

図 3.10 おもな機器
[写真提供：⑤⑥⑩⑯は日本給食設備株式会社，その他は株式会社フジマック]

汚染作業区域	検収・格納	①検食（保存食）用冷凍庫 検食（保存食）用食材を-20℃以下で保管 その他 **冷蔵庫**：庫内の収容物を10℃以下に冷却．専用カートにより出し入れを大量にできるカートインタイプもある **冷凍庫**：食品の温度を-18℃以下に保冷				
	下処理・消毒保管	 ②水圧洗米機 水圧により米をパイプの中で循環させ洗米	 ③ピーラー たまねぎ，いも類などの根菜類を洗いながら皮をむく	 ④フードカッター 野菜，肉，魚などの食品をみじん切りにする	 ⑤合成調理機 野菜の切砕（輪切り，短冊切り，おろしなど）から肉類をひくまで1台でこなせる万能調理機	 ⑥パススルー冷蔵庫 両面扉の冷蔵庫．食材の流れを一方通行にすることで交差汚染を防ぐ
		 ⑦包丁まな板殺菌庫 熱風を庫内に循環させ乾燥と同時に消毒・保管ができる．紫外線照射による殺菌も可能	その他 **シンク（流し台）**：食材料を洗う．槽数は一層から多層まで **フードスライサー**：高速回転する円形刃で食品を薄切りにする **作業台**：調理作業をするための台．台下が戸棚状になっているタイプもある **水切り台**：濡れたものの水を切るための台．水を外にこぼさないように台のふちが立ち上がっていて排水溝を備えている			

（つづく）

図 3.10　おもな機器（つづき）

区域	用途	機器	説明
非汚染作業区域（準清潔作業区域）	主調理・消毒保管	⑧回転釜	煮物，炒め物，湯沸かしなど多目的用途の丸形の釜．手回しハンドルにより前傾動回転し，調理した食品が取り出しやすく，清掃も容易
		⑨ティルティングパン（ブレージングパン）	浅く平たい角型の回転鍋．回転釜同様の多目的用途の調理機
		⑩スープケトル	二重構造の深い釜で，焦げ付きを防ぐ．スープやソースの加熱に使用
		⑪スチームコンベクションオーブン	蒸気や加熱した空気をファンで対流させ食品を加熱
		⑫フライヤー	一定の温度で加熱制御された食用油が入った深い油槽を備えた機器で，揚げ物に使用
非汚染作業区域（準清潔作業区域）	主調理・消毒保管	⑬ガス（電気）テーブル	ガス（電気，IH）コンロを配置した熱器具
		⑭炊飯器	炊飯用の釜にて炊飯する熱器具．縦型や連続型などがある
		⑮真空包装機	食品を真空包装する機器．真空調理に使用
		⑯ブラストチラー	加熱調理食品を冷気の対流により短時間で冷却できる急速冷却機
		その他 **電子レンジ**：高周波で食品を内部より急速加熱する．食品の温め直しや冷凍食品の解凍などに使用 **タンブルチラー**：加熱調理食品を水槽内に入れ，冷却水を循環させて急速冷却する **器具消毒保管庫**：熱風を庫内に循環させ乾燥と同時に消毒・保管が行える保管庫	
非汚染作業区域（清潔作業区域）	配膳	⑰ウォーマーテーブル	温度管理された湯槽に料理を入れたホテルパンを落とし込み，盛り付け直前まで保温する
		⑱温蔵庫	調理済み食品を盛り付けまで保温する．食品に合わせて温度や湿度を調節できる
		⑲コールドテーブル	調理作業台の下が冷蔵庫になっている
		⑳冷温（蔵）配膳車	温食と冷食を同時にセットできる配膳車
		その他 **ライスウォーマー**：炊き上がった飯を保温する **スープウォーマー**：スープを提供まで保温する **コールドショーケース**：扉がペアガラスで，庫内が外から見える冷蔵庫．保冷しながら陳列する	
汚染作業区域	食器洗浄	㉑食器洗浄機	返却された食器を洗浄する．ボックス型とコンベア型があり，ボックス型は専用のラックに食器を入れ洗浄機に投入する．コンベア型は食器をコンベアにのせ移動中に洗浄・すすぎが行われる
非汚染作業区域（準清潔作業区域）	消毒保管	**食器消毒保管庫**	洗浄後の食器を，乾燥・消毒・保管する．両面扉になっているタイプでは，洗浄室から洗浄後の食器を入れ，消毒保管後，配膳室から清潔な食器を取り出すことができる

d. 作業動線

　動線とは人や物が移動する軌跡・方向などを示した線のことであり，作業動線は作業の流れを線で表したものである．給食施設では人，食材，食器および什器の3種類の作業動線がある．作業動線は，安全・衛生および効率の面から交差や逆戻りがなく，一方向（ワンウェイ）の動線で短いほうがよい．

(1) 人の動線　　汚染作業区域と非汚染作業区域で分かれ，交差しないことが重要である．汚染作業区域から非汚染作業区域に入室する際は，前室にて靴，エプロン，マスクなどを非汚染作業区域用のものに替え，手洗い・消毒を必ず行う．非汚染作業区域の中でも準清潔作業区域から清潔作業区域に移動する場合は手洗いや服装の確認を行い，衛生管理に注意する．

(2) 食材料の動線　　食材料は，搬入→下処理→調理→配膳までが一方向で，交差や逆戻りがないよう工夫されなければならない．汚染作業区域で下処理された食材を持って非汚染作業区域へ移動することは避け，パススルー冷蔵庫などを利用し交差汚染を防ぐ．非汚染作業区域内では，生魚，生肉，加熱野菜，生食野菜・果物，加熱済み食品ごとで作業域を分けるなど，未加熱食材と加熱済み食材が交差しないよう注意する．

(3) 食器・什器類の動線　　洗浄室で洗われた食器は非汚染作業区域の消毒保管庫で殺菌乾燥される．パススルータイプの食器消毒保管庫を活用するなどし，洗浄室から配膳室に向かって一方向になることが望ましい．什器類は作業区域ごとで色分けするなどし，交差汚染や作業区域間の移動がないようにする．

e. 施設・設備の日常の保守管理

　給食施設内で安全かつ衛生的な作業を行うためには，施設・設備の能力を調べ，維持管理していかなければならない（保守管理）．調理室内の清掃や調理機器の取り扱い方についてはマニュアルを作成し，定期的に保守点検を行う．設備・機器などが使用に耐えられる年数を耐用年数といい，給排水設備は15年，冷蔵庫やこれに類する電気またはガス機器は6年と「税法」で定められている．実際に修理不能となるまでの年数は，使用頻度や使い方，各設備・機器の耐久性などが影響するが，日々のメンテナンスが重要となる．

f. 什器, 食器

　給食施設における什器とは，はかり，鍋，ボウル，ざる，レードル，包丁などの調理器具である．いずれも安全かつ衛生的に取り扱うことができ，耐久性があるものを使用するとよい．

　食器の種類は，器（皿，椀，丼，カップ，湯飲みなど），カトラリー（箸，スプーンなど），トレイなどがある．材質では，メラミン樹脂やポリプロピレンなどのプラスチック製に加えて，近年では強化磁器なども使用されている（表3.15）．福祉施設では食事動作を助けるよう工夫された自助食器が使用されている．

分類	材質	略号	おもな用途	耐熱温度	重さ	特徴
金属	アルマイト	AA	従来は学校給食の食器として使用されていた	80〜220℃	軽い	熱伝導性が極めて高く，冷めやすい．熱い食事を盛り付けると手に持つのが難しい．電子レンジの使用は不可
磁器	強化磁器	—	食器全般	120〜700℃	やや重い	一般の陶磁器に比べて破損しにくい
熱硬化性	メラミン樹脂	MF	食器全般	120℃	ほどよい	紅生姜，ソースなど着色汚染がある．漂白剤は酸素系のみ使用可．電子レンジの使用は不可
熱硬化性	繊維強化プラスチック	FRP	トレイ	130℃	ほどよい	表面硬度が高く破損しにくい
熱可塑性	ABS樹脂	ABS	漆器，トレイ	70〜100℃	軽い	破損しにくい．カレーなどの着色汚染がある．漂白剤は酸素系のみ使用可．電子レンジの使用は不可
熱可塑性	ポリプロピレン	PP	食器全般	120℃	軽い	熱伝導性が極めて低く，保温力があり持ちやすい．ケチャップ，カレーなどの着色汚染がある．漂白剤は酸素系のみ使用可
熱可塑性	アクリル樹脂	PMMA	透明容器，コップ	80〜100℃	軽い	透明度が高く，破損しにくい．電子レンジの使用は不可

表3.15 食器の種類

3.5 定期的な施設・設備の保守管理

給食管理
給食の運営
定期的な施設・設備の保守管理

　施設・設備は，日常の保守管理のほかに，週，月，年といった定期的な管理が必要である．安全・衛生管理の評価は，衛生的で安全な食事を提供できたか，給食業務全般で行われる．施設・設備の保守点検により正しく運用し，安全で生産性の高い作業が行えるようにする．

A. 定期的な施設・設備の管理

　定期的な施設・設備の管理として，大量調理施設衛生管理マニュアルに規定されたものがある．以下はその抜粋として整理した．

①施設の床面（排水溝を含む），内壁のうち床面から1mまでの部分と手指の触れる場所は，1日に1回以上清掃する（図3.11）

②施設の天井と内壁のうち床面から1m以上の部分は，1か月に1回以上清掃する（図3.11）

③施設の清掃はすべての食品が調理場内から完全に搬出された後に行う

④ねずみ，昆虫などの発生状況を，1か月に1回以上巡回点検する

⑤ねずみ，昆虫の駆除を半年に1回以上（発生を確認した時にはその都度）実施し，実施記録を1年間保管する

⑥殺そ剤や殺虫剤の使用には，食品を汚染しないよう取扱いに十分注意する

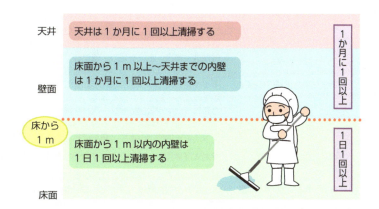

図 3.11 調理施設の床，壁，天井清掃
食中毒予防には，適切な調理施設清掃が欠かせない．調理施設は，床だけでなく，内壁・天井も定期的に清掃することが必要である．
[資料：(社)日本給食サービス協会，絵で見る自主管理マニュアル]

⑦みだりに部外者を立ち入らせたり，調理作業に不必要な物品などを置いたりしない
⑧原材料を配送用包装のまま非汚染作業区域に持ち込まない
⑨施設は十分な換気を行い，高温多湿を避ける．調理場は湿度80％以下，温度は25℃以下に保つことが望ましい
⑩手洗い設備には，石けん，爪ブラシ，ペーパータオル，殺菌液などを常に使用できる状態にしておく
⑪井戸水などの水を使用する場合には，検査機関などに依頼して，年2回以上水質検査を行う
⑫貯水槽は専門の業者に委託して，年1回以上清掃する．清掃した証明書は1年間保管する
⑬便所は，業務開始前，業務中および業務終了後など定期的に清掃および消毒剤による消毒を行って衛生的に保つ
⑭利用者などが嘔吐した場合には，消毒剤を用いて迅速かつ適切に嘔吐物の処理を行い，利用者および調理従事者などへのノロウイルス感染と施設の汚染防止に努める

B. 主要機器の保守管理

特定給食施設での機器設備は，機器類に添付されている取扱説明書からメンテナンス方法をマニュアル化しておくとよい．

取扱説明書は，必要なときにすぐ取り出せるように保管場所を決めておく．管理責任者は，チェックリストを作成し，保守点検を行う．保守点検事項は毎日の保守点検，1か月ごとの保守点検項目および3か月ごとの保守点検項目と分けて実施され（表3.16），保守点検結果は1年間保管する．

機器	保守管理の頻度	方法
ガス機器	毎日，または使用の都度	・外装は使用の都度に洗浄する（水が入らないように注意） ・取りはずしのできる部品はすべて取り，洗剤で洗う ・釜類は洗浄後，水気を切り，乾かし，裏返しにする ・バーナー部分は器具ブラシで汚れを落とし，洗剤で洗うか拭き取る．炎口の詰まりは，キリや針金でつつく（穴の大きさを広げないように注意）．目詰まりすると不完全燃焼を起こし，熱効率が悪くなる ・ガスコックや空気調節器は，汚れを拭き取る ・ゴム管はひびわれなどによるガスもれに注意する ・フライヤーは使用の都度，油を抜き，洗浄後，乾かしてから蓋をする
	週，または一定期間	・貯湯式湯沸器は，週1回タンク内の水を抜いて掃除する
調理機械類	毎日，または使用の都度	・電源を切ってから作業にとりかかる（電源やコンセントは防水型がよい） ・ピーラーや切裁機は，ブレード（刃）や付属品を取りはずして洗浄し，乾燥させる ・外装はモーター部分に水がかからないよう洗浄する
	週，または一定期間	・刃物は使用状況に応じて3か月に1度程度研ぐ ・3年に1回程度でブレードを交換する ・機械部分の注油は年1回 ・機械全体の分解掃除も2～3年に1回行う
食器洗浄機	毎日，または使用の都度	・電源やモーターに水がかからないように注意する ・タンクのごみ受けやカーテンなどは取りはずして洗浄する ・機体内はホースで全体をよく洗う ・野菜くずや残飯がつきやすい洗浄ノズルは，ていねいに洗浄する
	週，または一定期間	・回転ブラシは機械からはずし，洗浄後乾燥させる ・機械部分の注油，パッキンの取り替え，コンベアや電気接続部分の点検などは定期的に行う
消毒保管庫	毎日，または使用の都度	・庫内の棚は取りはずして洗浄する ・底板もはずし，底部は拭き取る ・外装は汚れが目立つためよく拭く
	週，または一定期間	・サーモスタット，パイロットランプ，ゴムパッキン，燃焼状況など定期的に点検する
冷蔵庫・冷凍庫	週，または一定期間	・週1回は棚をはずし，洗浄消毒をする ・底部が汚れやすいため，隅々まで清掃し，排水がつまらないようにする ・取っ手や扉のパッキンは，スポンジに食器洗剤をつけ，洗い拭きする ・パッキンのゆるみで扉に隙間が生じる場合は取り換える ・外装のほこりや汚れを拭き取る ・温度計や霜取りの調整などを定期的に行う（特に夏季前） ・水冷式の場合，断水により冷凍機の故障が起こるため注意する ・カートインの場合，床が汚れやすいので，ホースなどを使ってよく洗浄する
小器具類	毎日，または使用の都度	・まな板や包丁は温湯と洗剤でよく洗い，消毒を兼ねて殺菌灯利用の保管庫で格納する ・ふきんは，洗浄後，煮沸消毒か薬剤消毒し，乾燥させる ・その他の小器具類も洗剤でよく洗い，熱湯消毒する ・ざる類は水気を切り，乾燥させておく

表3.16 主要機器の手入れ方法

使用される食器についても保守点検を行うことが必要となる．もし，残留物反応が陽性（表3.17）であれば食器洗浄機のパラメーターの変更や買い換え，食器の交換などを検討する．

C. 廃棄物処理

特定給食施設の廃棄物（厨芥）を大別すると，可燃性ごみ，不燃性ごみ，資源

表 3.17 食器洗浄の残留物テスト

試験	試験薬
デンプン性残留物	希ヨード液，ヨードチンキ 3 倍液または 0.1 規定ヨウ素液のいずれか
たんぱく質残留物	0.2%ニンヒドリンブタノール溶液
脂肪性残留物	0.1%オイルレッドアルコール溶液または 0.1%クルクミンアルコール溶液

ごみなどに分別され処理される．衛生管理者は点検表を用いてチェックする体制をつくっておく．大量調理施設衛生管理マニュアルでは，廃棄物の管理は，次のように行うこととしている．

①廃棄物容器は，汚臭，汚液がもれないように管理するとともに，作業終了後は速やかに清掃し，衛生上支障のないように保持すること
②返却された残渣は非汚染作業区域に持ち込まないこと
③廃棄物は，適宜集積場に搬出し，作業場に放置しないこと
④廃棄物集積場は，廃棄物の搬出後清掃するなど，周囲の環境に悪影響を及ぼさないよう管理すること

D. 機器の精度管理（校正）

HACCP を行ううえで重要な計測機器である温度計が正確でなければ，管理されていないのと同様である．定期的に精度の確認（校正という）をする必要がある．

温度計の校正は，3 本以上の温度計で表示温度を確認する．すべての温度計が同じ温度を表示すれば問題なしとし，ずれているものは問題ありとして調整する．

給食の運営
提供管理

3.6 提供管理

A. 食事環境の意義と機能

給食は，栄養バランスのとれた食事の提供と栄養教育を通して対象者の健康の保持・増進を目的としている．この目的を達成するためには食事環境の整備が必要である．

食事環境は対象者の食事の満足度に影響を与える重要な要素である．良い食事環境では，対象者間のコミュニケーションなどにより食事をおいしくかつ楽しく感じることができ，喫食率の向上につながる．また，給食を通しての情報提供により栄養教育の効果が上がる．良い食事環境の条件として食堂の設置が挙げられる．多くの給食施設では食堂を有しているが，給食の種類により偏りがある．たとえば，学校では学習机，病院ではベッドで喫食することが多い．一方で，1990 年頃から学校給食では空き教室をランチルームとして活用する，病院給食

では 1994 年に入院時食事療養制度における食堂加算が創設されるなど，徐々に食事環境の整備が行われてきている．

B. 食事環境の設計

　食堂は，喫食者が利用しやすく，眺望や採光がよく静かな場所につくるようにする．採光に必要な窓や戸の面積は，食堂の床面積に対して 1/5 ～ 1/10 の間において政令で定める割合以上とされている（表 3.18）．食堂の床面積は，1 人あたり 1 m^2 以上と定められているため，総喫食者数や利用回転数などを考慮して決定する．テーブル間の通路は，喫食者がトレイを持ちながらの移動を想定すると 1.05 m 以上を確保する．また，椅子を引く場合の空きは 70 cm 以上，車椅子の場合は 100 cm 以上が必要とされており，これら可動域と動作により通路幅を決める．テーブルの大きさはトレイ面積を考慮する．テーブルや椅子の高さは，椅子に座って天板の上に手・腕を置いた際，肩から腕にかけての筋肉に無理がない状態が良い．車椅子で食事する場合は車椅子の肘掛けや幅などを考慮し，調整が必要である．

　食堂の内装は，落ち着いて食事ができ，かつ清潔感のあるものとする．一般的に赤，黄，橙など暖色系の色は食欲を増進させるといわれており，明るい色調が好まれる．材質は，防火，防湿，防音，衛生を考慮する．照明の照度は十分な明るさを確保するため，食堂は 300 ルクス，サンプルケースは 750 ルクスが推奨されている．さらに，照明の色などにも配慮し快適な空間をつくるとなおよい．行事食などのイベント時は室内装飾を行い，演出効果を上げる．BGM なども効果的に用いることでより楽しい食事の時間となる．給湯・給茶設備を完備し，必要に応じて電子レンジ，トースターなども設置することが望ましい．「健康増進法」第 26 条には，多数の者が利用する施設を管理する者は受動喫煙を防止するために必要な措置を講ずるよう努めなければならないとしており，食堂においても分煙対策が必要である．

表 3.18　食事環境の設計基準

項目	内容	根拠
採光に必要な窓や戸の面積	食堂の床面積に対して 1/5 ～ 1/10 の間において政令で定める割合以上	「建築基準法」第 28 条
食堂の床面積	1 人当たり 1 m^2 以上	「労働安全衛生規則」
テーブル間の通路	1.05 m 以上を確保（喫食者がトレイを持ちながらの移動を想定）	日本建築学会：建築設計資料集成
	椅子を引く場合の空き 70 cm 以上	
	車椅子の場合は 100 cm 以上が必要	
照明	食堂：300 ルクス	日本工業規格照明基準総則 JIS Z9110
	サンプルケース：750 ルクス推奨	
分煙	多数の者が利用する施設を管理する者は受動喫煙を防止するために必要な措置を講ずるよう努めなければならない	「健康増進法」第 26 条

4. 給食の運営に加え，給食管理の視点が必要な管理項目

4.1 栄養・食事管理

A. 給食施設における栄養・食事管理の目的とプロセス

a. 栄養・食事管理の目的

給食施設における給食は，給食を通じて対象者の栄養状態を維持することが目的の一つに挙げられる．そのために必要な給食の管理業務を栄養・食事管理という．栄養・食事管理の目的は，対象者が最適な栄養状態を維持できるよう食事の提供を行うとともに，食事の品質管理を行い，評価・改善していくことである．

b. 栄養・食事管理の基準

栄養・食事管理の目的である対象者の最適な栄養状態を維持するためには，食事に含有されているエネルギーや栄養素が必要十分な量であることが求められる．その基準には，健常者の場合「日本人の食事摂取基準」（以下，食事摂取基準）が適用となる．また病者の場合には，食事摂取基準に加えて各疾患ガイドラインや診療指針が優先的に適用となる．食事摂取基準を中心に据え，対象者の特性に合わせて，基準値を参考としながら栄養・食事管理を行っていくことが必要である．

c. 栄養・食事管理のプロセス

栄養・食事管理のプロセスは，PDCAサイクルに準じて行う．PDCAサイクルとは事業活動における生産管理や品質管理などの管理業務を円滑に進めるためのマネジメント手法の一つで，plan（計画）→ do（実施）→ check（評価）→ act（改善）の4段階を繰り返すことによって，業務を継続的に改善することができる．特定給食施設における栄養・食事管理のプロセスをPDCAサイクルに表したものを図4.1に示した．栄養・食事管理のプロセスにおいては，アセスメント（評価）

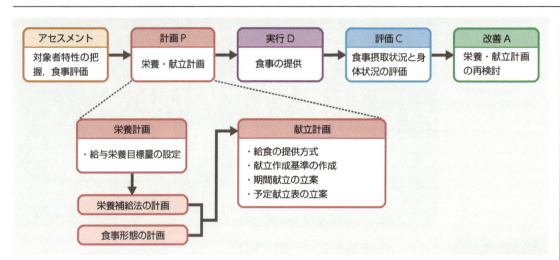

図 4.1 特定給食施設における栄養・食事管理のプロセス

から始めていく．このアセスメントによりエネルギー・栄養素の摂取量が適切かどうかを判断していくことで，よりよい栄養・食事管理の計画を立案することが可能となる．

B. アセスメント：対象者特性の把握，食事評価

a. 身体状況，生活習慣，食事摂取状況

栄養・食事管理の第一段階として，対象者の身体状況，生活習慣，食事摂取状況を評価することが必要となる．その概要を図 4.2 に示した．まず，体重，身長，BMI などの身体状況調査，血液生化学データなどを含めた臨床検査，食事調査，生活習慣などの情報を集めることが必要である．そして，それらを総合的に勘案して，エネルギーや栄養素摂取量が適切かどうかについての評価を行う．

BMI：body mass index. 体重(kg)/身長(m)^2

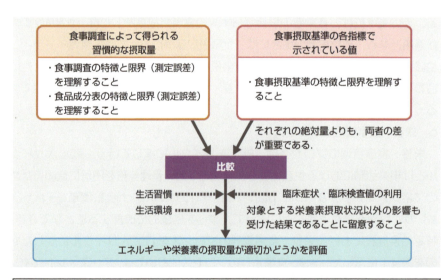

図 4.2 食事摂取基準を用いた食事摂取状況のアセスメントの概要
［日本人の食事摂取基準（2020 年版）］

食事摂取状況のアセスメントにおいては，食事調査によって得られる栄養素摂取量と食事摂取基準の各指標で示されている値を比較することで，その適否を評価していくことになる．その際に留意しなければならないことは，①食事摂取基準は習慣的な摂取量の基準値であるので，食事調査においてもできる限り習慣的な摂取量を反映する食事調査方法を選択すること，②食事調査には，過小申告や過大申告，日間変動など測定誤差（情報バイアス）が存在するということである．その点を理解したうえで，食事調査によって得られる栄養素摂取量と食事摂取基準の各指標で示されている値を比較し，評価する必要がある．また，エネルギー収支バランスの維持を示す指標に食事調査から得られるエネルギー摂取量は用いることはできない．代わりに体重や体重変化，BMIを用いるのは，食事調査から得られるエネルギー摂取量の情報には，過小申告・過大申告が大きく影響を与えているためである．

また，食事を提供する対象者の特性を把握することが重要である．給食施設の種類や体制によって把握可能な情報には違いがあり，施設の状況に応じた最善の対応が求められる．対象集団の給与栄養目標量を求めるためにも，性別，年齢階級，身体活動レベル，身長，体重などのデータは必ず必要となる．また可能であれば，血液生化学データや高血圧症，糖尿病などの疾病罹患者の頻度の分布，給食施設の利用状況などの情報を把握することが必要となろう．高齢者施設の対象者の特性を把握した例を図4.3に示す．このように対象者特性を把握し，アセスメントを行うことで，アセスメントに基づいた食事提供が可能となる．

b. 給食と給食以外の食事の摂取量把握

給食と給食以外の食事の摂取量把握のためには，食事調査を行うことが必要となる．食事調査の方法にも種類がいくつか存在するが，食事記録法，秤量法などの場合であれば，給食からの寄与についても把握しやすい．模擬的な例を表4.1に示す．食事調査を行う環境が整っていない場合には，ほかの情報から給食の寄与について外挿することが必要となるであろう．健康な男性成人153人を調べた結果によると，平日の朝食，昼食，夕食，間食におけるエネルギー摂取量の割合は，それぞれ18％，34％，40％，8％であったという報告もある（高橋孝子ほか，2008）．朝食，昼食，夕食，間食のうちひとつの食事だけを提供する場合には，このような結果も参考とし，さらに給食で提供しない食事（昼食だけを提供する場合には，朝食と夕食と間食）の量と質についても考慮し，栄養・食事管理を行っていく必要がある．

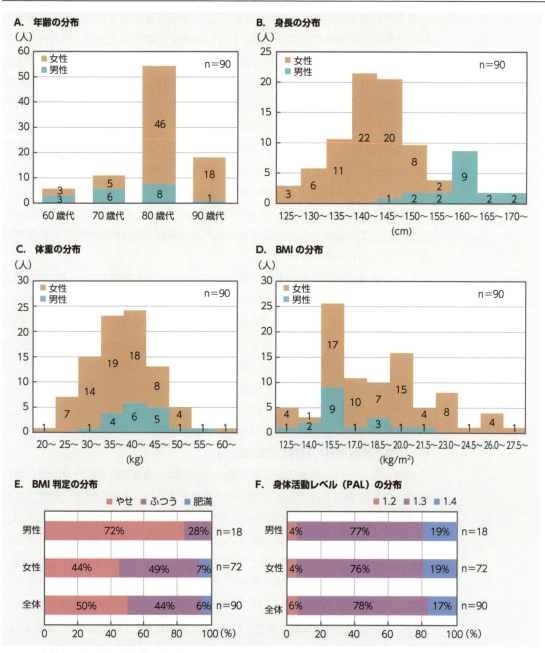

図 4.3 高齢者福祉施設の対象者特性のアセスメントの例
[加藤勇太ほか,日本臨床栄養学会雑誌,**35**, 13-29 (2013) より作図]

表 4.1 給食と給食以外の食事の摂取量の把握(模擬的な例)

栄養素等	単位	1日の摂取量の平均値	不足者の割合(%)	当該給食での摂取量の平均値	給食の寄与割合(%)
エネルギー	kcal/日	1,654	—	621	37.5
たんぱく質	g/日	74.0	10.8	28.4	38.4
脂質	g/日	50.1	—	21.5	43.0
飽和脂肪酸	g/日	13.1	—	5.4	41.2
炭水化物	g/日	241.6	—	106.3	44.0
食物繊維総量	g/日	13.9	—	3.9	28.1
レチノール活性当量	μgRAE/日	840.3	19.1	361.3	43.0
ビタミンB_1	mg/日	0.8	59.6	0.3	37.5
ビタミンB_2	mg/日	1.4	22.8	0.7	50.0
ビタミンC	mg/日	148.8	27.8	52.1	35.0
食塩相当量	g/日	11.2		3.0	26.8
カルシウム	mg/日	642.1	41.1	205.5	32.0
鉄	mg/日	8.9	8.4	2.6	29.2

C. 栄養計画:食事摂取基準を活用した給与栄養目標量の決定

a. 特定多数人に栄養・食事管理を行うためには

　食事摂取状況のアセスメント結果を基にしながら,給食の給与エネルギー目標量および給与栄養目標量を決定することになる.給与エネルギー目標量とは,給食で提供するエネルギー量の基準値であり,給与栄養目標量とは,給食で提供する各栄養素の基準値である.給食施設における食事は,特定多数人に対して食事を提供していくことになるが,対象者すべてに対して望ましい食事を提供していくことが基本である.しかし,その際には人的・物的な経営資源を考慮すると,許容される範囲内で食事の種類を集約して効率化する必要がある.マーケティングの領域においても集団全体を共通する特徴によって細かい集団にセグメンテーションし,その集団に対するマーケティング戦略を行っていく場合があるのと同様である.栄養・食事管理におけるセグメンテーションには,第一にエネルギー必要量を基に行う方法が妥当であろう.

b. 給与エネルギー目標量の決定方法

　対象者個人の推定エネルギー必要量(EER)を算出することができる場合には,対象者個人の推定エネルギー必要量を基に集約を行う.また個人のデータが得られない場合には,参照体位などを基に想定される推定エネルギー必要量の範囲をあらかじめ算出し,集約を行う.給与エネルギー目標量としては,概ね±200 kcal程度ごとに設定していくのが目安である.病院などの医療施設を対象とした場合の給与エネルギー目標量の設定について図示したものを図4.4に示す.
　この結果からは,推定エネルギー必要量の幅を考慮すると1,300 kcal,

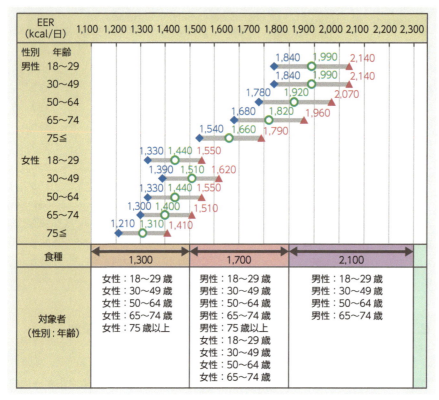

図 4.4 医療施設を想定した場合の推定エネルギー必要量（EER）の範囲と食種および対象者の設定

＊ 図中の帯は対象者の EER の幅（基礎代謝量× PAL ◆ 1.2, ○ 1.3, ▲ 1.4）を示し，数字は算出した EER の値を示している．また，その結果から設定した食種の数と種類を下に示し，食種が網羅するエネルギーの範囲と対象者を明確化した．

[加藤勇太ほか，日本臨床栄養学会雑誌，**31**, 57–67（2010）を一部改変]

1,700 kcal，2,100 kcal の 3 種類の食種が必要となる．また，ひとつの食種においても複数の対象者が該当する場合がある．たとえば 1,700 kcal 食の場合，18 ～ 29 歳，30 ～ 49 歳，50 ～ 64 歳，65 ～ 74 歳，75 歳以上の男性，18 ～ 29 歳，30 ～ 49 歳，50 ～ 64 歳，65 ～ 74 歳の女性が該当する．各食種の対象者を明確にすることが給与栄養目標量を設定するためにも必要となる．

c. 給与栄養目標量の決定方法

給与栄養目標量を設定する必要がある栄養素は，主としてたんぱく質，脂質，ビタミン A，ビタミン B_1，ビタミン B_2，ビタミン C，カルシウム，鉄，ナトリウム（食塩），食物繊維である．また，給与栄養目標量は食種ごとに設定していくことになる．その際に，複数の性・年齢階級の者が対象となる場合においては，すべての対象者にとって望ましい範囲で給与栄養目標量を設定する必要がある．

給与栄養目標量の設定例を図 4.5，表 4.2 に示す．1,700 kcal 食を例にした場合には，18 ～ 29 歳，30 ～ 49 歳，50 ～ 69 歳，70 歳以上の男性，18 ～ 29 歳，30 ～ 49 歳，50 ～ 69 歳の女性のすべての者が望ましい範囲であることが求められる．食事摂取基準においては，推定平均必要量（EAR）や推奨量（RDA），目安量（AI），目標量（DG）（下限）の指標の場合は，対象者の食事摂取基準の数値の中で「最大値」を，耐容上限量（UL）や目標量（DG）（上限）の指標の場合は，

図4.5 給与栄養目標量の設定例（1,700 kcal食の鉄の例）

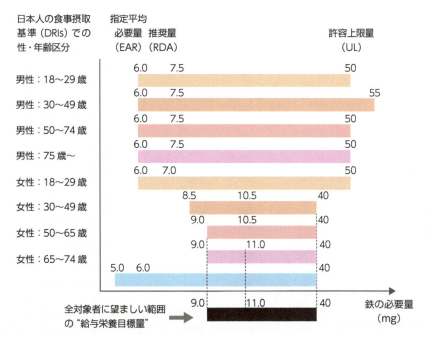

表4.2 給与栄養目標量の設定例
EER：推定エネルギー必要量，EAR：推定平均必要量，RDA：推奨量，DG：目標量

食種	性別	年齢（歳）	エネルギー EER (kcal/日)	たんぱく質 EAR (g/日)	RDA (g/日)	DG（範囲）(%E)		脂質 DG（範囲）(%E)		炭水化物 炭水化物 DG（範囲）(%E)		食物繊維 DG（下限）(g/日)	PAL
2,100	男性	18～29	2,100	50	65	13～	20	20～	30	50～	65	21以上	1.3, 1.4
	男性	30～49	2,100	50	65	13～	20	20～	30	50～	65	21以上	1.3, 1.4
	男性	50～64	2,100	50	65	14～	20	20～	30	50～	65	21以上	1.3, 1.4
	男性	65～74	2,100	50	60	15～	20	20～	30	50～	65	20以上	1.4
	給与栄養目標量		2,100	50	65	15～	20	20～	30	50～	65	21以上	
						78.8 g～	105.0 g	46.7 g～	70.0 g	262.5 g～	341.3 g		
1,700	男性	18～29	1,700	50	65	13～	20	20～	30	50～	65	21以上	1.2
	男性	30～49	1,700	50	65	13～	20	20～	30	50～	65	21以上	1.2
	男性	50～64	1,700	50	65	14～	20	20～	30	50～	65	21以上	1.2
	男性	65～74	1,700	50	60	15～	20	20～	30	50～	65	20以上	1.2, 1.3
	男性	75以上	1,700	50	60	15～	20	20～	30	50～	65	20以上	1.2, 1.3, 1.4
	女性	18～29	1,700	40	50	13～	20	20～	30	50～	65	18以上	1.4
	女性	30～49	1,700	40	50	13～	20	20～	30	50～	65	18以上	1.3, 1.4
	女性	50～64	1,700	40	50	14～	20	20～	30	50～	65	18以上	1.4
	女性	65～74	1,700	40	50	15～	20	20～	30	50～	65	17以上	1.4
	給与栄養目標量		1,700	50	65	15～	20	20～	30	50～	65	21以上	
						63.8 g～	85.0 g	37.8 g～	56.7 g	212.5 g～	276.3 g		
1,300	女性	18～29	1,300	40	50	13～	20	20～	30	50～	65	18以上	1.2, 1.3
	女性	30～49	1,300	40	50	13～	20	20～	30	50～	65	18以上	1.2
	女性	50～64	1,300	40	50	14～	20	20～	30	50～	65	18以上	1.2, 1.3
	女性	65～74	1,300	40	50	15～	20	20～	30	50～	65	17以上	1.2, 1.3
	女性	75以上	1,300	40	50	15～	20	20～	30	50～	65	17以上	1.2, 1.3, 1.4
	給与栄養目標量		1,300	40	50	15～	20	20～	30	50～	65	18以上	
						48.8 g～	65.0 g	28.9 g～	43.3 g	162.5 g～	211.3 g		

（つづく）

(表 4.2 つづき)

食種	性別	年齢(歳)	ビタミン								
			脂溶性ビタミン			水溶性ビタミン					
			ビタミン A			ビタミン B$_1$		ビタミン B$_2$		ビタミン C	
			EAR (μgRAE/日)	RDA (μgRAE/日)	UL (μgRAE/日)	EAR (mg/日)	RDA (mg/日)	EAR (mg/日)	RDA (mg/日)	EAR (mg/日)	RDA (mg/日)
2,100	男性	18〜29	600	850	2,700	0.9	1.1	1.1	1.3	85	100
	男性	30〜49	650	900	2,700	0.9	1.1	1.1	1.3	85	100
	男性	50〜64	650	900	2,700	0.9	1.1	1.1	1.3	85	100
	男性	65〜74	600	850	2,700	0.9	1.1	1.1	1.3	85	100
	給与栄養目標量		650	900	2,700	0.9	1.1	1.1	1.3	85	100
1,700	男性	18〜29	600	850	2,700	0.8	0.9	0.9	1.0	85	100
	男性	30〜49	650	900	2,700	0.8	0.9	0.9	1.0	85	100
	男性	50〜64	650	900	2,700	0.8	0.9	0.9	1.0	85	100
	男性	65〜74	600	850	2,700	0.8	0.9	0.9	1.0	85	100
	男性	75 以上	550	800	2,700	0.8	0.9	0.9	1.0	85	100
	女性	18〜29	450	650	2,700	0.8	0.9	0.9	1.0	85	100
	女性	30〜49	500	700	2,700	0.8	0.9	0.9	1.0	85	100
	女性	50〜64	500	700	2,700	0.8	0.9	0.9	1.0	85	100
	女性	65〜69	500	700	2,700	0.8	0.9	0.9	1.0	85	100
	給与栄養目標量		650	900	2,700	0.8	0.9	0.9	1.0	85	100
1,300	女性	18〜29	450	650	2,700	0.6	0.7	0.7	0.8	85	100
	女性	30〜49	500	700	2,700	0.6	0.7	0.7	0.8	85	100
	女性	50〜64	500	700	2,700	0.6	0.7	0.7	0.8	85	100
	女性	65〜69	500	700	2,700	0.6	0.7	0.7	0.8	85	100
	女性	75 以上	450	650	2,700	0.6	0.7	0.7	0.8	85	100
	給与栄養目標量		500	700	2,700	0.6	0.7	0.7	0.8	85	100

(つづく)

対象者の食事摂取基準の数値の中で「最小値」を用いる．なお，エネルギー摂取量あたりで策定されている栄養素（ビタミン B$_1$, ビタミン B$_2$, ナイアシン）やエネルギーに対する比率で策定されている栄養素（たんぱく質，脂質，飽和脂肪酸，炭水化物）については，食種の給与エネルギー目標量あたりで，給与栄養目標量を設定していく．

(表 4.2 つづき)

食種	性別	年齢(歳)	ミネラル									
			多量ミネラル						微量ミネラル				
			ナトリウム	食塩相当量		カルシウム			鉄				
									(月経なし)		(月経あり)		
			EAR (mg/日)	EAR (g/日)	DG(上限) (g/日)	EAR (mg/日)	RDA (mg/日)	UL (mg/日)	EAR (mg/日)	RDA (mg/日)	EAR (mg/日)	RDA (mg/日)	UL (mg/日)
2,100	男性	18〜29	600	(1.5)	(7.5 未満)	650	800	2,500	6.5	7.5	—	—	50
	男性	30〜49	600	(1.5)	(7.5 未満)	600	750	2,500	6.5	7.5	—	—	55
	男性	50〜64	600	(1.5)	(7.5 未満)	600	750	2,500	6.5	7.5	—	—	50
	男性	65〜74	600	(1.5)	(7.5 未満)	600	750	2,500	6.0	7.5	—	—	50
	給与栄養目標量		600	(1.5)	(7.5 未満)	650	800	2,500	6.5	7.5	—	—	50
1,700	男性	18〜29	600	(1.5)	(7.5 未満)	650	800	2,500	6.5	7.5	—	—	50
	男性	30〜49	600	(1.5)	(7.5 未満)	600	750	2,500	6.5	7.5	—	—	55
	男性	50〜64	600	(1.5)	(7.5 未満)	600	750	2,500	6.5	7.5	—	—	50
	男性	65〜74	600	(1.5)	(7.5 未満)	600	750	2,500	6.0	7.5	—	—	50
	男性	75 以上	600	(1.5)	(7.5 未満)	600	750	2,500	6.0	7.0	—	—	50
	女性	18〜29	600	(1.5)	(6.5 未満)	550	650	2,500	5.5	6.5	8.5	10.5	40
	女性	30〜49	600	(1.5)	(6.5 未満)	550	650	2,500	5.5	6.5	9.0	10.5	40
	女性	50〜64	600	(1.5)	(6.5 未満)	550	650	2,500	5.5	6.5	9.0	11.0	40
	女性	65〜69	600	(1.5)	(6.5 未満)	550	650	2,500	5.0	6.0	—	—	40
	給与栄養目標量		600	(1.5)	(6.5 未満)	650	800	2,500	6.5	7.5	9.0	11.0	40
1,300	女性	18〜29	600	(1.5)	(6.5 未満)	550	650	2,500	5.5	6.5	8.5	10.5	40
	女性	30〜49	600	(1.5)	(6.5 未満)	550	650	2,500	5.5	6.5	9.0	10.5	40
	女性	50〜64	600	(1.5)	(6.5 未満)	550	650	2,500	5.5	6.5	9.0	11.0	40
	女性	65〜69	600	(1.5)	(6.5 未満)	550	650	2,500	5.0	6.0	—	—	40
	女性	75 以上	600	(1.5)	(6.5 未満)	500	600	2,500	5.0	6.0	—	—	40
	給与栄養目標量		600	(1.5)	(6.5 未満)	550	650	2,500	5.5	6.5	9.0	11.0	40

d. 食品構成の意義と作成方法

食品構成とは，望ましいエネルギーと栄養素摂取が得られるように，どのような食品や食品群を組み合わせて，どの程度提供したらよいのかを示す目安である．給与栄養目標量を達成するためにどのような食品群の食品をどのぐらい提供すればよいのかをあらかじめ推定するために食品構成を設定する．1 日ごとの栄養価計算を行っていてもすべての栄養素をコントロールすることは難しい．このことからも食品構成を設定し，それを遵守する形で献立作成を行うことで，習慣的に給与栄養目標量を満たす献立作成が可能となる．

食品構成の作成にあたっては，施設ごとに作成された「食品群別荷重平均成分表」を用いる．この食品群別荷重平均成分表は，一定期間内の各食品群 100 g あたりの平均的な成分値で，各施設における実績を基に作成される場合が多い．その算出例として，肉類の荷重平均エネルギー量を求めたものを表 4.3 に示す．

表 4.3 食品群別荷重平均成分表（肉類）の作成例

		年間使用量 (kg)	使用割合 (%)	使用量 (g)	エネルギー (kcal/100 g)	エネルギー × 使用割合 (kcal)
肉類	ぶた（大型種肉）ばら脂身つき 生		30	30	386	115.8
	ぶた（大型種肉）もも脂身つき 生		30	30	183	54.9
	にわとり（若鶏肉）むね 皮なし 生		20	20	108	21.6
	にわとり（若鶏肉）もも 皮なし 生		20	20	116	23.2
	荷重平均エネルギー量		100	100		215.5

表 4.4 栄養比率

栄養素ベース（エネルギー産生栄養素バランス）	炭水化物エネルギー比	50〜65%
	たんぱく質エネルギー比	13〜20%
	脂質エネルギー比	20〜30%
食物ベース	穀類エネルギー比	45〜60%
	動物性たんぱく質比	40〜50%

表 4.3 の例では，各食品の使用割合と各食品の 100 g あたりのエネルギー量を掛け合わせ，各食品から求められたエネルギー量の和を求めることにより，荷重平均エネルギー量が求められる．表 4.3 の例では，肉類の荷重平均エネルギー量は 215.5 kcal/100 g と求めることができる．

そして，穀類エネルギー比や動物性たんぱく質比などの栄養比率（表 4.4）と上記で作成した食品群別荷重平均成分表を基に食品構成を作成する．

手順としては，栄養比率を基にし，食品群別荷重平均成分表を基にしながら，食品群の使用重量を決定する．

①穀類エネルギー比から穀類の使用重量を決定する

たとえば 2,000 kcal 食において穀類エネルギー比を 50% と設定した場合，1,000 kcal 分のエネルギー量を穀類から供給することになる．穀類の食品群別荷重平均成分値が 177 kcal であった際には，1,000 kcal ÷ 177 kcal × 100 g ＝ 564 g となり，穀類の 1 日平均あたりの使用重量は 564 g となる．

②動物性食品の重量を算出する

動物性たんぱく質比から，動物性たんぱく質の供給源となる肉類，魚介類，卵類，乳類の使用重量を決定する．

③野菜の重量を算出する

野菜は緑黄色野菜 120 g，淡色野菜 230 g など，日常の摂取目安量なども参考に立案する．

表 4.5　1,700 kcal 食の食品構成例と食品群別予定給与栄養量平均値

食品群別予定給与栄養量平均値	重量(g)	エネルギー(kcal)	たんぱく質(g)	脂質(g)	炭水化物(g)	食塩相当量(g)	カルシウム(mg)	鉄(mg)	ビタミンA(μg RAE)	ビタミンB_1(mg)	ビタミンB_2(mg)	ビタミンC(mg)
1 穀類	450.0	795	15.3	4.4	167.0	1.0	41.9	1.0	4.0	0.16	0.11	0.0
2 いも類	30.0	20	0.4	0.1	4.7	0.0	5.8	0.1	0.2	0.02	0.01	4.0
3 砂糖・甘味料類	5.0	19	0.0	0.0	4.9	0.0	0.2	0.0	0.0	0.00	0.00	0.0
4 種実類	5.0	25	0.9	2.0	1.2	0.0	24.9	0.3	0.3	0.02	0.01	0.2
5 野菜類（計）	400.0	96	4.3	0.7	21.2	0.1	128.3	1.5	808.4	0.13	0.14	52.2
a 緑黄色野菜	140.0	40	2.1	0.3	8.5	0.0	62.0	0.8	782.9	0.06	0.09	26.9
b その他の野菜	260.0	56	2.2	0.4	12.7	0.1	66.3	0.7	25.5	0.07	0.05	25.3
6 果実類	150.0	87	0.8	0.3	22.7	0.0	14.1	0.2	85.8	0.07	0.03	44.9
7 きのこ類	20.0	4	0.5	0.1	1.4	0.0	0.5	0.1	0.0	0.02	0.03	0.0
8 海藻類	10.0	2	0.3	0.0	0.8	0.1	9.7	0.2	19.6	0.01	0.01	0.7
9 主たんぱく質類（計）	220.0	343	31.7	20.6	4.8	1.0	132.1	2.8	133.6	0.30	0.40	3.3
9-1 豆類	60.0	72	5.4	4.4	2.7	0.0	71.9	1.0	0.0	0.05	0.06	0.0
9-2 魚介類	70.0	105	13.4	4.5	1.6	0.7	37.0	0.7	29.1	0.06	0.11	0.8
9-3 肉類	50.0	106	7.8	7.7	0.3	0.2	2.7	0.4	47.2	0.13	0.08	2.5
9-4 卵類	40.0	61	5.1	4.0	0.2	0.1	20.5	0.7	57.3	0.02	0.16	0.0
10 乳類	200.0	152	7.5	7.9	12.4	0.3	246.4	0.1	73.4	0.07	0.30	1.5
11 油脂類	5.0	44	0.0	4.8	0.0	0.0	0.1	0.0	5.9	0.00	0.00	0.0
12 菓子類	10.0	34	0.6	1.2	5.2	0.1	5.1	0.1	6.5	0.01	0.02	0.3
13 嗜好飲料類	300.0	44	0.5	0.1	4.2	0.0	10.5	0.2	0.9	0.01	0.08	6.8
14 調味料・香辛料類	40.0	44	1.7	2.1	4.3	3.0	11.9	0.4	3.2	0.02	0.03	0.2
予定給与栄養量（合計）	1845.0	1,709	64.5	44.3	254.8	5.6	631.5	7.0	1141.8	0.84	1.17	114.1

給与栄養目標量（1,700 kcal 食）

	エネルギー(kcal)	たんぱく質(g)	脂質(g)	炭水化物(g)	食塩相当量(g)	カルシウム(mg)	鉄(mg)	ビタミンA(μg RAE)	ビタミンB_1(mg)	ビタミンB_2(mg)	ビタミンC(mg)
EAR	1,700	50.0			1.5	600	9.0	650	0.8	0.9	85
RDA		60.0			—	800	11.0	900	0.9	1.0	100
AI		—									
DG（下限）		—	37.8	212.5	—	—	—	—			
DG（上限）		85.0	56.7	276.3	6.5	—	—	—			
UL						2,500	40.0	2,700			

栄養比率	%	栄養比率	%
たんぱく質エネルギー比	15	穀類エネルギー比	38
脂質エネルギー比	27	動物性たんぱく質比	53
炭水化物エネルギー比	56		

穀類エネルギー比は，合計のエネルギー量に対する穀類から供与されるエネルギー量の比をいう．また，動物性たんぱく質比は，合計のたんぱく質量に対する魚介類，肉類，卵類，乳類から供与されるたんぱく質量の比をさす．

立案の際には，Excelなどの汎用電算化ソフトなどの関数を利用し計算すると容易に作成することができる．最後に，作成した食品構成の予定給与栄養量と給与栄養目標量を確認し，習慣的な栄養素摂取量が給与栄養目標量を概ね満たすことができるかを検討し，最終的な食品構成とする．1,700 kcal 食の食品構成の設定例を表4.5に示す．

D. 栄養補給法と食事形態の計画

　給与栄養目標量に沿った食事を完食してはじめて，対象者は給与栄養量を満たしたことになる．特定給食施設では，対象者の特性とニーズを把握し，個々に応じた栄養補給法と喫食可能な食事形態を適正に選択し，提供した食事を摂取できるように対応する必要がある．栄養補給法には，経腸栄養法として経口栄養法と経管栄養法がある（図4.6）．咀嚼・嚥下に問題がある場合や，消化・吸収に問題があり腸管が機能していない場合など，経腸栄養法が不可能な場合に静脈栄養法がある．腸管が少しでも機能している場合は，腸管を使用することが第一選択となる．食事形態は，個々のアセスメントを行い，固さと形状について決定する．医学的管理下におかれる患者においては，医師の指示やコメディカルスタッフによる機能評価が必要となる．

a. 対象者の病状・摂食機能

(1) 咀嚼　食物を摂取したら歯で咬み，食物を粉砕することをいう．対象者が，欠歯や義歯，噛み砕く力が弱いなど，咀嚼機能が低下していると評価された場合，個々の状況に合わせて，軟らかい食事，噛み砕かなくてよいようにあらかじめひと口サイズに切った食事を提供するなど対応し，摂取できるよう補助する．

(2) 嚥下　食物を十分に粉砕した後，口腔内の食物を飲み込んで胃へ送ることをいう．特定給食施設で問題となるのが誤嚥である．これは，食物が誤って喉頭や気管に入ってしまうことである．飲み込む力が弱かったり，嚥下反射が障害されるといった加齢による嚥下機能の低下のほか，脳血管障害や神経疾患などさま

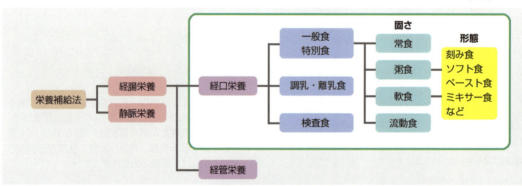

図4.6　栄養補給法における給食

ざまな疾病が原因となり誤嚥性肺炎を引き起こすので，嚥下機能を正しく評価し適切な食事形態で提供しなければならない．従来刻み食といわれた細かく刻んだ食事は口の中でまとまりにくいため，飲み込みきれずに誤嚥の原因となることがある．

(3) 消化・吸収能力　消化とは，摂取した食物を分解処理して生体で吸収可能な大きさにすることをいう．吸収とは，消化された食物が小腸から取り込まれることをいう．消化・吸収能力は，加齢のほか，過敏性腸症候群やクローン病などの腸疾患などさまざまな疾患に影響される．

(4) 下痢・便秘　下痢は，加齢に伴う消化管機能の低下だけでなく，消化・吸収不良，消化管の器質的異常や消化管の機能的異常などさまざまな原因により起こる．便秘も同様で，神経性，内分泌疾患や代謝性疾患など原因はさまざまである．中には，下痢と便秘を繰り返す場合もあるので，給与栄養目標量を満たすために，病状を把握し，医師やコメディカルと情報を共有しなければならない．

E. 献立計画：給食の資源に応じた食事計画，期間献立の立案

a. 給食の提供方式

提供する施設により食事提供の目的や方針が異なる．献立作成をする前に，常時提供する食種や食事を提供する方式（表 4.6）を決定する．

表 4.6　給食の提供方式

	概要	長所	短所	施設例
単一献立	献立が一種類のみの提供	・作業工程が単一となるため，作業計画が容易で，調理従事者の負担が少ない	・利用者が好みの食事を選択することができない ・利用者の年齢・性別・身体活動レベル，ニーズや嗜好を考慮しなければならない	学校 事業所 高齢者・介護保険施設 児童福祉施設 障害者福祉施設
複数献立	複数の定食を提供	・利用者の嗜好を反映させやすい	・料理の品数が増えるため，作業工程が複雑になる	事業所 医療施設 高齢者・介護保険施設 児童福祉施設
カフェテリア方式	主食・主菜・副菜・汁物など一品ごとに提供 利用者が好みの料理を選択し組み合わせるセルフサービス形式	・利用者の嗜好を反映させやすい	・料理の品数や食種が増えるため，作業工程が複雑になる ・利用者が自由に選択するため，適正な栄養量の提供が困難となる ・情報提供など栄養教育が必要	事業所
バイキング方式	大皿で料理を並べて，利用者が好みによって自由に取り分ける形式 イベントとして行われることが多い	・利用者の嗜好を反映させやすい ・入所者へのサービス	・料理の品数や食種が増えるため，作業工程の計画が複雑になる ・利用者が自由に選択するため，適正な栄養量の提供が困難となる	高齢者・介護保険施設 児童福祉施設

表4.7 献立作成基準の例

料理区分	食品	1食の目安
主食	飯（精白米）	S 75 g，M 95 g，L 105 g，LL 120 g
	パン（バターロール）	2個（60 g），3個（90 g）
	めん	パスタ（乾麺：S 80 g，M 100 g），中華めん，うどん，そば
主菜	肉	60〜100 g
	魚	60〜100 g
	豆腐	100 g
	卵	50 g
副菜	緑黄色野菜	50 g
	その他の野菜	80 g
	いも類	60 g
汁物	野菜，海藻	30 g
デザート（果物）	果物	日替わり
	乳製品	ヨーグルト

b. 献立と献立作成基準の作成

(1) 献立 献立とは，食事の内容を構成する料理の種類や組み合わせを示したものである．献立を1食や1日ごと，または一定の期間ごとに一覧にして表記したものが献立表である．

(2) 献立作成基準の作成 献立を作成するにあたり，設定した給与栄養目標量や栄養基準を，実際の献立で実現するために，各施設における献立作成基準を作成する．献立作成基準の内容については，各施設で作成された食品構成表を考慮し，食事区分ごとのエネルギーや栄養素の配分，主食・主菜・副菜などの料理区分，料理区分ごとのおもな食品の使用頻度，1回あたりの提供量などの献立作成の方針を示したものである（表4.7）．これを基に，設定した給与栄養量の目標・献立作成基準に従い，調理食数・発注や検収などの作業分担・栄養成分表示などの作業を考慮し，献立を作成する．使用する食材料（特に主菜），料理様式（和・洋・中など），調理方法（生・煮・揚・焼・蒸・炒など）が重複しないようにする．これらは，利用者のQOLおよびサービスの向上にもつながる．

c. 期間献立

献立計画を立案する際は，最初に年間計画を立てる．次に，月間，週間，サイクルメニューの期間など各施設の状況に合わせた任意の期間における計画を立てる．料理の様式（和・洋・中など），調理方法（生・煮・揚・焼・蒸・炒など），主食（白飯，味付飯，パン，麺など），主菜に使用するおもな食材（肉，魚，大豆製品など）などにおいて，任意の期間において偏りがないように献立計画を立案する（表4.8）．

(1) サイクルメニュー 近年では，栄養管理・給食管理業務を効率的に行うために，多くの給食業務支援ソフトが市販されており，これを導入している施設が

表 4.8 期間献立の作成の考え方の例
主食，主菜，副菜，汁物の順に決める．

	様式			主菜							調理方法					副菜				
	和	洋	中	主食	肉			魚	豆腐,卵		煮	揚	焼	蒸	炒	緑黄色野菜	その他の野菜	いも類	海藻類	きのこ類
					牛	豚	鶏													
1日目(月)	○			飯				○			○					○				○
2日目(火)		○		めん			○						○			○	○			
3日目(水)			○	味飯	○						○						○			

多い．市販の給食業務支援ソフトには，日本食品標準成分表のデータベースがインストールされており，各施設の状況に合わせて追加食品や料理を登録し，これらを組み合わせて献立を作成することができることから，サイクルメニューを実施している施設が多い．サイクルメニューとは，ある一定期間を繰り返し実施する方式である．1サイクルは，2～4週間，3か月（春夏秋冬），1年など，平均在院（所）日数，対象者の利用頻度など各施設の状況を考慮して立案する．また，特定給食施設の管理者は，特定給食施設等栄養管理報告書（月報）を指定月に対して作成し，管轄保健所を通して都道府県知事に提出する（「健康増進法」第24条）ことから，1か月を1サイクルとする場合や，食材料の購入計画のサイクルと合わせる

表 4.9 年間行事と行事食

月	日	行事	献立例	月	日	行事	献立例
1	1	正月	おせち料理，雑煮	7	2頃	半夏生	（地域によって異なる）
	7	人日の節句	七草粥		7	七夕	そうめん
	11	鏡開き	おしるこ		中旬	土用の丑の日	鰻，土用卵，土用蜆，土用餅
	15	小正月	小豆粥	8	15	お盆	精進料理，白玉団子，そうめん
	第2月曜	成人の日	祝膳，赤飯		9	重陽の節句	栗ご飯，秋茄子，菊酒
	地域による	二十日正月	とろろ麦飯	9	第3月曜	敬老の日	祝膳
2	3	節分	恵方巻，福豆，鰯		下旬	お彼岸	おはぎ
	月初めの午の日	初午	いなり寿司		下旬	十五夜	月見団子，栗ご飯，豆，里芋
	8	事八日	お事汁	10	中旬	十三夜	月見団子，栗ご飯，豆
	14	バレンタイン	チョコレート		31	ハロウィン	南瓜
3	3	上巳の節句（桃の節句）	ひなあられ，菱餅，ちらし寿司，蛤のお吸い物，白酒	11	1	神迎えの朔日	赤飯
	16	十六団子の日	十六団子		15	七五三	千歳飴
	中旬	お彼岸	ぼた餅		16	十六団子の日	十六団子
4	上旬	お花見	花見団子		1（旧暦）	乙子の朔日	小豆餅，小豆団子
	8	花祭り	甘茶		8	事八日	お事汁
5	5	端午の節句	柏餅，ちまき	12	中旬	冬至	南瓜，小豆粥，「ん」のつく食物
6	1（旧暦）	氷の朔日	あられ，煎り豆		25	クリスマス	チキン，ケーキ
	中旬	入梅	鰯		31	大晦日	年越そば
	30	夏越の大祓	水無月（和菓子）				

など，給食の運営面を考慮してサイクルメニューを実施する施設もある．PDCAサイクルに基づき，実施された献立が，給与栄養目標量を満たしている，効率的な作業工程が組まれている，対象者の嗜好が反映されているなどの評価が献立計画に生かされるため，サイクルメニューにすることにより，給食業務全体の合理化を図ることができる．

(2) 行事食　日本古来の伝統的な食文化の継承に努めるため，行事食（表4.9）を取り入れる．施設の中の限られた生活に変化をもたせるため，祝膳を提供したり，リーフレットなどの媒体を添える．地域に伝わる食文化や旬の食材料を取り入れるような献立計画とする．

d. 献立作成に必要な項目

(1) 献立作成の留意点　献立作成を行う際は，給食運営に必要な資源調理従事者（施設・設備，食材料，食材料費，調理従事者の人数と技術など）を考慮しなければならない．管理栄養士・栄養士は，これらを有効に活用できる知識と技術が備わっていることが求められる．

基本型の献立

日本料理，西洋料理，中国料理など，各国の食文化の中で発展したそれぞれの献立の起源や献立形式があるため，あらかじめ料理の様式（和・洋・中など）を選択することが望ましい．特に，学校給食の場合は，食文化の伝承の観点から，料理の様式をそろえることは食育につながる．しかし，病院，高齢者施設や介護保険施設などの治療食など各栄養素に制限がある場合がある．たとえば，和食は食塩相当量が過剰となりやすく，洋食は食塩相当量だけでなく脂質の摂取量が高くなることから，あえて和洋折衷とすることもある．

基本的には，一汁三菜（主食，汁物，主菜，副菜，副々菜）で計画を立てることが望ましいが（図4.7），変化に富んだ献立にするために，応用型として，一汁二菜（主食，汁物，主菜，副菜）または一汁一菜（主食＋主菜＋副菜，汁物，副々菜）などの献立形式を盛り込む工夫をする．

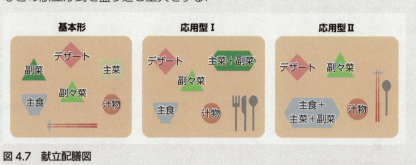

図4.7　献立配膳図

①**施設・設備**：調理従事者にとって安全に作業ができるよう無理のない作業工程計画を立てるために，施設の特徴を理解し，調理機器の取り扱いなどについて基本的な知識が必要である．施設内には，どのような種類の調理機器がいくつ設置されているか，各々の調理機器がどのような機能を有するか，一度にどれくらいの量を調理することが可能で，所要時間がどれくらいかなど，把握しておかなければならない．

②**食材料費**：食材料費が予算内でなければならない．しかし，給食にかかる費用は，食材料費だけではないので，原価の3要素（食材料費，労務費，光熱水費を含む諸経費）を理解したうえで食材料費の予算を決定し，献立計画に反映する．旬の食材を取り入れることは，献立計画に季節感を取り入れるだけではなく，食材の流通量が豊富なため，大量に入手でき安価に購入できる利点がある．また，地産地消（地域で生産された農産物や水産品をその地域で消費すること）により，安心・安全な食材を入手できるだけでなく，流通経路が短くなることからコスト削減にもつながる．

③**調理従事者の技術と人数**：調理員の調理作業能力を把握し，時間内に作業が終了するように作業工程を計画しなければならない．立案した献立計画が，施設・設備，食種，食数，供食回数，供食方法などに見合った調理従事者数であるか，無理のない作業工程であるか確認する．これは，調理従事者の調理作業に対する安全と，対象者に衛生的で安心・安全な食事を提供するために重要である．

④**対象者の嗜好やニーズ**：対象者へのフードサービスの一面を有することも重要である．嗜好やニーズを考慮し，料理に最適な食器を選択するなど，対象者の満足度を高めることに配慮する．

⑤**衛生管理**：安心・安全な食事を提供するために，調理室内外の衛生管理だけでなく，調理従事者に対する衛生管理，食材料および出来上がった料理の保管から調理過程における温度管理，喫食者の衛生管理（教育）などを徹底する．

　そのほか，調理の特性や調理過程，調理時間の予測ができる技術や，食品の旬，食品の重量，価格，保管方法，識別方法などの基礎知識をもとに，調理工程，作業工程，人員配置を考慮しながら献立を作成する．

(2) 献立作成に必要な項目

　献立作成に必要な項目は，①実施年月日，②食種，③食事区分（朝食・昼食・夕食・間食など），④献立名，⑤食材料名，⑥1人あたり食材純使用量（可食部重量），⑦1人あたり栄養素量，⑧1人あたり食材使用量（廃棄率を考慮），⑨調味料の調味割合，⑩調理方法や作業手順，⑪使用調理機器，⑫使用食器，⑬盛付図などが挙げられる．なお，1人あたり食材使用量は，予定人数を乗じて算出される食材総使用量（発注量）のデータとして利用される．

　記載方法として注意することは，

①献立の記載順序は，主食，主菜，副菜，汁物，デザートとする．
②献立名は誰もが想像できるようなものとする．
③おもな食材料を最初に記載し，調理手順に沿って食材料を記載する．付け合せは最後に記載するなど，施設ごとに記載方法のルールを決める．
④食材料は重量(g)で記載し，少々や適宜はすべて重量で表記する．
⑤調理に使用する水は，重量(g)で記載する．
⑥だし汁は，だしをとる食材料と水の重量を記載し（発注に必要），栄養価計算は日本食品標準成分表に記載されているだし（液状だし）を用いて計算する．

F. 給食施設ごとの栄養計画・献立計画の特徴

　給食提供は給食施設ごとに目標が異なる．したがって，それぞれの施設の目標に適した栄養価，食品，量，調理法などを考慮し，献立を作成する必要がある．この項では児童福祉施設（保育所），学校，事業所，医療施設（病院），高齢者・介護保険施設における給食の特徴について解説する．

a. 児童福祉施設(保育所)給食

(1) 献立の特徴および栄養教育教材としての給食の役割

・食事は毎日の生活の一部であり，保育実践の中で子どもが継続的に楽しみ，興味関心を持てるように計画を立てる．
・乳児・幼児の味覚形成のために薄味にし，加工食品や食品添加物，刺激の強い食材料や調味料の使用に配慮する．
・季節の食材料を子どもに見せ，皮むきなどの手伝いの体験を取り入れる．
・保育所で育てた野菜や栽培されている状態を実際に見せることによって，食べる意欲につなげる．
・保育所行事と関連づけたメニューやおやつを提供し，楽しさを提供する．
・子どもの咀嚼・嚥下機能を観察し，発育段階に応じた調理形態，食具の使用に配慮する．

(2) 個人対応

・幼児食(3〜5歳児)の献立を基本にして，調理形態を変えるなどして発育段階の乳児・幼児の献立に展開する．
・アレルギー児への対応については，主食や主菜のメインとなる食品の場合は一般の給食調理とは別献立とし，調味料の種類を変更するなどにより対応する．また，誤配膳に留意する．

(3) 適切な食品・料理選択のための情報提供

・保護者向けの情報提供として，給食だよりや昼食とおやつのサンプル提示などで，平均的な提供量や栄養情報を示す方法がある．
・幼児向けの情報提供として，クイズや紙芝居など幼児が興味を持ちそうな方法

を活用しながら食材料の名前や働きを伝えるとよい．

(4) 提供量と摂取量の評価と改善
・月齢や年齢で発育の違いが異なるので，提供量は子どもの状況を把握しながら対応する．
・乳児期，幼児期（1～2歳）は食べこぼしなどもあり，摂取量の正確な把握は難しい．食事の味付けは子どもの食べ方，残菜状況を把握しながら定期的に見直す．摂取量の把握は保育士との連携が必要になる．

b. 学校給食

(1) 献立の特徴および栄養教育教材としての給食の役割
・学校給食の目標に基づき，児童・生徒の健全な発育を促す．
・地域の特産物や郷土料理を取り入れ，食文化の継承につながるように取り組む．
・食育の生きた教材として，家庭における日常生活および将来の食事作りの指標になるような献立とする．
・嗜好の偏りをなくすよう，食品の組み合わせや調理方法などに変化を持たせる．
・食物選択能力を育てるため，事前指導をしたうえでバイキング給食を取り入れる．
・各教科と意図的に関連させた献立とする．
・家庭の食事でも不足しがちな，いも類，野菜類，海藻類は，児童・生徒の偏食傾向もあることから，料理や調理法，味付けを変え，食べ慣れるように工夫する．
・ランチルームでの会食など，食事を楽しむ空間を整備する．
・教室で配膳するため，食器に応じた献立で児童が盛り付けしやすい料理とする．

(2) 個人対応
・小学生の献立は3・4年生を基準に作成し，主食や主菜の量などを変更することで低学年・高学年に対応させる．
・食物アレルギーなどのある児童については，主治医，保護者との連携を図りつつ可能な限り，個々の児童・生徒の状況に応じた対応に努める．
・各家庭において，献立別アレルギー対象食品の一覧表や加工食品の原材料一覧表を参照し，学校給食が喫食できるかを判断してもらう．

(3) 適切な食品・料理選択のための情報提供
・給食だよりを通して，旬の食材や行事にちなんだ献立の由来，栄養価の情報を提供する．
・学校のホームページなどで給食内容を掲載する．

(4) 提供量と摂取量の評価と改善
・盛り付けを児童・生徒が教室で行うこと，発育の程度が児童・生徒で異なることから，個人ごとの提供量と摂取量の正確な把握は難しい．クラス単位での残

菜量から提供量や味の改善を行う．
・定期的かつ計画的に，受け持ちの学校やクラスを訪問して，献立に用いられている料理や食材料，給食のマナーの指導，給食で食べたいメニューの把握に努める．
・健康状態（肥満・やせ）や，家庭での食習慣の把握，児童・生徒の食意識，朝食欠食の把握などを通して，給食の摂取量が適正であるかの評価を行う．

c. 事業所給食

(1) 献立の特徴および栄養教育教材としての給食の役割
・事業所給食の多様な目的に対応するため，サービスの充実を図る．
・事業所給食の目的は，利用者の経済的負担の軽減だけではなく，健康の保持・増進，勤労意欲の活性化，職場内人間関係の円滑化などがある．
・利用者の性別，年齢，嗜好が幅広いため，選択の幅を持たせたメニュー（エネルギーの違いや嗜好の違いを考慮した複数の定食や，麺類・カレーなどの常備メニュー，小鉢，サラダ，デザートなど）を提供する．
・主菜や小鉢の一部に変化をつけて飽きがこないようにする．
・旬の食材料やテーマを決めたイベントメニューを定期的に導入する．イベントメニューの際は，価格の安い旬の時期に行う，あるいは大量に購入することによって価格を抑える．
・適温サービスを行う．
・メニューの組み合わせ例の提示や栄養表示を行う．

(2) 個人対応
・対象集団に合わせてエネルギー量を段階的に設定し，エネルギーが高い定食，低い定食を設ける．
・海外からの社員のために異なる食習慣に配慮したメニューを提供する場合もある．
・メニューにアレルギー表示を行い，利用者が判断できるようにする．

(3) 適切な食品・料理選択のための情報提供
・その日に提供される料理や献立の実物を展示し，エネルギーおよび栄養素量の表示を行う．カフェテリア方式の場合は，望ましい組み合わせの提示も行う．
・献立表に1か月の予定献立，エネルギー量や栄養価，アレルギー食品などを表示する．
・毎月発行する卓上メモや，ポスターなどで食や栄養に関する情報を発信する．
・イベントとして食事診断や栄養相談コーナーを設け，健康づくりのきっかけにしてもらう．

(4) 提供量と摂取量の評価と改善
・個人ごとの摂取量を把握する場合は，提供量と喫食量の把握が必要となるため，

提供時の量（主食の量が選べる場合もある）や喫食量（下膳時に把握）を確認する．秤量による把握が正確であるが，目測でもおおよその評価ができる．
- 生産食数の調整やメニュー検討のために，メニューの残菜率【残菜重量÷供食重量（出来上がり重量−盛り残し重量）×100】や残食率【(生産食数−喫食数)÷生産食数×100】を把握し，改善につなげる．

d. 医療施設（病院）給食

(1) 献立の特徴および栄養教育教材としての給食の役割
- 一般食と特別治療食があり，患者の病状に応じたエネルギー，栄養素量，食事形態とする．
- 食事を入院中の楽しみの一つと感じてもらえるように，適温サービス，選択食，イベントメニューなどを提供する．
- 患者の嗜好や心理状態に配慮する．
- 治療食は栄養指導と関連させた献立にする．
- 一般食の基本献立を基準に食形態や治療食の献立に展開するため，展開しやすい献立作成が重要となる．
- 食数が多く業務が煩雑になるため，栄養管理上の問題がない場合はできるだけ料理や食材を統一したり，一部の食材の変更にとどめるなど，食材料の購入・調理作業の合理化に努める．

(2) 個人対応
- 食物アレルギー，個別の禁忌食品，食形態，食欲不振時など，さまざまな個人対応が必要となる．食種が多くなるので，調理従事者の意見を聞きながら作業効率も考えて献立や調理工程を考える．
- 誤配膳に留意する．
- 個人対応では基準の栄養量を満たしにくい場合があるため，医療・介護用食品を活用するなどの配慮が必要となる．

(3) 適切な食品・料理選択のための情報提供
- 栄養管理が必要な患者に対しては，個人栄養指導や集団栄養指導を通して，退院後の食事に関する情報などを提供する．

(4) 提供量と摂取量の評価と改善
- 提供した食事の評価は，摂取量，満足度調査などで行う．摂取量の把握は，看護師による残菜調査や下膳時の摂取量の確認で行う．摂取量が低下している場合は直接聞き取りを行ったり，栄養サポートチームによる検討を行う．
- 残食率からサイクルメニューの評価を行い，改善につなげる．

e. 高齢者・介護保険施設給食

(1) 献立の特徴および栄養教育教材としての給食の役割
- 常食，食形態を調整した食事（ソフト食，ムース状，トロミをつけるなど），療養食な

どがある.
- 高齢者施設が生活の場であることが多いため,家庭的な雰囲気の中で日々の食事に楽しみを感じてもらえるような献立とする.
- 高齢者は長年の食習慣を変えることは好まないため,嗜好に配慮する.
- 行事食,季節料理,選択食,バイキング形式,模擬店形式など,イベント食を通して利用者の食生活に変化とうるおいを与える.
- 日常生活の楽しみの一つとしておやつを提供する.例としてエネルギー配分(％)の目安を示す(朝食：昼食：夕食：おやつ＝25：35：33：7).
- 咀嚼能力が衰えるため,硬い食品は軟らかく調理あるいは控えるようにし,唾液分泌量が減少するため,ぱさぱさした食感の料理も控える.
- 常食から療養食に展開する際は,できる限り料理や食材を変えずに,調理法や量を変えるなどの変更にとどめるなどで対応は可能である.
- やりがいや身体機能を維持するために,食事の盛り付けが可能な対象者には,個人で行ってもらう.

(2) 個人対応
- 食物アレルギー,個別の禁忌食品,食形態,食欲不振時など,さまざまな個人対応が必要となる.
- 脳梗塞後遺症などによる嚥下障害や手指の機能障害などがある場合は,食具の使用を,白内障などによる視力障害の場合は器の色や盛り付けに配慮する.
- 食形態を変える(飯を粥に変えるなど)と「かさ」が増え,摂取量が減ることがあるので,医療・介護用食品を活用するなどの配慮が必要となる.
- 嚥下機能の低下がみられる場合はトロミをつける.

(3) 適切な食品・料理選択のための情報提供
- 献立表を掲示する.
- 食べる楽しみを重視し,主体的な生活を営む能力を身に付けられるよう支援する.
- 減塩,便秘予防,長寿のための健康教室などのイベントを取り入れて,意欲を高めてもらう.

(4) 提供量と摂取量の評価と改善
- 提供した食事の摂取量の把握は,介護福祉士による残菜調査や下膳時の摂取量で確認する.摂取量が低下している場合は多職種と連携して,身体状況に応じた食形態を考える.
- 残食率からサイクルメニューや食形態の評価を行い,改善につなげる.

G. 栄養素表示に関する情報提供の留意点

栄養素量の表示に関しての情報を提供する場合,注意すべき点がある.給食に

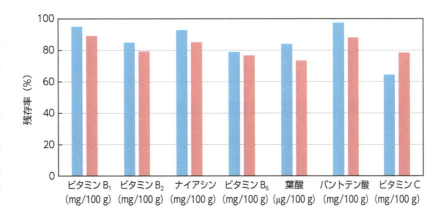

図 4.8　かぼちゃの煮物のスチコン調理と真空調理における水溶性ビタミンの残存率
　■ スチコン調理（分析値）
　■ 真空調理（分析値）
加熱条件：スチームコンベクションオーブンを用いて庫内温度120℃で加熱で15分加熱．残存率は調理前の各ビタミン含有率を100％として算出．
［資料：神田知子ほか，同志社女子大学総合文化研究所紀要，**34**，123-133（2017），神田知子ほか，日本給食経営管理学会誌，**6**，65-73（2012）］

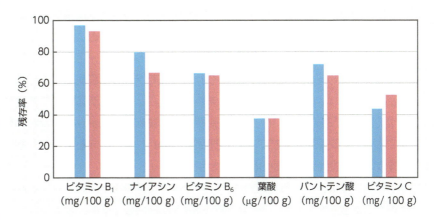

図 4.9　だいこんの煮物のスチコン調理と真空調理における水溶性ビタミンの残存率
　■ スチコン調理（分析値）
　■ 真空調理（分析値）
加熱条件：スチームコンベクションオーブンを用いて庫内温度120℃で20分加熱後，庫内温度100℃で40分加熱．残存率は調理前の各ビタミン含有量を100％として算出．ビタミンB_2は測定したが検出されず．
［資料：神田知子ほか，同志社女子大学総合文化研究所紀要，**34**，123-133（2017）］

用いる栄養素の算出には日本食品標準成分表の「生」の栄養素量を，必要に応じて加工食品などについては独自に分析された成分値を用いて算出する．『給食施設における栄養情報提供ガイド』（日本給食サービス協会，2017年）において，「給食施設において調理前の量における調理前の成分で統一し計算することは，現時点において問題ないと考える」としている．したがって，特に加熱調理に用いる食品については「生」の栄養素量と比べ，程度の差はあるものの栄養素は減少していることを把握したうえで情報提供する必要がある．

　現時点では加熱調理後の栄養素量を正確に求めることは難しいので，適切な情報提供を心掛ける必要がある．図 4.8 と図 4.9 に，スチームコンベクションオーブン調理と真空調理による煮物（かぼちゃ，だいこん）の水溶性ビタミンの調理損失の比較を示す．

4.2 品質管理

A. 給食管理における品質と品質管理の意義

「品質（quality）」とは，製品の良し悪しを測る基準であるが，単位はない．生産された製品が，対象者が要求する製品の特性と一致した場合に，良い品質といえる．よって，給食管理における品質は，適切な栄養管理，おいしさ，安全性，適温給食など対象者のニーズに合った給食が提供できているかどうかで，評価される．

「品質管理（quality control：QC）」は，対象者が満足するような品質の製品またはサービスを，最も経済的な水準で生産するための手段の総合と定義される．すなわち，品質管理の目的は，提供する製品やサービスの品質を一定以上の水準にして対象者に提供して売上高を拡大すること，そして提供した製品やサービスから不良品を出さないような管理により損失を減らすことで，企業体として健全な経営を営むことである（図4.10）．この活動を「品質保証（quality guaranteed）」と呼んでおり，品質保証は幅広い品質管理活動の中でも中心となる業務である．

a. 品質の定義：設計品質，適合品質，総合品質

給食の品質評価は，限られた時間内で，多種類の食材料を使用して，栄養バランスに配慮した食事をつくり，その給食を対象者に提供した結果，食事やサービスが利用者のニーズを満たしたかを評価する．給食予算を考慮しながら，毎日・毎食の献立内容の変化，給与栄養目標量の確保，対象者の嗜好を尊重した献立計画に基づき，食品の衛生的な取り扱いに注意して，大量の食事を一定時間内に仕上げることは容易なことではない．作業を問題なく進めるには十分に検討された献立計画と，確実な作業計画が必要であり，調理作業を経て，提供・片付けなど生産管理全体を徹底して行うことにより，確実な品質管理が行われることとなる．

給食の品質管理は，栄養・献立計画における食事やサービスの品質を評価する「設計品質」と，作られた給食が作業指示書どおりにできているかを評価する「適

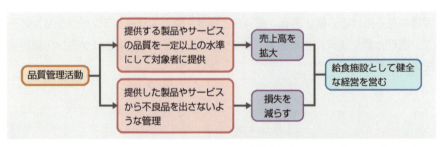

図4.10 品質管理の概念

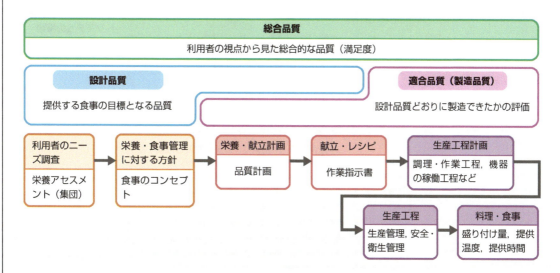

図 4.11 給食における品質管理

合品質」と，提供された食事が利用者に与える満足度などを評価した「総合品質」に分けられる．以下に詳細を示す（図 4.11）．

(1) 設計品質　対象者のニーズ（栄養成分，外観，おいしさなど）や衛生的安全性，給食原価などを反映し，献立表や作業指示書を作成する．設計品質は「提供する給食の目標とされる品質」といえる．

(2) 適合品質　設計品質で掲げた目標が，実際の給食に実現できたか確認する．すなわち，実際に提供した給食が，献立表や作業指示書に適合しているか評価することである．

　例：盛り付け量が作業指示書どおりか？　汁物の塩分濃度は作業指示書どおりか？

(3) 総合品質　設計品質と適合品質によって決まる．対象者の総合的な満足度である．高い総合品質は，良い給食計画を立て（設計品質），計画書どおりに調理作業が進み，最もおいしい状態で利用者に提供すること（適合品質）で達成される．

b. 品質保証システム

　給食経営においては，食事の衛生管理，栄養成分，外観・味付けなどの品質を一定に保つシステムから，顧客満足度の高い総合品質を作る必要がある．それらの品質を評価する方法として，品質保証システムがある．

　ISO は，国際標準化機構（International Organization for Standardization）の略称であり，国際的に通用する規格や標準を制定することを目的に 1947 年に発足し，現在 160 か国余りが加入している．ISO は，スイスのジュネーブに本部がある非政府組織（NGO）であり，各国の国家標準化団体で構成されている．1 か国につき代表的標準化機関が 1 機関だけ加入することができ，日本は JISC（日本工業標準調査会）が加入している．ISO が作られた目的は，「国家間の製品やサービス

表 4.10 マネジメントシステムの種類

マネジメントシステム	国際規格の名称	内容
ISO9000 シリーズ	品質マネジメントシステム	顧客に提供する製品・サービスの品質を継続的に向上させていくことを目的としたシステム
ISO14000 シリーズ	環境マネジメントシステム	持続可能性の考えのもと，環境リスクの低減および環境への貢献を目指すことを目的としたシステム
ISO22000 シリーズ	食品安全マネジメントシステム	安心・安全な食品を消費者に届けるために，食品安全を脅かすハザード（危害）を適切に管理する仕組みによる保証を目的としたシステム
ISO22301 シリーズ	事業継続マネジメントシステム	地震や災害，IT 関連のシステムや金融危機，取引先の倒産，パンデミックなどでも対策立案や対応を効果的に行い，事業継続が可能となることを目的としたシステム
ISO/IEC27000 シリーズ	情報セキュリティマネジメントシステム	組織が保有する情報にかかわるさまざまなリスクを適切に管理することを目的としたシステム
OHSAS18001	労働安全衛生マネジメントシステム	事業者が労働者の協力の下に PDCA サイクルを定めて継続的な安全衛生管理を自主的に進めることにより，事業場の安全衛生水準の向上を図ることを目的としたシステム

の交換を助けるために，標準化活動の発展を促し，知的，科学的，技術的，そして経済的活動における国家間協力を発展させること」である．よって，この規格を導入することは，企業のシステム経営が公認された審査機関により，「国際基準に達している」と判定されたことを意味し，最近では特定給食をはじめ外食産業でも導入されている．ISO は，これまでに 22,000 近い数の ISO 規格を発行している．企業や給食施設にかかわるマネジメントシステムを表 4.10 に示す．

B. 給食の品質基準と献立

給食の品質基準は，設計品質，適合品質，総合品質において，目標となる基準を作成し，実際の給食がその基準に適合しているか評価する．その活動は，PDCA サイクルによる改善が重要となる．

給食経営の基本は，献立作成にある．したがって管理栄養士・栄養士は，高品質な給食が提供できる技術者であるとともに，経営感覚を身につけた管理者でなければならない．よって調理工程などの作業内容を標準化することは，合理化や能率化を進めるにあたって重要となる (p.33 参照)．また，その詳細を記載した作業指示書（レシピ）を用いることで，いつ誰が作っても毎回同じ品質の給食を作ることができる．品質基準に見合った献立は，サイクルメニューとして活用する．

C. 調理工程と調理作業の標準化

調理工程とは，食材料が人や設備機器類を介して料理に変換される過程をいう．作業工程は調理従事者が食品を料理に仕上げ，食事として提供するために，調理

工程に合わせて作業を組み立てることをいう．

a. 調理工程の標準化

調理工程の標準化とは，個々の調理作業について分析・検討し，マニュアル化を行うことである．そのためには，食品材料の処理方法（皮むき，切る，さらす，つぶす，炊く，焼く，煮る，揚げる，和える，炒める），炊飯方法，だし汁の取り方，水量，調味割合，調理方法（焼き物，蒸し物，揚げ物，煮物，和え物）などの標準的方法および作業時間を決定し，各施設の設備，作業員数に応じた基準表を作る．

b. 作業工程の計画と標準化

よりよい給食を対象者に提供するためには，合理的で能率的な作業計画を立てる．そのためには，調理工程の標準化が必要となる．

給食施設では常に高品質の食事を対象者に提供しなければならず，ベテラン調理員の勘と経験といったものだけでは対応しきれない部分が多くなる．そこで，作業工程を研究し，標準化することによって生産におけるムダ，ムリ，ムラ（3M）を見つけ出し，その箇所を徹底的に改善し，その施設に応じた標準作業方法を決定することが必要となる．

標準作業時間の決定は，ある熟練した1人の作業員が，ある作業を成し遂げるのに要する時間を測定することによって行う．これより，作業固有の標準時間を求め，作業計画を立てる際の参考にする．以上のように，給食の品質を保証するためには，作業工程の標準化を行い，調理の設計書ともいえる作業指示書を適切に作成する必要がある．

c. 大量調理の品質管理

給食施設での調理は，たくさんの食材料を使用し，大量の給食を一度に作ることから大量調理といわれている．大量調理は，一般家庭で少量作るときのような調理法で，単純にそれを食数倍して行うだけでは，作業効率や料理の味，そして衛生的安全性などが確保できないことがある．そこで，個々の調理作業を分析し，調理工程・手順の標準化を行うことによって，再現性のある食事を提供することが可能となる．大量調理におけるおもな変動要因(p. 33参照)を理解し，コントロールする必要がある．

D. 生産性向上のための要因分析

a. 作業測定のための作業分析方法

生産性を上げるためには，それぞれの作業の特性を把握し，できるだけ無駄な時間を少なくすることが大切である．そのための作業の分類を表4.11に示す．作業は主体作業と付帯作業に分けることができる．主体作業の中には，主作業と付随作業があり，主作業は価値を生み出すメインの作業であり，そのための準備が付随作業である．付帯作業は，準備作業と後始末作業に分かれ，いずれも主体

表 4.11 作業の分類

分類			性質	例
作業	主体作業	主作業	生産し，価値を生み出す正味の作業	調理作業（洗浄，皮むき，切る，計る，炊く，ゆでる，炒める，揚げる，冷やすなど），盛り付け・配膳作業
		付随作業	主作業を行うための準備の作業	調理器具の準備，調理機器の準備，食器の準備
	付帯作業	準備作業	主体作業をするための事前準備	作業指示書の確認，段取りの確認，調理器具・機器の確認，食材・調味料の確認
		後始末作業	主体作業をするための事後作業	清掃，ごみ捨て，調理器具・機器の点検
余裕	作業余裕		作業遂行中に起こる，仕方ない遅れ	食材の補充，機器の補充，調理機器の微調整
	職場余裕		作業工程や管理の方法で起こる遅れ，待ち時間など	材料待ち，調理機器待ち，連絡，打ち合わせ
	人的余裕		生理的欲求で発生する遅れ	トイレ，水分補給，汗拭き
	疲労余裕		作業の疲れで休止したり，疲れにより作業時間が長くかかることによる遅れ	休憩
非作業			作業者の都合や怠慢によるもの	遅刻，早退，離席，雑談

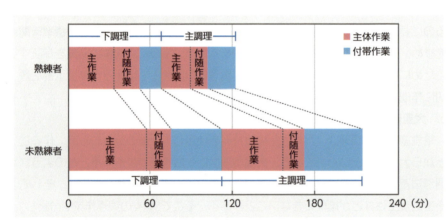

図 4.12 熟練者と未熟練者（各1名）の直接調理作業時間の比較（擬製豆腐100食分作成時）
［鈴木久乃ほか編著，給食管理，p.147，第一出版（2012）より改変］

作業を遂行するための事前・事後作業と考える．これらの作業を，作業工程でうまく組み合わせて標準化することで，高い生産性につながる．

　作業の分類には，主体作業や付帯作業に属さない「余裕」や「非作業」がある．「余裕」や「非作業」は価値を生み出さない無駄な時間であるので，これらの時間が作業中に加わると，生産性は低下する．

　ここで，生産性向上のための作業改善の一考として，熟練者と未熟練者による直接調理作業時間の違いの例を示す（図4.12）．擬製豆腐100食分を作成したときの調理作業時間は，未熟練者は熟練者に比べて約1.8倍の時間がかかったことになる．付随作業時間に差が見られず，主作業および付帯作業時間において，熟練者のほうが短時間で仕事を終えている．このことから，作業効率を上げるため

には，主作業と付帯作業時間の短縮が重要となる．主作業の時間を削るためには，量る，洗う，切るなどの基本的な調理作業に熟練し，ゆでる，炒める，和えるなどの主調理作業にスムーズにつなげていくこと，盛り付け・配膳などを要領よく行うことなどである．また，付帯作業の時間を削るためには，作業指示書や作業内容をあらかじめ確認しておくなど，生産工程の把握が必須となる．

E. 品質管理と PDCA サイクル

給食の品質を評価し改善していくためには，PDCA サイクルを用いる．まず，目的を達成するための計画（plan）を立て，計画に沿って実施（do）し，その結果を点検・評価（check）し，それを修正・改善（action）することによって，次の計画に生かすことが必要である．PDCA サイクルを繰り返し実践することで，継続的な改善が推進され，品質管理の実現も期待できる．品質管理における評価内容と改善策を表 4.12 に示す．

PL 法（「製造物責任法」）では，「製造物に何らかの欠陥があり，使用者の生命，身体または財産に被害を与えた場合，その製造業者などが，損害賠償の責任を負わなければならない」と，定められている．給食も製造物であるので，食中毒事件を起こした場合，この法律が適用され賠償責任が生じる．これに対応するためには，ISO9000 シリーズの認証取得や HACCP の導入により，確実な品質管理を行うことで，初めて利用者の信頼が得られる（図 4.13）．

表 4.12 品質管理における評価内容と改善策

評価例		評価内容	改善策
食事調査	残菜率（喫食状況調査）	・残菜率を測定し，正常範囲であったかを評価（5％以内） ・残菜の多い料理や食品はあるかを評価	・残菜の状況から原因が判明すれば，その結果を献立や調理面に迅速に反映させる ・嗜好調査の結果と照らし合わせ評価する
	嗜好調査	・性，年齢別，食事別に調査 ・料理別に，分量，味付け，提供温度，盛り付けの良否やサービス，食事環境などの満足度，食事に対する意見や感想を調査	・嗜好調査の結果を基に改善策を検討する ・調査結果は，必ず公表し，改善事項などを周知する ・対象者の共通の嗜好傾向を知り，栄養・食事計画に生かす
盛り付け量		・1 人あたりの盛り付け量を算出し，実際の 1 人あたりの盛り付け量と比較	・献立表どおりの食材料と分量に基づいて調理されたか確認 ・発注時の予定食数と調理時の仕込み食数の相違の検討 ・食材料の廃棄量の誤差など調理ロスの検討
提供温度		・料理の提供時の温度を測定し，適正な温度で提供できているかを評価	・盛り付け時間の検討 ・ウォーマーテーブル，コールドテーブルなどの温度確認
提供時間		・料理の提供時間に合わせて提供できているかを評価	・生産（調理）工程を見直す

図 4.13　食品の品質（安全）保証と法規制

4.3　給食における HACCP システムの運用

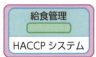

　3 章に述べた HACCP システムを実際に運用するためには，7 原則，12 手順にある「調理工程一覧図」および「HACCP プラン」を作成する必要がある．「HACCP プラン」の作成においては，原材料の購入から配食までの工程で発生するおそれのある微生物汚染や異物混入などの「危害分析」(HA) をあらかじめ予想し，危害を防止するために，調理工程のどの段階でどのような対策を講じればより安全に調理・提供できるかという「重要管理点」(CCP) を定める．これを継続的に監視する方法や頻度，担当者を決め，管理基準に満たない場合の改善措置や検証方法を確認する．

　ここでは冷菜（ポテトサラダ）と加熱料理（ハンバーグ）について，調理システム（クックサーブ，クックチル，ニュークックチル）に応じたプランの例を示す．

A.　献立および調理システムに応じた重要管理点の設定

a.　冷菜（ポテトサラダ）の HACCP システムの応用

　ポテトサラダの調理工程一覧図を図 4.14 に，原則 1 〜 7 に従って作成した HACCP プランを表 4.13 に示す．

b.　加熱調理（ハンバーグ）の HACCP システムの応用

　ハンバーグの調理工程一覧図を図 4.15 に，原則 1 〜 7 に従って作成した HACCP プランを表 4.14 に示す．

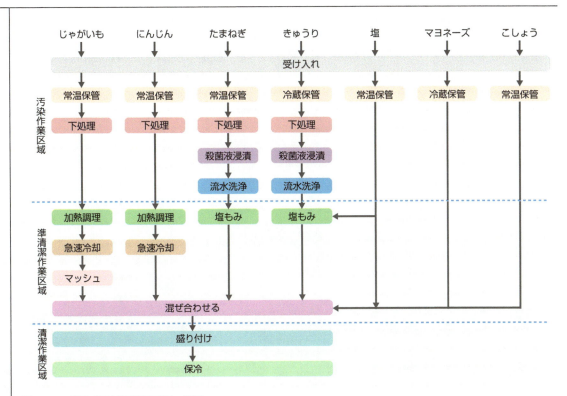

図 4.14 ポテトサラダの調理工程一覧図

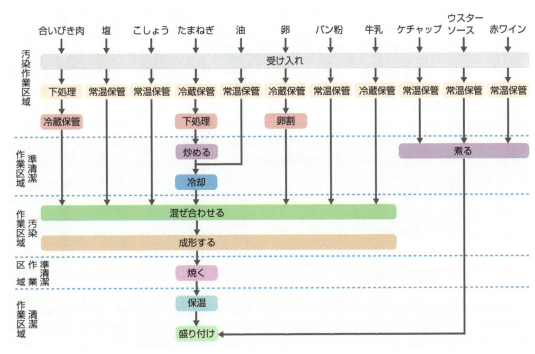

図 4.15 ハンバーグの調理工程一覧図

表4.13 ポテトサラダのHACCPプラン

工程	危害	防止措置	重要管理点	管理基準	モニタリング 方法	モニタリング 頻度	モニタリング 担当者	改善措置	検証方法
原材料の受け入れ	腐敗 食中毒菌による汚染と増殖 異物混入	仕入れ先のチェック(製造元,流通業者) 完全な受け入れ検査		食材料の品質基準に従う	伝票確認 目視と臭いの確認 温度確認	受け入れごと	仕入れ担当	返品または廃棄 業者指導	検品記録の確認 温度計の校正
保管	食中毒菌による汚染と増殖 保管中の相互汚染	適正な温度管理 適正な期間内で消費 二次汚染防止		冷蔵は5℃以下 先入れ,先出しの徹底 食材別の保管	庫内温度の確認	毎日定時搬出ごと	保管担当	廃棄	温度記録の確認 冷蔵庫の温度記録の確認
下処理	食中毒菌による汚染	施設,設備の衛生管理 調理従事者の衛生管理 器具の衛生管理		施設設備マニュアル遵守 作業マニュアル遵守 器具洗浄マニュアル遵守	モニタリングはせず,チェック表により定期的に注意喚起		下処理担当	廃棄 作業手順と衛生管理徹底	チェック表の確認
殺菌液浸漬(たまねぎ,きゅうり)	殺菌不十分	適正濃度の殺菌液を使用	CCP	次亜塩素酸Na溶液200mg/Lで5分浸漬	試験紙で濃度をチェック	ロットごと	下処理担当	再度殺菌	チェック表の確認 定期的な菌の検査
塩もみ	食中毒菌の付着(二次汚染)	手指洗浄殺菌の徹底 器具の衛生管理		手指洗浄マニュアル遵守 器具洗浄マニュアル遵守	モニタリングはせず,チェック表により定期的に注意喚起		下処理担当	廃棄 衛生管理の徹底	チェック表の確認 定期的な菌の検査
加熱調理(じゃがいも,にんじん)	食中毒菌の生残	加熱温度の管理 加熱時間の管理	CCP	中心温度は75℃で1分以上	芯温計で測定	ロットごと	調理担当	再度加熱または廃棄	温度時間記録の確認 オーブンの点検 芯温計の校正
急速冷却	食中毒菌の増殖	冷却時間の管理		中心温度は30分以内に20℃付近 または60分以内に10℃付近	芯温計で測定	ロットごと	調理担当	再度冷却または廃棄	温度時間記録の確認 ブラストチラーの点検
マッシュ 混ぜ合わせ	食中毒菌による汚染	手指洗浄殺菌の徹底 器具の衛生管理	CCP	手指洗浄マニュアル遵守 器具洗浄マニュアル遵守	モニタリングはせず,チェック表により定期的に注意喚起		調理担当	廃棄	チェック表の確認
クックサーブ 盛り付け	食中毒菌による汚染	手指洗浄殺菌の徹底 器具の衛生管理		手指洗浄マニュアル遵守 器具洗浄マニュアル遵守	モニタリングはせず,チェック表により定期的に注意喚起		調理担当	廃棄	チェック表の確認
クックサーブ 冷蔵保管	食中毒菌の増殖	適正な温度管理		10℃以下で管理	製品の温度管理	作業ごと	調理担当	廃棄	温度記録の確認 冷蔵庫の温度記録の確認
クックチル 冷蔵保管	食中毒菌の増殖	適正な温度管理		0～3℃で管理	製品の温度管理	作業ごと	調理担当	廃棄	温度記録の確認 チルド庫の温度記録の確認
クックチル 盛り付け	食中毒菌による汚染	手指洗浄殺菌の徹底 器具の衛生管理		手指洗浄マニュアル遵守 器具洗浄マニュアル遵守	モニタリングはせず,チェック表により定期的に注意喚起		盛り付け担当	廃棄	チェック表の確認
クックチル 冷蔵保管	食中毒菌の増殖	適正な温度管理		10℃以下で管理	製品の温度管理	作業ごと	作業担当	廃棄	温度記録の確認 チルド庫の温度記録の確認
ニュークックチル 冷蔵保管	食中毒菌の増殖	適正な温度管理		0～3℃で管理	製品の温度管理	作業ごと	調理担当	廃棄	温度記録の確認 再加熱カートの温度記録の確認
ニュークックチル コールド盛り付け	食中毒菌の汚染,増殖	適正な温度管理		手指洗浄マニュアル遵守 器具洗浄マニュアル遵守 0～3℃で盛り付け	製品の温度管理	再加熱カートごと	盛り付け担当	廃棄	チェック表の確認
ニュークックチル 保管	食中毒菌による汚染	適正な温度管理		0～3℃で保管	芯温計で測定	再加熱カートごと	作業担当	廃棄	温度時間記録の確認 再加熱カートの確認

表 4.14　ハンバーグの HACCP プラン

工程	危害	防止措置	重要管理点	管理基準	モニタリング 方法	モニタリング 頻度	モニタリング 担当者	改善措置	検証方法
原材料の受け入れ	腐敗 食中毒菌による汚染と増殖 異物混入	仕入れ先のチェック（製造元，流通業者）完全な受け入れ検査	CCP（肉の搬入）	食材料の品質基準に従う	伝票確認 目視と臭いの確認 温度確認	受け入れごと	仕入れ担当	返品または廃棄 業者指導	検品記録の確認 温度計の校正
保管	食中毒菌による汚染と増殖 保管中の相互汚染	適正な温度管理 適正な期間内で消費 二次汚染防止	CCP（肉の保管）	冷蔵は5℃以下 先入れ，先出しの徹底 食材料別の保管	庫内温度の確認	毎日定時搬出ごと	保管担当	廃棄	温度記録の確認 冷蔵庫の温度記録の確認
下処理（卵，肉）	食中毒菌による汚染	施設，設備の衛生管理 調理従事者の衛生管理 器具の衛生管理 二次汚染防止	CCP	施設設備マニュアル遵守 作業マニュアル遵守 器具洗浄マニュアル遵守 卵と肉の鮮度の確認 調理時以外は専用冷蔵庫にて保管		作業ごと	下処理担当	廃棄 作業手順と衛生管理徹底	チェック表の確認
下処理（野菜）	食中毒菌による汚染	施設，設備の衛生管理 調理従事者の衛生管理 器具の衛生管理		施設設備マニュアル遵守 作業マニュアル遵守 器具洗浄マニュアル遵守	モニタリングはせず，チェック表により定期的に注意喚起		下処理担当	廃棄 作業手順と衛生管理徹底	チェック表の確認
加熱調理冷却（たまねぎ）	食中毒菌の増殖	冷却時間の管理		中心温度は30分以内に20℃付近 または60分以内に10℃付近	芯温計で測定	ロットごと	調理担当	再度冷却または廃棄	温度時間記録の確認 ブラストチラーの点検
成形	食中毒菌による汚染，増殖	施設，設備の衛生管理 調理従事者の衛生管理 器具の衛生管理 二次汚染防止		施設設備マニュアル遵守 作業マニュアル遵守 器具洗浄マニュアル遵守 調理時以外は専用冷蔵庫にて保管		作業ごと	下処理担当	廃棄 作業手順と衛生管理徹底	チェック表の確認
加熱調理（ハンバーグ）	食中毒菌の生残	加熱温度の管理 加熱時間の管理	CCP	中心温度は75℃で1分以上	芯温計で測定	ロットごと	調理担当	再度加熱または廃棄	温度時間記録の確認 オーブンの点検 芯温計の校正
クックサーブ保温保管	食中毒菌の増殖	適正な温度管理		65℃以上で管理	製品の温度管理	作業ごと	調理担当	廃棄	温度記録の確認 保温庫の温度記録の確認
クックサーブ盛り付け	食中毒菌による汚染	手指洗浄殺菌の徹底 器具の衛生管理		手指洗浄マニュアル遵守 器具洗浄マニュアル遵守	モニタリングはせず，チェック表により定期的に注意喚起		調理担当	廃棄	チェック表の確認
クックチル急速冷却	食中毒菌の増殖	適正な温度管理	CCP	中心温度は90分以内に0〜3℃	製品の温度管理	作業ごと	調理担当	廃棄	温度記録の確認 保管庫の温度記録の確認
クックチル冷却保管	食中毒菌の増殖	適正な温度管理	CCP	0〜3℃で管理	製品の温度管理	作業ごと毎日定時	調理担当	廃棄	温度記録の確認 チルド庫の温度記録の確認
クックチル再加熱	食中毒菌による汚染 汚染菌の生残	適正な温度管理 加熱時間の管理	CCP	中心温度は75℃で1分以上	芯温計で測定	ロットごと	再加熱担当	再度加熱または廃棄	温度時間記録の確認 オーブンの点検 芯温計の校正
クックチル盛り付け	食中毒菌による汚染	手指洗浄殺菌の徹底 器具の衛生管理		手指洗浄マニュアル遵守 器具洗浄マニュアル遵守	モニタリングはせず，チェック表により定期的に注意喚起		盛り付け担当	廃棄	チェック表の確認
ニュークックチル急速冷却	食中毒菌の増殖	適正な温度管理	CCP	中心温度は90分以内に0〜3℃	製品の温度管理	作業ごと	調理担当	廃棄	温度記録の確認 保管庫の温度記録の確認
ニュークックチル冷却保管	食中毒菌の増殖	適正な温度管理	CCP	0〜3℃で管理	製品の温度管理	作業ごと毎日定時	調理担当	廃棄	温度記録の確認 チルド庫の温度記録の確認
ニュークックチルコールド盛り付け	食中毒菌による汚染	手指洗浄殺菌の徹底 器具の衛生管理	CCP	手指洗浄マニュアル遵守 器具洗浄マニュアル遵守 0〜3℃で盛り付け	製品の温度管理	作業ごと	調理担当	廃棄	チェック表の確認
ニュークックチル再加熱	食中毒菌による汚染 汚染菌の生残	適正な温度管理 加熱時間の管理	CCP	中心温度は75℃で1分以上	芯温計で測定	再加熱カートごと	作業担当	再度加熱または廃棄	温度時間記録の確認 再加熱カートの確認

4.4 危機管理とリスク管理，事故対応と災害時対応

給食管理
危機管理

危機管理（crisis management, クライシスマネジメント）は，すでに起きてしまった異常事態や不測の事態に対し，それ以上事態が悪化しないよう状況を管理することであり，食料危機や石油危機といった経済不安のほか，地震や火災，豪雨などの社会不安などに対しても使われる．リスク管理（risk management, リスクマネジメント）は，危機や事態を防ぐための活動と定義することができる．給食施設においては，事態を事故と災害に分けることができる．

危機管理とリスク管理を「適切」かつ「合理的」に行うことで，その被害や損害を最小限に抑えることができる．そのためには，想定される事態に対処するマニュアルの作成や，事故防止対策委員会を設置するなどの体制を整えることが重要である．各施設では，県や市，保健所や教育委員会などが提示しているマニュアル作成の手引きに基づき，施設ごとのマニュアルの作成が求められる．また，すでに規定されているものについては確認するとともに，普段から定期的な見直しを行い，必要に応じて，調理従事者への教育や研修を通じて施設関係者全員への対応の周知徹底を行う．

A. 事故・災害の分類と食事提供

危機管理，リスク管理が必要な事故・災害を表 4.15 に示す．

給食施設での事故とは，食中毒，感染症のほかに，日常的にあり得る調理従事者のケガ，異物混入や誤配膳など人為的な事故（ヒューマンエラー）などである．

表 4.15 事故・災害の分類と食事提供への影響
[井川聡子ほか，給食経営と管理の科学，p.142，理工図書（2011）参照]

	分類	内容	食事提供などへの影響
事故	ヒューマンエラー	食中毒など（感染症含む）	発生規模によっては種々の業務が停滞し，影響は甚大となる ・食事提供業務の停止命令 ・代替え給食の実施 ・信頼の失墜
		異物混入，誤配膳，食物アレルギー事故，アレルゲンのコンタミネーションなど	食事に対する安心，安全性が損なわれる ・不快感，不信感の助長 ・再発防止のための危害分析調査の実施
災害	自然災害	地震，津波，豪雨，台風，洪水，噴火，豪雪など	・ライフラインの中断 ・孤立化 ・食材調達への影響 ・備蓄食品の拠出 ・給食業務への影響 （特に医療施設は災害状況により，機能がマヒ状態になることが予想される）
	人為災害	化学爆発，交通災害，炭坑事故，テロなど	
	特殊災害	放射能汚染，有毒ガス汚染の拡大，自然災害と人為災害の混合災害など	

災害はその種類と規模によって，さまざまな経過をたどる．災害発生時には，多くの給食施設では本来の利用者のために定常時と変わらぬ栄養管理とその安全性の確保を図る必要があるうえに，施設によっては地域住民などへの対応に関しても，その地域の特徴をふまえ，どのような対応が可能か，十分に検討しておく必要がある．近隣の給食施設との連携を図る点からも，想定される事態への共通の対応と，施設独自の対応といったポイントなどをまとめておく必要がある．

B. 事故における危機管理とリスク管理

「人はだれでも間違える」（米国医療の質委員会）という言葉があるが，人が資源となる特定給食施設の現場において，あってはならない人為的なミス（ヒューマンエラー）をいかに未然に防ぐことができるかが重要である．ヒューマンエラーとは，意図しない結果を生じる人間の行為をいう．

a. リスク管理：食物アレルギー事故防止策

病院における食物アレルギー事故防止策の例を以下に示す．①献立作成担当の管理栄養士・栄養士は，使用する食材料を点検し，アレルゲン食品が除去された内容となっているか食札をチェックする（食札は病棟やアレルゲンを色分けする），②献立作成を担当していない別の管理栄養士・栄養士によるダブルチェックを行う．③調理師は使用食材料と禁忌食品を確認し，④病棟では看護師が食事内容と患者を確認，さらにバーコードにより認証確認を行うなど，何重もの確認事項をマニュアル化する．図 4.16 は誤配膳防止を目指した食札の例である．

また，安全管理の流れ（図 4.17）のように発注した食材が納品され，調理・配膳に至るまでには多くの人員がかかわるため，それだけ人為的なミスも起こりやすい．安全確認をマニュアル化し，実施しやすい管理方法を提示することで改善につなげる必要がある．事故を未然に防ぐために，県や保健所がマニュアル作成の手引きを提示したり，学校給食では市や教育委員会が事故防止マニュアルやア

図 4.16　病院における誤配膳防止のための食札の例

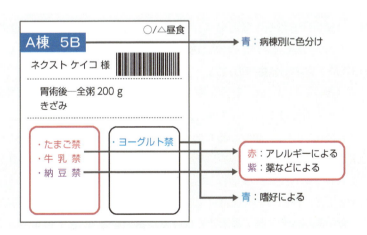

図 4.17 病院における安全確認の流れ

	食材料	食札	盛り付け	トレイメイク	配食
確認時間	献立作成時 納品時 検収時	入力時 出力時	盛り付け時	トレイメイク時	配食時
献立確認	数量・規格の確認	献立指示と食札内容の確認	食札と献立表の指示から盛り付け内容の確認	食札と配膳された食事の確認（誤配膳の防止）	病棟名確認 食札と利用者の確認 禁忌の最終確認
衛生確認	異物混入確認 品質・品温確認 賞味期限確認		異物混入確認		適温確認
最終確認者	管理栄養士・栄養士 調理従事者	管理栄養士・栄養士	管理栄養士・栄養士 調理従事者	管理栄養士・栄養士	配膳担当者

レルギー対応マニュアルを作成し，規定している．

b. リスク管理：検食と保存食

検食とは，できあがった食事が計画通りにできあがり，安全で安心して食べられる状態にあるかを評価・確認することである．検食を実施する者は，施設長あるいは給食責任者とされ，学校では学校長，保健医療機関では医師，管理栄養士，栄養士などが行う．検食は，利用者に提供する前に行い，各料理の質や量，盛り付け，味付け，色彩，異臭，異味，異物の有無などを点検する．検食者は必ず評価内容を検食簿に記録し，保管する．

保存食とは，給食施設において事故発生時の原因究明の資料とするために保存する「原材料」および「調理済み食品＝提供する料理」のことである．保存の方法は，原材料および調理済み食品をそれぞれ 50 g 程度ずつ，清潔な容器（ビニール袋など）に入れ密封し，専用の冷凍庫内（−20℃以下）で 2 週間以上保存する．保存のタイミングとして，原材料は購入した状態で保存する必要があり，洗浄や殺菌を行う前に行い，調理済み食品は配膳後の状態で採取し保存する．

なお，大量調理施設衛生管理マニュアルにおいては，保存食を「検食の保存」（p.203 参照）と記載しており，前述の検食との違いを理解する必要がある．

c. 危機管理：食中毒発生時の対応

特定給食施設においては，安全・衛生にどれほど配慮していても，食中毒や感染症が発生する可能性をゼロにすることは難しい．万一，食中毒が発生した場合，取るべき対応について，知っておく必要がある．図 4.18 に示したとおり，食中毒が発生した場合には，その施設の責任者は直ちに保健所に報告する必要があり，食中毒患者を診察した医師は 24 時間以内に保健所へ届出をする義務がある．被害の拡大を防ぎ，原因の究明を容易にするためにも事故の発生直後の対応が重要となる．食中毒事故発生時に提出する保存食や書類を表 4.16 に示す．

図 4.18 食中毒発生時の対応
＊ 2021（令和 3）年 6 月 1 日施行の条番号［食中毒処理要領，食中毒調査マニュアル，厚生労働省（2013）など参考］

施設の管理責任者は，発生状況を確認し，医療機関を受診させ保健所に通報

↓

患者の診断をした医師は，24 時間以内に以下 5 項目を所轄の保健所に文書，電話または口頭により届け出る義務がある．（「食品衛生法」第 63 条＊，「食品衛生法施行規則」第 72 条）
1. 医師の住所および氏名
2. 中毒患者もしくはその疑いのある者または死者の所在地，氏名および年齢
3. 食中毒の原因
4. 発病年月日および時刻
5. 診断または検案年月日および時刻

↓

患者の範囲，人数や症状の把握と記録

↓

2 週間分の食材料と出来上がりの保存食を保健所に提出し原因を究明

↓

- 保健所からの食中毒調査（聞き取り調査，立入調査）
- 聞き取り調査：発症の有無，発症年月日，医療機関への受診の有無，健康状態，患者の共通の献立や間食など喫食状況
- 立入調査：消毒前の施設の拭き取り検体，排水などの採取，おおむね 2 週間の仕入れ元，食材料購入に関する検収簿，衛生管理に関する記録簿，献立，給食日誌など

↓

保健所の指示による施設内の消毒と給食の停止と再開

表 4.16 食中毒発生時の提出物

提出物または書類	提出目的
食材料と調理済みの保存食	原因となる菌やウイルスの特定（分析）
献立表	発生源となる食事または食材料の特定
調理工程表	誰がどのようにして調理を行ったかについての確認
加熱調理の中心温度記録簿	提供された食事が，一定の温度まで加熱されていたかについての確認
検収簿	検収時の食材料の状態の確認
冷蔵庫・冷凍庫内の温度記録簿	冷蔵庫または冷凍庫内の温度，保管温度の確認
調理室内の温度・湿度記録簿	調理作業場内の温度・湿度，食中毒発生への関与の確認
水質検査の記録簿	調理に使用された水の水質の確認
調理従事者の衛生管理表	調理従事者からの感染ではないか確認
調理従事者の検便結果および健康診断の結果	調理従事者からの感染ではないか確認
調理従事者の勤務表	誰がいつ調理に携わったのかについての確認
検食簿	検食を行った時に異常はなかったか確認
給食日誌	給食施設での異常がなかったか確認
施設の清掃や衛生管理に関する記録簿	清掃方法や衛生管理状況の確認

d. 危機管理：事故の状況把握と対応

異物混入や食中毒，誤配膳やアレルゲンのコンタミネーションなど，給食施設を取り巻く安全と衛生にかかわる事故は常に起こり得る．アレルギー対応における事故の状況は施設ごとに異なり，原因となる食品の取り扱い，調理作業工程，配膳・配食時におけるコンタミネーションの可能性の有無が，事故状況の判断基準となる．実際に事故が起こった際は，その状況を把握している者が事故の原因を分析し，アクシデントレポートを作成する必要がある．アクシデントレポートは事故を起こした者の過失や責任を問うものではなく，今後の再発防止のためのものである．

e. インシデント，アクシデント

事故には至らなかったがヒヤリ，ハッとした事例のことをインシデントといい，実際に事故に至ってしまった事例をアクシデントという．インシデント，アクシデントのいずれも発生した際はレポートにより報告を行い，施設全体で共有する必要がある（インシデント・アクシデントレポート）．特にインシデント内容を調理従事者が把握することで，未然に防ぐべき事象を理解でき，アクシデントを防ぐことにつながると考えられる．図 4.19 に作業工程ごとで起こりうるヒヤリ・ハット事例を示す．

図 4.19　工程別ヒヤリ・ハット事例
［ヒヤリハット事例集 学校給食事業，地方公務員災害補償基金（平成 23 年 2 月）より抜粋］

下処理
- 内容：野菜くずが床に落ちていて滑りそうになった
- 原因：調理従事者の不注意
- 対策：・くずが落ちないよう，共通理解の上で工夫する
  ・落ちたらすぐ拾う
  ・足元をよく確認する
- アドバイス：くずが落ちにくい改善策を検討するとともに床面落下物は気が付いた人がすぐに拾う習慣をつける

加熱調理
- 内容：オーブンから天板を出す際，天板に腕が接触しそうになった
- 原因：調理従事者の不注意
- 対策：・オーブンの使用時は長袖着用，もしくはウォームカバーを着用する
- アドバイス：加熱調理は高温物との接触頻度が高いので，作業に適したカバーや衣服を着用する

後始末
- 内容：包丁が洗浄液の中に入っているのに気が付かず触ってしまい手が切れそうになった
- 原因：安全意識の欠如
- 対策：・包丁はシンクに入れず，見えるところに置く
  ・包丁が入っていた場合，石鹸を入れる前に必ず取り出す
- アドバイス：刃物に対する認識を持ち，ルールを決める（作業中や片付け中でも包丁が出たらすぐに洗い，専用のカゴにしまうなど）

配膳
- 内容：運搬用コンテナを押していて，勢いがついて前の人をはさみそうになった
- 原因：あわてていた
- 対策：・あわてずに作業する
  ・目視での安全確認をする
  ・声掛けを行う
- アドバイス：同時に運搬したり，2 人で作業する場合，声掛けや，目視により安全確保をする作業のリーダーを決める

ハインリッヒの法則

ハインリッヒの法則（図4.20）とは，1928年にアメリカの損害保険会社で安全技術者をしていたハーバード・ウィリアム・ハインリッヒが，5,000件以上に及ぶ事故事例を根拠にして導き出した統計的な経験則であり，1件の大きな事故・災害の裏には29件の軽微な事故・災害と300件のヒヤリ・ハット（インシデント）があるとされる．つまり，重大災害の防止のためには事故や災害の発生が予測されたヒヤリ・ハットの段階で対処していくことが必要である．

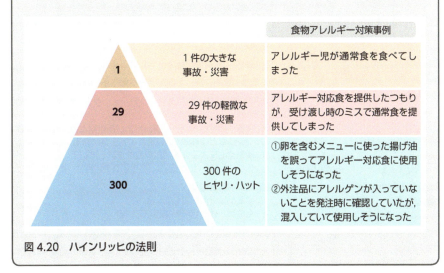

図4.20　ハインリッヒの法則

C. 災害時における危機管理とリスク管理

　自然災害の発生に備え，自治体は危機管理マニュアルを整備している．厚生労働省では，2013年に「特定給食施設における栄養管理に関する指導及び支援について」で，特定給食施設は「災害等に備え，食糧の備蓄や対応方法の整理など，体制の整備に努めること」と通知している．

　ライフラインの復旧状況など，施設の状況も考慮したうえで，災害時マニュアルを作成し，あらかじめ，施設全体に周知しておく必要がある．作成時に細かいことを決めておくことは必要ではあるが，災害時には想定していないことも起こる．そのため，実際に災害が発生した際には，その時々の状況に合わせて，その詳細は何のために定めたのか，目的を明確にしておくことで，実行不可能な方法に対して臨機応変に対応し，目的を達成させることができる．

危機管理体制の整備（施設内）	災害時食事提供マニュアルの整備	①災害時における食事提供マニュアル（以下マニュアル）を作成している
		②マニュアルには下記内容が網羅されている 　ア．施設内の連絡・指示体制に関すること 　イ．初期対応に関すること（発災直後の行動，被災状況確認項目，連絡体制など） 　ウ．被災状況の確認に関すること（厨房内，ライフラインなど） 　エ．入所者（喫食者，対象者）の食事摂取状況の確認に関すること 　オ．外部との連絡体制に関すること 　カ．食事提供に必要な食料，水，食器，熱源，照明などに関すること 　キ．衛生管理に関すること 　ク．食事提供などの記録に関すること 　ケ．各フェーズ（対応時期）に応じた取り組みに関すること
		③マニュアルについて検討する場がある
		④マニュアルの内容については，給食担当者だけでなく，施設全体で共有している
	危機管理体制の強化	①給食担当部門で訓練や研修を行っている
		②施設全体で訓練や研修を行っている
		③地域や外部も参加した訓練や研修を行っている
食材料など災害時備蓄の確保	備蓄の整備	①食事を提供するために必要な食料，水，食器，熱源などが施設内に備蓄されている 　ア．食料，水は必要量確保されている 　イ．食器や調理器具，ラップ，ビニール袋などの消耗品を確保している 　ウ．コンロなどの熱源（照明用ライト，自家発電）を確保している 　エ．備蓄食品による非常時用献立を作成している 　オ．作り方や盛り付け方法などの手順書を，食材料と一緒に保管している
		②適切な場所に保管されている 　ア．備蓄品は分散配置している 　イ．全職員が保管場所を把握している
		③施設外備蓄を行っている場合は，災害時の納入方法，ルートを確保している
	備蓄の運用	①平常時用の備蓄利用計画を作成している（普段の給食への利用など）
		②備蓄品はあらかじめ購入・利用計画を作成し，受払簿を整備している
		③備蓄品の使用方法について施設内で共有している
外部との連携体制の明確化		①ライフライン（電気，ガス，水道など）遮断時の連絡先を把握している
		②外部業者，系列施設および所属団体などと，災害支援に関する取り決めを行っている
		③備蓄品，人員などが不足した場合の支援依頼先は明確になっている

表 4.17　災害時の食事提供のためのセルフチェック項目
［給食施設における「災害時の食事提供マニュアル」作成のための手引き，山形県（2015）］

a．危機管理：平常時から災害発生，給食提供までの流れ

災害時の食事提供のために，マニュアルを作成する際には，表 4.17 のような内容を盛り込む．また，電気，ガス，水道といったライフラインに関しては，平常時の把握，発生時の検討事項，復旧しないときの対応をまとめておくとよい（表 4.18）．

なお，給食施設の種類や機能によって，マニュアル作成時には表 4.19 のような特性に留意する．

発生から給食提供までの例をフローで図 4.21 に示す．

b．災害時に提供する栄養素等の質と量

1995 年の阪神・淡路大震災，2007 年の新潟県中越沖地震により，災害時の栄養問題と食料備蓄のあり方が改めて注目され，見直されてきた．

表 4.18 ライフラインの平常時の状況把握，検討事項と復旧までの対応

[佐賀県 HP：健康増進法に基づく栄養管理，特定給食施設栄養管理の手引き，p.76，山形県 HP：給食施設における「災害時の食事提供マニュアル」作成のための手引き（2015）（参考「特定給食施設における非常・災害対策チェックリスト利用の手引き」宮城県保健福祉部健康推進課（2014））]

		水	電気	ガス
平常時	把握事項	・貯水の現状 ・貯水槽の栄養部門で使用可能な容量 ・1日の平均的使用量 ・貯水槽のみで対応可能な使用時間	・自家発電設備 ・電化調理機器の使用状況 ・センサー式機器（手洗いなど） ・自家発電が栄養部門で使用可能な時間	・ガスの種類 ・ガス調理機器の使用状況
	検討事項	・献立や調理方法 ・手洗いなど衛生管理 ・食器の洗浄方法 ・使用食器の種類（食器洗浄機使用不可）	・代替機器（ガス，懐中電灯など）の使用 ・献立や調理方法 ・食器洗浄方法（食器洗浄機使用不可） ・食事運搬方法（エレベーター使用不可） ・食事せん，食数把握方法（パソコンの使用不可）	・代替機器（カセットコンロ，ガスボンベなど）の使用 ・献立，調理方法 ・食器の洗浄方法 ・使用食器の種類（食器洗浄機使用不可）

		飲用以外の水がない場合		電気またはガスなどの熱源が復旧しない時
災害時の対応例	調理従事者，配膳者の手指の衛生	・汚れをウェットティッシュなどでふき取り，アルコールで消毒 ・作業の際は使い捨て手袋を使用		・冷蔵庫に保存してある食品は，庫内温度を確認して使用する ・備蓄食品，支援物資などは，賞味期限を確認してから提供する ・簡易調理（カセットコンロなど）の場合には，火力が弱いので，中心まで温度を上げる工夫をする
	エプロン・帽子など	使い捨てエプロン・帽子・マスクを使用		
	調理場の衛生	・施設の安全を確認し，汚れをウェットティッシュなどでふき取り，アルコールで消毒 ・調理室以外で配膳などを行う場合も同様		
	食器	使い捨てのものを使用		
	器具	使い捨てのもので代用する		
	提供する水	備蓄用水など飲用に適するものを提供		
	提供する食事	備蓄食品を調理せずに提供		
	食品・野菜の下処理	下処理の必要ないものを使用		
	室内の衛生	食事などを置く場所は，ウェットティッシュなどで汚れをふき取り，アルコールで消毒		
	利用者の手指の衛生	汚れをウェットティッシュなどでふき取り，アルコールで消毒		

表 4.19 マニュアル作成時の施設ごとの留意点
[「災害時の食事提供マニュアル」作成のための手引き,山形県(2015)]

医療施設(病院)	疾病や摂食形態に対応した災害時用献立の作成	エネルギーコントロール食,低たんぱく質食,アレルギー対応食,離乳・幼児食
	濃厚流動食などの特殊食品が調達できない場合の対応	代替食品の作り方,栄養士会・保健所など入手相談先の確認など
	非常電源の場所・容量などの確認,優先的に使用する機器の選定	
	停電によりエレベーターや配膳車が使用できない場合の配膳・下膳方法,電算システムが使えない場合の食数把握,食事オーダ変更方法	
	入院患者以外にけが人や被災者が集まった場合を想定した備蓄量の整備	
高齢者・介護保険施設	摂食形態に対応した災害時用献立の作成	嚥下困難食,ペースト食,とろみ対応食など
	摂食形態に対応した食品の選択	全体にパサつくものを避け,咀嚼しやすいやわらかめの食品など
	濃厚流動食などの特殊食品が調達できない場合の対応	代替食品の作り方,栄養士会・保健所など入手相談先の確認など
	在宅やデイサービス利用者への食事支援方法	
	福祉避難所に指定されている場合の要援護者の受け入れを想定した備蓄量の整備	
社会福祉施設(障害者,障害児対象施設など)	摂食形態に対応した災害時用献立の作成	嚥下困難食,個人対応食,アレルギー対応食など
	特定の食にこだわりがある対象者への対応策	
	特別な器や食具などの準備	
	福祉避難所に指定されている場合の要援護者の受け入れを想定した備蓄量の整備	
学校,児童福祉施設(保育所),事業所など	帰宅困難者や帰宅待機者を想定した内容の備蓄	
	避難場所に指定されている場合の備蓄量の整備	乳幼児,アレルギー児などへの対応も含める

　2011年3月11日に起きた東日本大震災では,被災者の栄養問題として,食事の量だけでなく,質的な課題が多く取り上げられ,厚生労働省より,「避難所における食事提供の計画・評価のために当面の目標とする栄養の参照量」(表4.20)が公表された.これに基づき,国立健康・栄養研究所より「避難所における食品構成例」(表4.21)および「食品構成具体例」(表4.22)が示された.
　また,「災害時の栄養・食生活支援マニュアル」(国立健康・栄養研究所,2011年)では,発災直後から1か月経過ごろまでをフェーズに分け,各フェーズごとの栄養補給の活動の流れを示し,欠乏しやすいエネルギーおよび栄養量の補給対応や被災者への対応などが配慮された(図4.22).
　さらに,日本栄養士会でも大規模自然発災時に迅速かつ的確に栄養・食生活支

図 4.21 災害発生から給食提供までのフロー

＊ガスは震度 5 程度以上の揺れを感知すると，ガスメーターの安全装置が作動し，自動的にガス供給が遮断される．復帰作業は原則各自で行う．

［給食施設における災害対策マニュアル策定のための手引き，p.36，八王子市保健所（2018）を参考に作成］

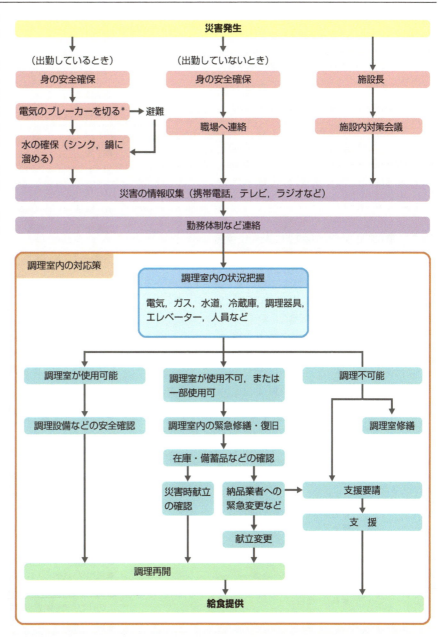

援活動を行うための日本栄養士会災害支援チーム（The Japan Dietetic Association-Disaster Assistance Team：JDA-DAT）が，東日本大震災をきっかけに設立された．高齢者や子ども，妊産婦と慢性疾患有症者などの要配慮者の食支援を行い，その後の大規模災害で成果を挙げている．

災害時には食を通じての支援が不可欠であり，管理栄養士・栄養士の役割は，非常に大きい．

表 4.20 避難所における食事提供の計画・評価のために当面目標とする栄養の参照量（1 歳以上，1 人 1 日あたり）
［厚生労働省 HP，避難所生活における食事提供の計画評価のために当面目標とする栄養の参照量（2011 年）］

エネルギー	2,000 kcal
たんぱく質	55 g
ビタミン B_1	1.1 mg
ビタミン B_2	1.2 mg
ビタミン C	100 mg

日本人の食事摂取基準（2010 年版）を基に算出

表 4.21 避難所における食品構成例（1 人 1 日あたり）
［国立健康・栄養研究所 HP，避難所における食品構成例］

穀 類	550 g
いも類	60 g
野菜類	350 g
果実類	150 g
魚介類	80 g
肉 類	80 g
卵 類	55 g
豆 類	60 g
乳 類	200 g
油脂類	10 g

表 4.22 避難所における食品構成に基づいた食品構成具体例

水（水分）を積極的に摂取するように留意する．
＊「1 日あたりの回数」を基本に「食品例」の●を選択する．たとえば，穀類で「1 日あたりの回数」が 3 回であれば，朝：●ロールパン 2 個，昼：●コンビニおにぎり 2 個，夕：●コンビニおにぎり 2 個，といった選択を行う．
［国立健康・栄養研究所 HP，避難所における食品構成具体例より一部改変］

食品群	パターン 1（加熱調理が困難な場合）		パターン 2（加熱調理が可能な場合）	
	1 日あたりの回数＊	食品例および 1 回あたりの量の目安	1 日あたりの回数＊	食品例および 1 回あたりの量の目安
穀類	3 回	●ロールパン 2 個 ●コンビニおにぎり 2 個 ●強化米入りご飯 1 杯	3 回	●ロールパン 2 個 ●おにぎり 2 個 ●強化米入りご飯 1 杯
いも・野菜類	3 回	●さつまいも煮レトルト 3 枚 ●干しいも 2 枚 ●野菜ジュース（200 mL） 1 缶 ●トマト 1 個ときゅうり 1 本	3 回	●下記のうち 1 品 　肉入り野菜たっぷり汁物 1 杯 　肉入り野菜煮物 　（ひじきや切干大根など乾物利用も可） 1 皿 　レトルトカレー 1 パック 　レトルトシチュー 1 パック 　牛丼 1 パック ●野菜煮物 1 パック（100 g） ●生野菜（トマト 1 個など）
魚介・肉・卵・豆類	3 回	●魚の缶詰 1/2 缶 ●魚肉ソーセージ 1 本 ●ハム 2 枚 — ●豆缶詰 1/2 缶 ●レトルトパック 1/2 パック ●納豆 1 パック	3 回	●魚の缶詰 1/2 缶 ●魚肉ソーセージ 1 本 ●肉，魚などはカレー，シチュー，牛丼，いも・野菜の汁物，煮物を選択した場合はそれらに含まれる ●卵 1 個 ●豆缶詰 1/2 缶 ●レトルトパック 1/2 パック ●納豆 1 パック
乳類	1 回	●牛乳（200 mL） 1 本 ●ヨーグルト 1 パック＋プロセスチーズ 1 個	1 回	●牛乳（200 mL） 1 本 ●ヨーグルト 1 パック＋プロセスチーズ 1 個
果実類	1 回	●果汁 100％ジュース（200 mL）1 缶 ●果物缶詰 1 カップ程度 ●りんご，バナナ，みかんなど 1～2 個	1 回	●果汁 100％ジュース（200 mL） 1 缶 ●果物缶詰 1 カップ程度 ●りんご，バナナ，みかんなど 1～2 個

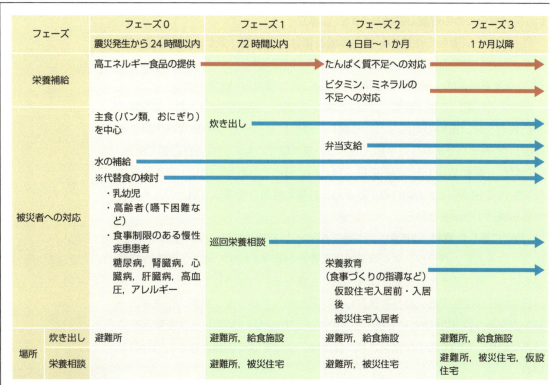

図 4.22 災害時の食事や栄養補給の活動の流れ
［(独)国立健康・栄養研究所，(公)日本栄養士会，災害時の栄養・食生活支援マニュアル 2011，一部改変］

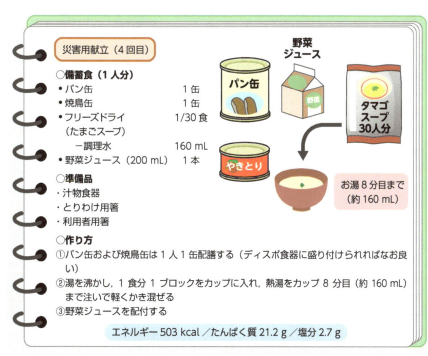

図 4.23 災害用献立提供の手順書（例）
1回分の食品をまとめて写真などで表示するとわかりやすい．1缶を何人に配るのか明記する（グラム表記だと分配し難いため）．食器に食品用ラップをすると洗わずに済む．
［給食施設における災害対策マニュアル策定のための手引き，p.10，八王子保健所 (2018)］

c. 災害時のための貯蔵（備蓄食品の管理）と献立

これまで，災害時のための家庭内の備蓄量は，長い間「最低3日分」といわれてきたが，内閣府南海トラフ巨大地震対策検討ワーキンググループの報告において，「家庭備蓄は1週間分以上確保」することが望ましいとされた．

給食施設においては，備蓄品（食品，備品）の管理，提供食数の予測，調理職員が出勤できない事態の対応なども考慮し，事前に9回分程度の非常時用献立を作成し，それぞれを図解した手順書（図4.23）を準備するなどの対応が必要である．

ただし，備蓄食品はその施設の提供食として適当であるか，また，備蓄品を賞味期限内に平常時に使い切れるかなどの入れ替え時期も考慮し，購入コストの面からも検討する必要がある．

(1) 備蓄に適した食材（災害食）　1食の献立として成り立つよう，主食や主菜，副菜となるよう，バランスよく準備する必要がある（表4.23）．また，①保存期間が長い，②個包装または缶詰，③非加熱でも食せるものが適している．

日常的に保存性の高い食品を購入し，利用と購入を繰り返す備蓄の方法をローリングストック（回転備蓄）法という（図4.24）．ローリングストックを平常時にうまく活用していくことが推奨され，自治体によってはその指導なども行われている．

表4.23　備蓄食品の種類一例
2019年より乳児用液体ミルクが備蓄品に追加される．

そのまま食べられる	主食	かゆ（レトルト），パン（缶詰）
	主菜	肉，魚，卵，豆腐を用いたもの（缶詰，レトルト）
	副菜	野菜，豆，海藻を用いたもの（缶詰，水煮）
	汁物	即席汁（缶詰，レトルト）
	デザート	果物（缶詰，ドライフルーツ），ゼリー，あずき（缶詰）
	飲料	飲料水，野菜ジュース，経口補水液など
調理水が必要	主食	米（アルファ米，無洗米），麺（即席めん，乾めん），餅（包装，水戻し）
	その他	ベビーフード，スキムミルク，フリーズドライ加工食品

図4.24　ローリングストック法

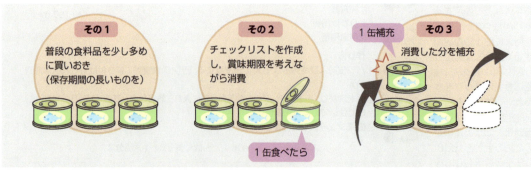

5. 給食の経営管理（給食経営管理）に必要な管理項目

　給食管理（給食経営管理）において，対象者のアセスメントから実際に食事を提供するまで管理する項目は，栄養・食事管理，献立管理，食材料管理，生産管理，提供管理，安全・衛生管理，品質管理などがある．そのほかにそれぞれの対象者にあった食事を提供するためには，給食管理に携わる人が属する組織やその人材を活かすための人事管理や労務管理，食材料などの経費や労務費などを適正にする会計・原価管理が必要である．また，ITを活用した情報管理も大切である．
　これらの管理項目が適切に実施されることで，施設・設備や給食従事者などを活用し，それぞれの給食施設の目標にあった食事を提供することができる．

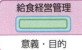

5.1 給食経営管理の意義・目的

　給食経営管理とは，経営資源を活用し顧客である対象者に対し，より良い食事を提供することはもちろん，給食施設のある組織の収益を考えることである．給食施設のある組織には医療施設（病院），高齢者・介護保険施設や児童福祉施設，事業所，学校などさまざまな施設があり，それぞれの施設の目的に合わせた給食施設の経営資源を理解し有効利用することで，より良い品質の食事を提供するだけでなく収益を考えた運営につながるといえる．図5.1に給食における経営資源

図5.1　給食経営管理における経営資源

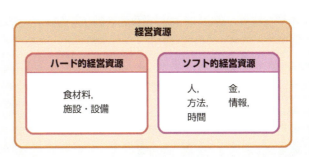

をまとめる．

A. 給食経営管理の経営資源

a. ハード的経営資源

ハード的経営資源には，「食材料」，「施設・設備」などがある．これらの資源は，目に見える経営資源であり，ハード的経営資源はソフト的経営資源である「人」や「方法」により有効利用される．

(1) 食材料 食材料は，給食を作るために必要不可欠なものである．対象者にあったものであること，旬の食材であること，安定した価格であることなど，給食の質はどのような食材料を使うかにより，大きく左右される．より良い食材料を経営資源として確保するためには，ソフト的経営資源である「情報」や「金」が必要となる．どのような食材料が流通しているか購入方法などの情報を収集し，その食材料を購入する資金がなければならない．また，調理するノウハウも食材料を生かすために大切である．

(2) 施設・設備 給食の施設・設備には，調理室や事務室，食品庫，検収室，食堂，休憩室などがある．また，調理設備や調理機器，什器備品なども含まれる．

施設・設備の中には，簡単に作り直せるものではないものもある．提供する食事の種類や食数，人員の配置などを理解し，立地条件や各施設の広さ，内装などを十分考慮する必要がある．

b. ソフト的経営資源

ソフト的経営資源には，「人」，「金」，「方法」，「情報」，「時間」などがある．ソフト的資源は，食材料や施設・設備など目に見えるハード的経営資源とは異なり，組織が積み重ねていく知識や信用，技術やブランド力など，目に見えない経営資源である．これらの資源の中には，短期間で獲得できないものもある．他の施設では真似のできないような，その組織の理念にあった「人」を育て，「方法」を習得させ，蓄積していくことは，長い期間を必要とするが，かけがえのない資源となる．

(1) 人 優れた人材が多く所属している組織は，さまざまな経営資源を活用できる強い組織となる．経営資源の中で人は，最も重要な資源のひとつといってよい．施設・設備や食材料，資金などの経営資源を動かすのは，人である．また，ソフト的経営資源である方法や情報などは，人が獲得して，活かしていくものが多い．人は組織にとって経営の基本要素であり，人とは給食経営管理では，管理栄養士や栄養士，調理師，調理員などの調理従事者のことをいう．これらの人の配置が的確であれば，食事の品質やサービスの向上につながる．調理従事者が，理念に沿った同じ方向性の考えと高いモチベーションを持つことは，よりスムーズで質の高い給食業務を行うことにつながる．

(2) 金 良い経営資源を揃えるためには，資金が重要となる．予算を立て計画的に資金を運用することで，その他の経営資源を揃えていくことができる．また，経営状態が良好であれば，必要な資金を獲得することができる．給食経営管理では，適切な食事を提供するための食材料費，人を配置するための労務費，施設や設備を整えるための経費などさまざまな資金が必要である．

(3) 方法 経営資源を活用するノウハウであり，組織が蓄積してきた技術やブランド力などもこれにあたる．給食施設ごと作成されたマニュアルや調理技術などは，その施設の特徴であり信用へとつながる．より良い方法を持っていることで，質の高い食事の提供が可能となる．

(4) 情報 情報とは，栄養・食事管理に必要な知識や調理技術などのノウハウ，利用者のニーズの把握などさまざまである．たとえば，ベテランの管理栄養士を雇用することで，高度な知識を獲得することもでき，この管理栄養士がもつ情報を他の管理栄養士や調理従事者が共有することで情報資源として有効に活用できる．また，情報は専門誌やITを活用して外部から得ることもできる．関連の学会や研修会などへの参加も情報を得る機会となる．

医療施設での医療システムを活用して得た情報も大切な情報資源である．方法や情報は，組織が積み重ねて蓄積していく資源であり，組織に所属する多くの人と共有できる．

方法や情報を活用するイメージを図 5.2 に示す．

(5) 時間 食事の提供において，決められた喫食時間に提供することや衛生管理で決められた調理時間を管理することは，守らなければならない重要な管理項目である．決められた時間で給食業務を行うためには，人の働く時間（労働時間）の確保や作業を的確に適正な時間で行うことが重要となる．給食経営管理を行うための方法や情報を持っている人を獲得することで，時間を有効に活用することができる．

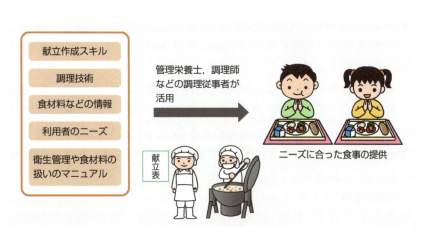

図 5.2 方法や情報の活用の例

c. 経営資源の活用

ハード的経営資源が潤沢であっても，より良いソフト的経営資源がなければ品質の良い給食を提供することは難しい．たとえば，性能の良い設備や機械があったとしても，それを使いこなす人材や方法，知識がなければ活用することができない．また，各組織（給食施設）の持つ技術やブランドはその組織の特徴を決める大きな要因となる．優れた献立作成や調理技術，マニュアルを持つ組織は，より良い給食を提供することができる．

ハード的経営資源とソフト的経営資源の両方を活用し，安全で美味しい給食を提供し，利用者の健康増進を目的とした取り組みを行うと同時に，組織の利益に貢献していくことが給食経営管理にとって大切である．

5.2 経営管理

「経営」とは，目的・目標を設定し，人・物・金などの経営資源を有効活用し，計画的・継続的に事業を行うことをいう．「経営管理」とは，「計画，組織化，指揮・命令，調整，統制」の5つのプロセスを，1つのサイクルとして繰り返し行うことで，目的を効率的に達成できると考えられている（図5.3）．

給食施設における経営管理においては，利用者のQOL向上・健康増進やそれぞれのニーズに応える食事を提供するなどの目的を達成するため，合理的な組織作りを行う．また，①提供する食事の生産管理，②調理従事者など従業員の人事・労務管理，③食材料費や労務費などの会計・原価管理，④施設の整備や調理機器などの施設・設備管理といった管理業務を計画的・継続的に行う．

A. 組織化とは

a. 組織

組織とは，共通の目的や目標を達成するために，複数の人が集まり仕事を分担し，最大限の能力を発揮するために編成した体系のことである．集団の知恵と力を持って，目標を達成することができる．

組織がめざすあるべき姿になるための目的・理念・目標・方針は，表5.1のように整理される．経営者や管理者の重要な任務は，設定された目標に対する方針を具体的に明確にすることである．そうすることで自分の役割がより明確となり，従業員のモチベーションも上がり，業務遂行計画が立てやすくなる．目標や役割が明確になると目標達成・未達成の評価もしやすくなる．

b. 組織の要素

経営管理において，目的・目標を達成するためには，集団を効率的に機能させ

図 5.3 経営管理の 5 プロセス

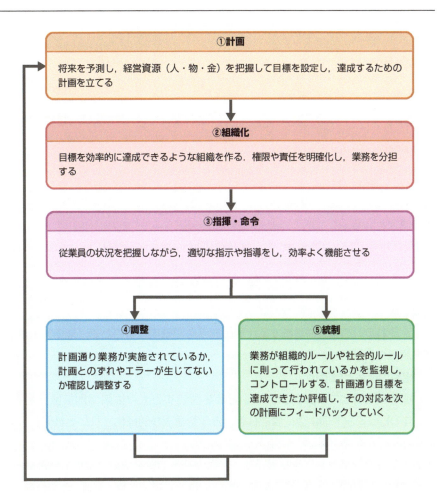

表 5.1 組織の目的
[佐藤允一, 新版 [図説] 問題解決入門, ダイヤモンド社 (2003)]

目的	どのような社会的使命あるいは社会的機能を果たそうとして活動しているか，という事業体の存在理由を意味する
理念	創業者あるいは経営者の理想とする主体的な経営のあり方を述べている．社是・社訓
目標	達成すべき事柄，到達すべきレベルを示したもの
方針	今年度の目標を達成するために，今年度どのような施策を取るか，その考え方，やり方を示したもの．目標達成の具体的方法論をいう

るような組織として編成しなければならない．組織を構成する要素として，「組織目的」，「協働意志（貢献意欲）」，「情報共有（コミュニケーション）」の 3 要素が挙げられる．これらが揃い，バランスがとれている状態が存続の条件となると考えられる．

(1) 組織目的 共通の目的をもっていること．組織を構成する全員がめざすゴールや目標が明確になっていること．

(2) 協働意志（貢献意欲） 構成員が，組織の目的に協力し，貢献しようとする意

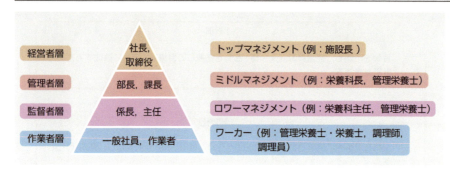

図 5.4 職務の階層とマネジメント

欲をもっていること．組織が個人に与える報酬や福利厚生，職場環境等は意欲向上の誘因となる．

(3) 情報共有（コミュニケーション） 構成員同士が相互に円滑なコミュニケーションが取れていること．

　給食管理や給食経営管理においても，事業目標を達成するために，多人数の従業員を集め，管理者や中間管理職，その指示に従う作業者などのように階層分けをし，それぞれの責任や従事する仕事の範囲を明確にすることで，業務を円滑に行う組織作りが行われている．

c. 組織の構造と階層化

(1) 職務の階層とマネジメント 組織を構成する人々は階層別に区分され，図5.4のピラミッドのように表される．責任や権限が明確化されたそれぞれの階層において，マネジメントを行う．

① **トップマネジメント**：経営者層は，経営の基本方針を決め，全体の経営計画，組織管理や統制を行い，経営の最終責任を負う立場．社長，役員，理事長など．

② **ミドルマネジメント**：管理者層は，トップが決定した方針をもとに，部門ごとの具体的な目標や計画を立て，業務の遂行を指示する．中間管理職となる部長，課長，病院の栄養科長など．

③ **ロワーマネジメント**：監督者層は，管理者の目標・計画を実施するため，作業者であるワーカーに具体的な指示出しをし，監督する．係長，主任など．

④ **ワーカー**：作業者層は，監督者から具体的な指示を受け，実際に作業を行う．給食施設においては調理従事者がこれにあたる．

(2) 組織の構造 組織には，図5.5に示したようなライン組織（直系式組織），機能（職能）別組織（ファンクショナル組織），ラインアンドスタッフ組織，事業部制組織，マトリックス組織，プロジェクトチームなどさまざまな構造がある．

d. 組織の原則

　組織を管理，運営するために留意する原則は次のようなものがある．

(1) 組織階層の原則 組織を構成する人々は階層別に区分される．管理者から作業者へ仕事内容や責任権限などが階層化される．

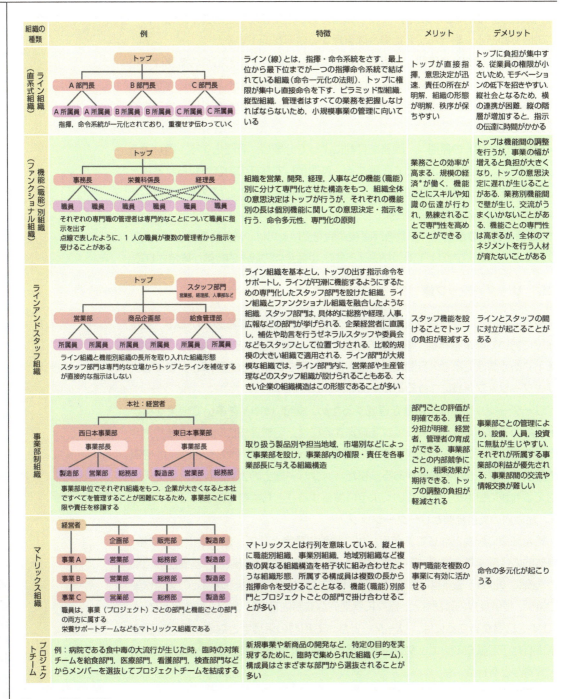

図 5.5 組織の種類
* 規模の経済：規模を大きくすることで経済的な優位性が働くこと．同じような業務をまとめて行ったり，同じような製品をまとめて生産したほうが，1個あたりのコストが低くなる．

(2) **管理範囲（統制範囲）の原則**　1人の管理者が直接管理できる部下の数には一定の限界がある．限界を超えた場合は管理する効率が低下する．

(3) **権限委譲（例外）の原則**　組織内で日常的なマニュアルどおりの業務は下位の作業者が行い，上位の管理者などは例外的な業務や非日常的な業務に専念できるようにする．各作業者に与えられる権限（職務権限）が大きくなれば，負わされる責任も重くなる．

(4) **専門化（分業）の原則**　職務を役割によって分業し，専門化する．同じような業務は一つの部署にまとめて配置する．専門化して業務の内容が絞られることにより，作業者は専門的な知識・能力を効率的に獲得することができ，類似した業務も効率化し規模の経済が働く．

(5) **命令一元化の原則**　作業者が直接命令を受けるのは，常に特定の上司1人だけとすること．組織内の上下関係が明確となり，組織全体の統一的行動が維持される．

B. リーダーシップ論

　組織において，管理者や監督者はリーダーシップを発揮する必要がある．給食施設においては栄養科長，事業所の所長，係長や調理長などの立場の人たちは，部下である調理従事者の行動に大きな影響を与えていることを理解し，望ましいリーダーシップを身につける必要がある．

　リーダーシップとは，目標を達成するため，集団（組織）を率いて成果を引き出す能力である．リーダーシップを発揮するには，目標達成に向けての進め方や行動を考えてメンバーに伝え，グループのパフォーマンス（生産性や実行力）を高めるように働きかける必要がある．また，メンバー同士の人間関係や，個々人の抱える問題に配慮し，うまくいくように調整することも重要である．

a. 組織内の実務経験とリーダーシップ

　給食施設に配属となって1年目には，調理従事者として一般作業に従事する．具体的には現場での検収，下処理，調理，配膳業務などを経験し，基礎となる能力を身につける．2年目以降には，献立作成や食材料の発注，現場での調理作業の確認，提供食数の確認など，徐々に管理的な業務内容を行っていくこととなる．10年を経過するころには，リーダーとなって部門の管理者となる．部下から立案された予定献立のチェックや調理現場責任者との作業調整，クレーム対応，新人教育などを行う．

b. 管理者に求められる基本的要件

　管理者は，組織目標の達成に向けて，長期目標・中期目標・年間目標を策定する．また，中間評価をし，軌道修正し，目標管理をしていく．管理者の目標は，組織目標に連鎖し，部署の目標，個人目標に連鎖をしている．部署目標達成のためには，部下とじっくりと話をし，やる気を引き出せること，成長のための手助

表 5.2 管理者に求められる基本的能力
[石川秀憲（作表）：高城孝助，実践給食マネジメント，p. 38，第一出版（2016）]

能力	内容
組織を効率良く動かす能力	経営者層が求めるその組織の目標を達成するように，組織を効率的，効果的に運営する
部門間の調整能力	上司および関係者と意見交換し，部門の活動を組織全体の目標に沿ったものとする能力．企業内の他部署組織や上位組織と協力・協調する
環境変化を見極め，対応する能力	企業を取り巻く環境の変化が，短期的な目標や重点課題に大きな影響を与えることがある．そのため，事象の変化を見極め，敏感に対応する
情報収集能力と分析能力	膨大な企業内情報や外部環境情報の中から，必要な情報を見極め，収集することが求められる．必要な情報を見極め，自らの仕事にどう影響するかを分析する能力
求められる成果を上げ続ける能力	企業は持続的，継続的に事業活動することが大きな目標である．成果を上げ続けることが重要となる

けができること，信頼関係が築けることなどが挙げられる．部下とのコミュニケーションを密にし，定期的に面談を計画するなどして職員のモチベーションアップを促すことが大切である．モチベーションをアップすることで個々のスキルアップにもつなげることができる．仕事の中ではトップダウンで進める部分，ボトムアップで進める部分と管理者は使い分けしていくことが重要となる．

そして管理者は，経営者と作業者のパイプ役で部下との関係だけでなく，他部門の責任者や上司である経営者層とも良好な関係が築けるよう努めなければならない（表 5.2）．

リーダーシップには，「生産（タスク）指向型」と「従業員指向型」があるとされている．生産指向型の特徴は，部下との接触は少なく，気持ちや関心に注意を払わず，仕事の内容や進め方に口を挟み，部下の管理を細かく行うものであり，従業員指向型の特徴は，部下との接触を行い，部下の気持ちや要求を理解して，部下を信頼して，権限移譲を進めるものである．

計画を遂行し，目標を達成するためには，生産指向型は重要だが，現場の作業員のモチベーションを高め，組織のコミュニケーションを円滑にするには，従業員指向型に重きを置くことが重要である．

C. 給食経営管理における食材料のロス管理

経営の目的は会社や施設全体を継続させて利益につなげることである．つまり，会社や施設の発展，社会貢献，顧客満足度の高い商品やサービスの提供が本質である．会社や施設の利益状況を常にモニタリングしていくことが大切である．利益がでない場合は，売り上げ状況やロスがないか，またコスト削減など利益構造を見直す必要がある．

ロス管理の目的は，計画に基づき経費が適切に使用されているかモニタリング・分析し，評価・改善を行うことである．ロス（loss）とは損失や無駄という意味

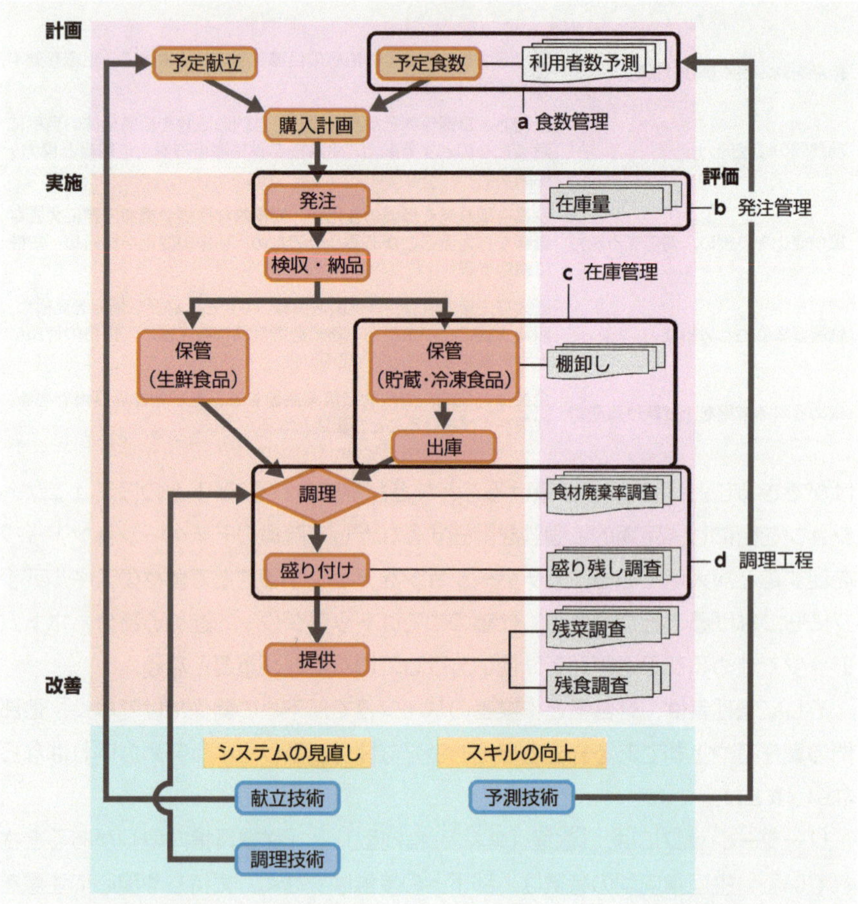

図 5.6 給食経営管理におけるロス管理の手順

である．世界でも認められているトヨタ生産方式では「付加価値を高めない各種現象や結果」をムダと定義している．このムダをなくすことが重要な取り組みとされる．特にムダ（余剰）・ムラ（非標準化）・ムリ（計画倒れ），ミス（失敗）は合理化・効率化を進めるキーワードとなる．

給食における食材料のロス管理では，食材料の管理工程内におけるロス要因を分析する仕組みづくりが必要である（図5.6）．モニタリング調査・分析，評価にあたっては，客観的に数値化・グラフ化して，見える化（可視化）を行い，組織的に問題意識を持たせることが大切である．モニタリングには人的コストがかかるため各給食施設におけるロス要因が明らかになったら，最優先事項を決め，選択と集中によってロス管理の効果が利益や顧客満足度に反映されているか，常に双方向（施設と顧客）の視点でコスト最適化に向けた断続的な業務改善に取り組んでいくことが重要である．

食材料のロス管理の手順として，ロス要因を調べる前に，まず予定と実際の食材料原価を比較することで，どれぐらいのロスが発生しているかを確認する．ロ

ス率は月別に経時的推移をみることが必要である．

ロス率が特異的に高い場合は，急な営業停止（天災や事故）や，冷蔵・冷凍庫による機材トラブルなどが想定される．業務日誌と照らし合わせて，危機管理などにつなげる．

> ロス率（％）＝ロス金額÷売上高×100
> ・ロス金額＝実際原価－予定原価
> ・予定原価　単品ごとの想定原価×食数
> ・実際原価　月初在庫（金額）＋今月仕入（金額）－月末在庫（金額）

ロス率が一定の場合は下記の手順に従って，ロス要因を分析し，食材料の管理システムの見直しや人材などのスキル向上を図り，適切な食材料費の運用が行われるようにする．

a. 食数管理

食数管理とは，対象者数や食種などを予測し，予定食数と実施食数の差を管理することである．食数管理は食材料管理，作業工程，労務管理，原価管理に直接的にかかわる．たとえば，学校給食や高齢者・介護保険施設の給食施設では食数の変動は少ないが，事業所給食や急性期病院などでは食数の変動が大きいため，提供数の予測やルールを設ける必要がある．また，事業所給食ではその日の販売数を予測して食数を決定する，利用者数の予測スキルが必要になる．利用者数予測表を作成する際は，おおよその種類や食数を決めて発注し，再度前日に利用者数増減要因はないか確認して調整を行う．予測スキルは日々，利用者の動向を観察することによって磨くことができる（表5.3）．

食事提供数が予測より下回る場合は，売れ残りによる廃棄が生じ，実際の原価率が高くなる．また，上回る場合は販売機会（利益）を失うことになる．これを機会損失という．同時に，経営的視点では売り上げ目標を達成するために目標食数を掲げていることも多いため，購買促進のマーケティングとの連動も必要である．

b. 発注管理

発注は予定献立から必要とする食材料や量を決定し，業者に注文することである．発注量は食材日計表を基に予定食数に応じた食材料の量から在庫（貯蔵食品や冷凍食品など）を調べて量や規格などを調節して注文を行う．適正な食材料の発注を行うことは無駄な在庫を抱えないことである．発注における食材ロスを防ぐためのポイントは，①予定食数の精度，②発注量の正確さ（一定期間の使用量と適

表5.3　利用者数予測要因

量的観察要因	利用数実績表（POSデータなど）の分析 日付，曜日，天気，気温，ランチタイム1時間単位で数などを記録しておく．特記事項など記載しておく
質的観察要因	経験値（利用者動向や売れ行き量の変化）

正在庫量の誤差が小さい），③在庫確認の正確さ（量だけでなく賞味・消費期限の把握），④リードタイム（最終発注から納品までの期間）が短いことである．

c. 在庫管理

給食の場合，保管される食品は生鮮食品（当日納品・当日使用が原則）と，米や乾物，調味料，冷凍食品などがある．保管後，在庫品があれば納品したものは在庫品の一番後ろに陳列して賞味期限の短いものを出庫する．これを先入れ先出しという．在庫品のロス発生要因と対策について表5.4に示す．

なお，3.1節に示した棚卸しは，在庫管理の1つであり，期末在庫量は食材料費の算出資料となる．

d. 調理工程でのロス

調理中の食材料ロスは個人の調理技術や施設内の意識によって左右されることが多い．調理工程ごとに食材料のロスが生じていないかを記録し，分析することが必要である（表5.5）．大量調理の場合，調理機器に付着するロスも加味することが必要である．また，個人の調理技術はトレーニングやロスを出さないよう施設内で意識を高めることが必要である．

表5.4 在庫品のロス要因と対策

賞味・消費期限切れ	・陳列棚の食品の前に，食品名，適正在庫量，最も短い賞味期限を記載し，見える化を行う ・発注前には担当者が必ず在庫食品の期限を確認する
保存中の劣化	・食材料ごとに適正温度での保管がされているか確認する ・定期的に室温や冷蔵・冷凍庫の温度を確認する ・封を切ったものは調理室内の冷蔵・冷凍庫に保管する ・食品によって開封後保管条件が変わる食品がある（原則，使用分のみ出庫し，食品保管庫に戻さない） ・冷凍焼け（長期間冷凍保存することで，食品内の水分が抜け，油脂が酸化して食感，風味が落ちてしまうこと）を防ぐ ・冷凍庫の開け閉めによる温度上昇や納品時に封がしっかりされているか包装の確認をする．また，一度解凍したものは再度冷凍しない ・じゃがいも，玉ねぎなどを保管する場合は，風通しをよくし，保管中に芽，カビや腐敗しているものは速やかに取り除く

表5.5 調理工程のロス要因と対策

調理工程	調査項目	調査方法	調理ロス例
下処理作業	廃棄率調査	施設独自の廃棄率表や日本食品標準成分表に記載されている廃棄率などを参考に比較・検討する．調理経験不足や機械の性質上のものなのか確認する	機器による大根おろし→おろし金や機器内に付着
加熱調理作業, 非加熱調理作業	出来上がり重量調査 （1人分量の算出）	調理作業指示書などを参考に比較・検討する	煮物→煮崩れ，炒め物→回転釜からの飛び出し，付着などミキサー→容器の付着
盛り付け作業	提供重量 （1人分量）	調理作業指示書，出来上がり重量調査（1人分量の算出）などを参考に比較・検討する	炊飯釜からの盛り付け→炊飯釜の内側にご飯が付着 添えの野菜→盛り残し（配分ミス，献立重量の見直し）

食品ロス削減に向けた取り組み

食材料のロス管理は会社や施設の利益を向上させるだけでなく，社会的な役割においても食材料のロスを削減し，環境問題に貢献するなどの責任がある．2015年の国連サミットで採択された「持続可能な開発のための2030アジェンダ」において，食料の損失，廃棄の削減について目標設定された．農林水産省で食品ロスを削減して，食品廃棄物の発生を減らしていくことを推奨している．「食品ロス」とは，食べられるのに捨てられてしまう食品をいう．第3次食育推進計画（2016年）においても食品ロス削減に向けた食育に関する取組を重点課題として取り上げている．特に給食を含む外食産業においては食べ残しに関する調査も進められている．食べ残し，残菜調査は栄養管理の面でも重要な調査である．定期的に食事調査（喫食者における料理ごとの味・量，自由記述などのアンケート調査）や嗜好調査（喫食者のヒアリングなど）と残菜の有無の相関を調べ，適切な量や味付けなど献立にフィードバックすることが重要である．

一方,「今後の食品リサイクル制度のあり方について」（環境省，2014年）では，学校給食用調理施設，公的機関の食堂，直営の社員食堂などから発生する

【食品ロスの消滅】

　農産物供給組織の生産者から，販売ができない「規格外」の農産物も納入してもらい，学校給食に活用しました．活用したものは，サイズの小さい玉ねぎやじゃがいも，形や大きさが不揃いな人参など様々で，その使用量は8月～12月で200 kgを超えました．また，中学校の生徒が「食品ロス削減レシピ」の開発に取り組みました．人参やごぼうを皮ごと入れた「冬野菜カレー」や，大根を余すことなく使用した「大根菜飯・大根のそぼろあん煮」など，生徒のアイディアからいくつかの献立が実現しました．成果としては，廃棄せざるを得なかった規格外の農産物を学校給食で活用したことで，食品ロス削減に貢献できました．さらに，食品ロス削減レシピの開発や献立としての提供を通じ，生徒の食品ロス削減への意識が高まり，生産者が栽培した大切な農産物を余さず食べることで食や生産者に感謝する心が育まれました．一方，調理効率が落ちる食材の使用には調理員の理解が不可欠であるため，日頃からの協力体制づくりが重要であることが分かりました．

　山形県としては，今回の事業をモデルケースとして，県内に事業成果を普及していきたいと考えています．

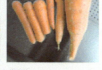
規格外の農産物
（サイズの小さい玉ねぎ，形や大きさが不揃いな人参）

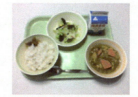
食品ロス削減献立
人参やごぼうを皮ごと入れた「冬野菜カレー」

図5.7 学校における食品ロス削減の取り組み
[平成28年食育白書，p. 57，農林水産省]

食品廃棄物などに係る取り組みとして,「食品ロス削減国民運動の一環として食品ロス削減等の取組を実施するとともに,調理くずや食べ残しなどの食品残さを回収し,再生利用の取組を推進することが必要である.さらに,学校においては,食育・環境教育の一層の推進を図る観点からも,食品廃棄物等に係る取組を推進し,地方自治体における取組を後押ししていく」としている.具体的な事例を示す(図5.7).

D. 給食産業市場に影響を与える要因

市場とは,需要者と供給者が財やサービスを貨幣で取引・交換する場である.つまり,物やサービスが金で売買される場のことである.給食産業は外食産業の一部である.外食産業とは,飲食店の種々の業種業態の企業活動をいう.(一社)日本フードサービス協会における外食産業市場規模調査では,2016(平成28)年は25.4兆円,そのうち集団給食は3.3兆円規模と報告されている.

給食産業の市場は,少子高齢化のように喫食者である人口の動向や診療報酬や介護保険などの社会制度など企業や施設でコントロールできない外部要因によって影響される.しかし,市場の動向を読むことは企業や施設での給食運営を行ううえで重要である.このように,企業や施設ではコントロールできない社会的な要因を外部環境要因(マクロ環境要因ともいう)といい,この分析を行うことを外部環境分析という.外部環境分析の手法として,PEST分析がある.PEST分析とはpolitics(政治),economics(経済),society(社会),technology(技術)の4つのフレームに分け,自社の事業に与える影響の要因を見出し,今後の動きを予測することである.具体例を表5.6に示す.

表5.6 PEST分析の手法と具体例

politics (政治)	事例と予測	society (社会)	事例と予測
・法律 ・税制(増税)	健康増進法,受動喫煙防止法 →給食食堂の分煙 消費税の増税 →購買力の低下,食材料費の増加	・人口動態 ・制度 ・流行 ・世帯動向など	高齢化が加速 →高齢者施設の需要が高まる 健康志向の高まり →機能性食品の購買意欲が高まる 高齢者世帯の単身化 →配食サービスの需要が高まる
economics (経済)	事例と予測	technology (技術)	事例と予測
・景気動向 ・経済成長率 ・為替 ・物価指数など	緩やかな回復基調 →雇用の増加 産業給食の顧客増の見込み →サービス業の人手不足,加工食品の利用増加 魚,野菜の高騰 →食材料費の見直し	・新技術(イノベーション) ・IT技術(ネットワーク) ・インフラ整備(公共整備)	調理技術の革新 →ソフト食の開発,新調理システムの導入 ITによるモニタリングシステム →冷蔵庫のPCによる遠隔管理,衛生管理対策の徹底 新市場整備 →衛生的な食材料の管理

E. 給食におけるマーケティング戦略

a. マーケティング戦略とは何か

マーケティングとは顧客の欲求と満足を探り，創造し，伝えることにより，商品やサービスを売るための諸活動のことである．その成果として需要の増加と新たな市場開発を図り，利益を得る．つまり，マーケティング活動では，「誰」に，「どんな商品」を，「どのように」して売るのかという方針を立てる．この方針をマーケティング戦略という．

マーケティング戦略は，市場を把握，分析し，市場に対するアプローチの戦略を立て，多様なマーケティング活動を行ううえでの指針となる．マーケティング戦略の立案から実行に至るまでの一連の流れをマーケティング・プロセスという．

図5.8にマーケティング・プロセスと給食施設における展開例を示す．

図5.8 マーケティング・プロセスと給食施設における展開例

給食施設における展開例

戦略

① 市場機会の分析
- 環境分析（SWOT分析）
  - 外部環境：給食利用者の人口動態，経済情勢，給食施設周辺のフードサービスの状況などや給食施設（自社）における脅威と参入の機会を分析する
  - 内部環境：給食施設（自社）の経営資源（人，物，金，技術など）と顧客ニーズにおける強みと弱みを把握する

② 目標設定
- 自社の課題や目標を設定
  - 市場機会の分析から給食施設（自社）の課題などを抽出し，新製品（食事），メニューやサービスを検討する

③ 標的市場の検討
- セグメンテーション（S）
- ターゲティング（T）
- ポジショニング（P）
  - S（市場の細分化）：利用者を年齢・性別・志向などによってグループ化する
  - T（市場の絞り込み）：給食を利用したいニーズがある利用者層を絞り込む
  - P（位置づけ）：他施設（他のフードサービス）との差別化をする

戦術

④ マーケティング・ミックス
- 4P（売り手の視点）
- 4C（買い手の視点）
  - マーケティング・ミックス：給食施設（自社）の製品（食事，メニューやサービス）を顧客に売り込む方法を開発する

⑤ 計画策定
- 具体的な行動レベルの実行計画を策定
  - 計画策定：実行するための工程管理や予算，人員配置，売り上げ目標など具体的なアクションプランを作成する

⑥ 実行・管理
- 計画を実行
- 目標達成度など評価
- PDCAサイクルによるマネジメント
  - 実行・管理：新製品（食事・メニュー），サービスの販売を開始する．売り上げや利用者満足度などモニタリングし，課題や修正，改善をし，次の計画へとつなげる

右側区分：
- 新製品・サービスの検討（市場ニーズ・コンセプトの開発）
- 新製品・サービスの開発
- 製品・サービスの販売

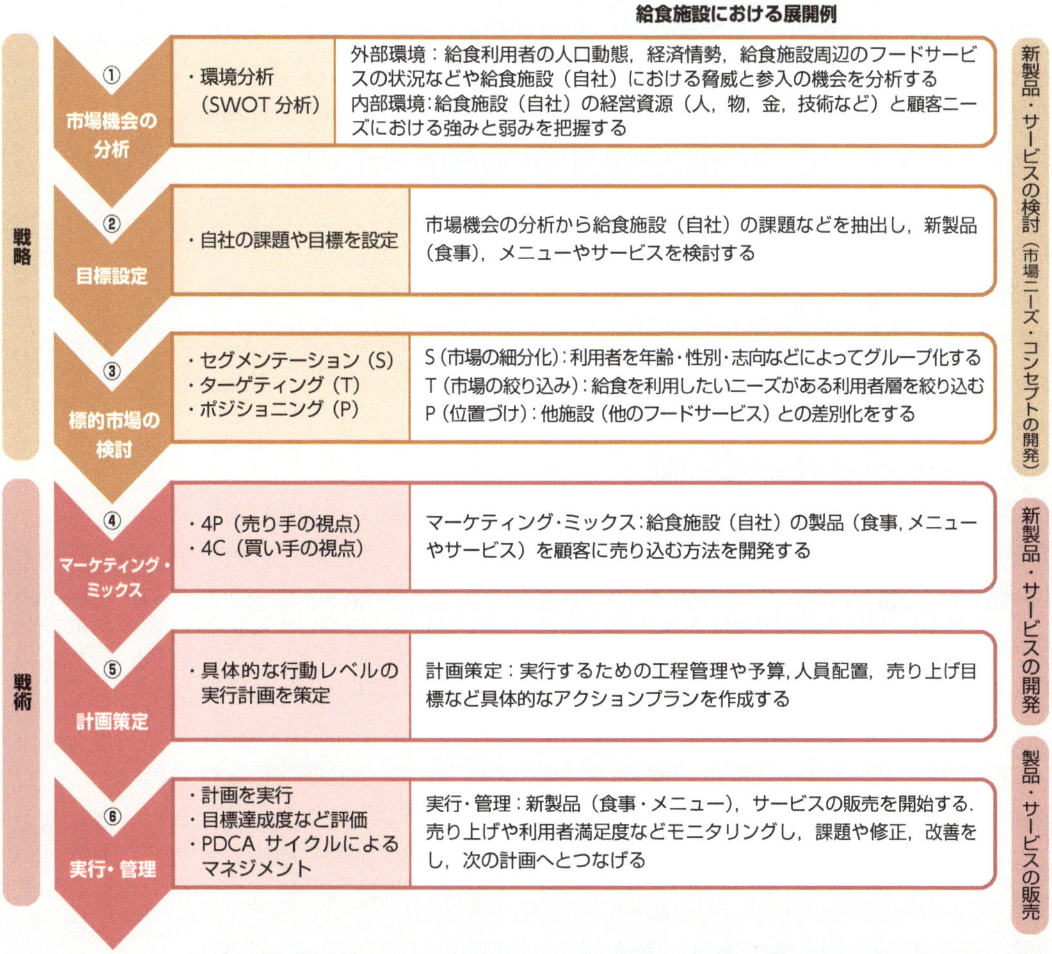

図 5.9 給食経営における SWOT 分析の事例（事業所）

	プラス要素	マイナス要素
内部環境 (給食委託会社)	**強み (strength)** 活かすべき強みは何か (事例) ・社内の食堂で立地がよい ・ヘルシー定食がある	**弱み (weakness)** 克服すべき弱みは何か (事例) ・昼食時の混雑 ・メニューアイテムが少ない
外部環境 (市場, 社会)	**機会 (opportunity)** 市場機会はあるか (事例) ・健康志向の高まり ・社食ブーム	**脅威 (threat)** 回避すべき脅威はあるか (事例) ・近隣に競合店が増えた ・消費税の増税

　マーケティング戦略では，新製品やサービスを開発する前段階として，市場における環境分析をして，ニーズ（needs：消費者の需要）やシーズ（seeds：企業の新しい製品・技術・サービスの提案）を探り，自社が売り出したい製品やサービスの方向性を示す戦略を立てる．その戦略を達成させるための具体的な行動を戦術という．新製品やサービスの開発から実際に販売し，マーケティング活動の一連の流れを PDCA サイクルによってマネジメントする．

(1) 市場機会の分析（環境分析）　自社の強み・弱みを把握したうえで，強みを生かせそうな市場を発見し，目的を定める．その手法として SWOT 分析がある．SWOT 分析とは，strength（強み），weakness（弱み），opportunity（機会），threat（脅威）の4つを組み合わせて分析するものである．図 5.9 に示す．自社にとっての，市場機会や事業課題を発見する．

(2) 目標設定　市場機会を分析し，自社の課題や目標を設定する．目標に対して最も効果的な戦略はなにかを検討する．

(3) 標的市場の設定 (STP)　マーケティング活動を行うには，対象を市場全体とするのではなく，より自社の強みを活かした市場に絞ると効果的である．多岐にわたる顧客のニーズや満足度を高めようとするよりは，費用対効果の高い戦略が立てられる．市場の設定を行うには次の手順がある（図 5.10）．

STP：segmentation, targeting, positioning

(4) マーケティング・ミックス　新製品やサービスがターゲットの顧客に伝わるように，マーケティングの施策を考える．マーケティングの手法として，売り手の視点に立った 4P（product（製品），price（価格），place（流通），promotion（販売促進））と，顧客の視点に立った 4C（customer value（顧客にとっての価値），customer cost（顧客が費やすお金），convenience（顧客にとっての利便性），communication（顧客

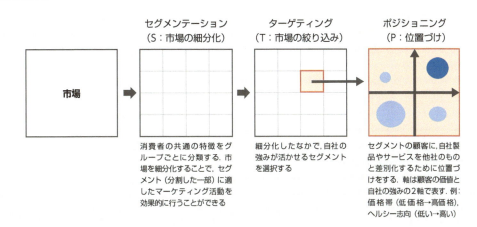

図 5.10 標的市場の設定プロセス

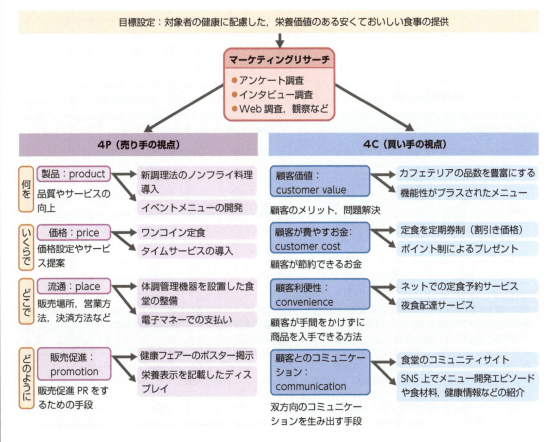

図 5.11 給食におけるマーケティング戦略の例（事業所給食）

とのコミュニケーション））のフレームワークを組み合わせて的確なマーケティング活動を行う．図5.11に示す．

(5) **計画策定**　マーケティング・ミックスで選定された項目について，具体的

| マーチャンダイジング | PPM（プロダクト・ポートフォリオ・マネジメント） |

商品化計画（メニュー開発） / 商品分析（メニューの販売分析）

新商品開発のプロセス

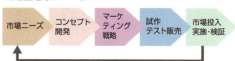

消費者の欲求に適合するような商品を，適正な数量・価格で，適切な時期・場所に供給するため計画を立てるマーケティング活動の1つである．給食においては喫食者のライフステージに合わせたメニュー開発などに役立てることができる．よって戦略的な品揃えや迅速な商品管理，効果的な販売計画を立てることができる．

PPM マトリックス

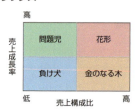

メニューの売り上げ構成比（マーケットシェア）を横軸にし，商品のマーケットの成長率を縦軸とした4象限のポートフォリオ（効果的・効率的な組み合わせ）に分け，メニューの収益性や成長性など分析する手法である．4象限には花形（成長率が高い，先行投資が高く収益性は低い），金のなる木（マーケットシェアが高く，収益性が高い），問題児（成長率が高い，マーケットシェアが低く収益性が低い），負け犬（成長率，マーケットシェアともに低い，収益性も低い），負け犬の事象の場合は商品の撤退などを行う．

エリアマーケティング

地域別販売商品計画（地域性を生かしたメニューやイベント開発・販売）

競合店リサーチの事例（食堂周辺飲食店マッピング）

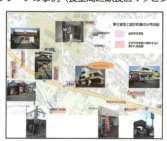

全国一律を対象（マスマーケティング）にするのではなく，地域の特性（人口分布，立地，文化，価値観など）や社会的構造などを分析して，地域の特性に合わせたマーケティングを展開する．手順としては地域市場の，①規模，②需要，③流通，④競合性，⑤自然・歴史・文化的背景，⑥ネットワーク性などを総合的に分析・展開する．事業所給食などでは，自社周辺のランチタイムの競合店やコンビニエンスストアとの差別化など図ることが必要である．

Webマーケティング（購買行動モデル）

Webによる商品やサービスなどの販促（メニューの栄養情報やイベントPR,食堂利用者のコミュニティサイト開設）

購買行動モデルの概念図

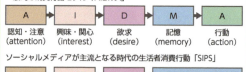

近年のインターネット普及により，Webを利用して顧客の購買意欲を高め，購入を促すためのマーケティング活動は不可欠である．特にプロモーションに有効で，購買行動モデルを用いた戦略的なアプローチを行う．一般的な消費行動モデル「AIDMA（アイドマ）」から，ソーシャルメディア時代に対応した「SIPS（シップス）」などがある．

図5.12 マーケティング戦略の手法と給食における活用例

な実行計画を策定する．計画には予算や期間など明確な数値を示すとよい．

(6) 実行・管理 計画を実行する．マーケティング活動についてもPDCAサイクルのマネジメントに則り，計画の進捗状況を管理することが必要である．

b. 給食におけるマーケティング戦略の応用

給食の場合，特定給食施設の定義にあるように特定の集団に継続的に食事を提供することが特徴である．特に事業所給食のように食事購入の選択肢が対象者にある場合，マーケティング戦略を用いて，より多くの従業員に，健康や労働意欲に配慮した食事を提供することができるか，また利用しやすい環境を整えることができるかの方針を立てる．フードサービスなどに用いられているマーチャンダイジング，PPM（プロダクト・ポートフォリオ・マネジメント），エリアマーケティング，Webマーケティングなどのマーケティング戦略の例を図5.12に示す．

F. 給食業務の外部委託

外部委託（アウトソーシング）は，従来給食施設側で行っていた業務を経営の効率化，合理化や専門性への期待を目的として外部に業務を委託することである．よって，業務範囲や内容は委託側（クライアント）と受託側（コントラクト）の契約によって定められる．外部委託の事前検討にあたっては，目的の明確化が重要である．給食業務にかかわる施設の課題に対して，外部化によって改善することができるのか検討する必要がある．委託側の利点として以下が挙げられる．

①**管理体制の合理化**：人事・労務管理の簡素化，給食業務にかかわるコスト削減，栄養管理部門の強化（チーム医療への参加や栄養教育の充実）

②**給食サービスの向上**：受託側の専門性を活かした給食業務の効率化，生産性の向上，顧客満足度の高い食事サービスの提供

一方，給食提供の最終責任者は施設側にあるため，業務委託した内容について評価や改善を促すことも必要である．しかし，受託側の管理栄養士は委託側の要望や命令・指示について，契約内容を基に協議・見直しなどをし，双方の業務が円滑に進むようコミュニケーションを図ることも大切である．

a. 委託契約方式

(1) 食単価契約　利用者に提供するメニュー単価に諸経費と受託業者の利益を含む契約である．食材料費などは利用者が負担する．食数が減少すると受託業者の採算は悪化するが，食数増加や合理化をすることによって受託業者は利益を上げることができる．

(2) 管理費契約　受託業者が食堂運営に必要な労務費や諸経費（食材料費を除く）と利益の合計金額を管理費として委託者から受け取る契約である．売り上げの増減にかかわらず一定の管理費を受け取る固定費管理と，売り上げの増減に応じて変動する変動管理費制がある．

(3) 補助金契約　食事提供にかかる諸経費のうち，一部を委託者が受託業者に補助金として支払うものである．食数の少ない事業所における契約に多い．

b. 給食施設における外部委託と関連法規

(1) 病院給食　病棟における栄養管理業務が重要視され，給食業務の委託化が進んでいる．平成29年度入院時食事療養の収支等に関する実態調査（厚生労働省）では，診療報酬の改定などの影響により，給食部門の収支減少が報告された．病院施設における全面委託，一部委託においても収支は減少しており，今後の課題となっている．栄養管理の基準の作成や献立表の確認，検食などは，病院が自ら実施すべき業務範囲に規定されているため，委託できる業務範囲は限られている．（「病院，診療所等の業務委託について」（厚生労働省，最終改正平成30年，表9.6参照））

(2) 高齢者・介護保険施設給食　高齢化に伴い給食市場においても今後成長が見込まれる業態である．有料老人ホームのように食事サービスを充実させている施設も多く専門性の高い調理（嚥下調整食など）を受託給食会社のサービスとして掲げている．また，デイサービスだけでなく，配食サービスなど在宅向けの食事サービスも期待される．

(3) 保育所給食　保育所不足解消のため，民間や市町村で施設の増設を行っている．委託にあたっては給食の栄養や衛生について業務内容を定めている．「保育所における調理業務の委託について」（厚生省，1998年，表6.5参照），また，原則3歳児以上の食事の外部搬入の条件などが定められている．「幼保連携型認定こども園における食事の外部搬入等について」（内閣府，2016年）

(4) 事業所給食　委託化率が最も高い．委託方式の管理費制から食単価制が増加している．事業所給食の利用率が低下しているなか，健康志向の高まりやカフェテリア方式の導入，イベント食などの顧客サービスの充実が求められる．契約方式の内訳は図5.13に示す．

(5) 学校給食　市区町村では給食センターなど，スケールメリットを生かした経営方式に移行している．移行に伴い，最新の衛生管理や食物アレルギーの対応の調理設備などを充実させている．学校給食業務における民間委託に関する留意点として，食材料費の管理や献立作成は，給食設置者が直接責任をもって実施し，

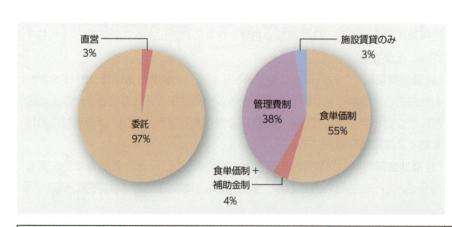

図5.13　事業所給食の経営形態と受託給食の経営方式（2017年版）
［資料：旬刊福利厚生，No. 2234, p. 6, 労務研究所 (2017)］

委託の対象としていないことなどが挙げられている(「学校給食業務の合理化について」(文部省, 1985年, 表7.5参照)).

近年では, PFI (private finance initiative, 民間資本主導) 方式を導入している市町村も多く, 民間の資金, 経営能力, 技術的能力を活用することにより, 効率的かつ効果的に公共サービスを提供でき, 事業コストの削減, より質の高い公共サービスの提供を目指している.

5.3 人事管理, 労務管理

人事管理とは, 組織の運営・経営のため, 組織の個々人の採用・処遇・研修・異動・考課・任命・退職のプロセスを管理することである.

労務管理とは, 組織が労働者に対して行う管理活動のことで, 労働条件, 労働環境の設営・維持・保全・改善を図ることをさし, 福利厚生などを含む.

A. 給食施設における人事管理のプロセス

a. 採用

組織が目標達成するために, 人事計画を策定しどのような仕事でどの程度の人材を必要としているのか, 労働需要を把握したうえで人事採用となる. 検討事項は, 能力条件, 採用人数, 募集対象, 募集方法, 選考方法である.

b. 処遇

処遇とは, 人を評価し, それぞれに応じた扱いをすること, またはその扱いをいう. 待遇とは, 給与・勤務時間など, 雇用者の勤労者に対する取り扱いのこと

ダイバーシティ

近年注目されている考え方として, ダイバーシティ (diversity) や, ダイバーシティ・マネジメントが挙げられる.

ダイバーシティとは, 多様性を表す言葉で, 多様な人材の就業機会を増やし, 積極的に活用していこうとする考え方をいう. また, ダイバーシティ・マネジメントは, 多様な人材を積極的に活用し, 経営基盤を強化することである. 労働力不足が進む中, 多様な働き方を用意することは優秀な人材の確保につながる. しかし, 多様な人材を受け入れる仕組みや環境が整っていないと, チーム内で軋轢(あつれき)が生じ, パフォーマンスが下がることもある. 採用計画をするだけでなく, 採用後の環境やフォローの仕方, 人材育成の方針などをしっかりと決めておくことが重要である.

をいう．労働者の地位や給与などの条件などについて用いる．

c. 人事考課

組織全体での労働者の評価手法に人事考課（評価）がある．それぞれの組織の人事政策により内容は変わるが，一般的にはルールを決めて1年に何回か実施される．考課の種類としては，①成績考課（仕事の質や量，業務の達成度など），②情意考課（勤勉性，責任感，協調性，積極性など），③能力考課（知識，理解力，判断力，企画力，指導力など）がある．

評価制度は，一定期間の労働に対して評価を行うことであり，評価結果は，給与の昇給額や賞与，昇進・昇格の額に反映させるものである．この評価結果に基づき，労働者格差がつくことがある．

B. 給食業務従事者の雇用形態

労働者とは「労働基準法」第9条で，職業の種類を問わず，事業または事務所に使用される者で，賃金を支払われる者をいう（表5.7）．

表5.7 労働者の雇用形態
［資料：定司哲夫，出典：小林久子，三訂 給食経営管理論（桂きみよほか編），p.17，光生館（2010）］

	正規雇用者	正規雇用で企業に雇われた労働者のこと．原則として1日8時間，週40時間勤務として長期雇用契約を結んだ社員
非正規雇用者	パートタイム労働者	「短時間労働者の雇用管理の改善等に関する法律」（「パートタイム労働法」）によると，短い時間勤務する労働者のこと．総務省の労働力調査では，「労働時間が週35時間未満の者」と定義
	派遣労働者	「労働者派遣事業の適正な運営の確保及び派遣労働者の保護等に関する法律」「人材派遣法」第2条1，2によると，派遣労働者は派遣会社に雇用される労働者であって，派遣会社との雇用関係を継続したままで，別の会社（派遣先）からの指揮命令を受けて，その別の会社（派遣先）のための労働に従事させる対象となる労働者．登録型派遣労働者と常用型派遣労働者がある
	契約社員	使用者と労働者との間で交わされた契約に基づいて雇用された社員．①雇用期間を定めた契約社員，②雇用期間を定めない契約社員（勤務形態や労働条件のみについて契約を交わす），③高度の専門知識や技術・経験をもつ契約社員，④在宅勤務の契約社員，⑤賃金を安くするための契約社員などがある
	アルバイト	労働関係法規上では，"アルバイト"の定義は定められていない．つまり，アルバイトは通称にすぎない．アルバイトとは，本業を別に有しており，当該業務を副業として勤務する者の通称として呼んでいる
	嘱託社員	アルバイトと同様，労働関係法規上では定義づけられていない．一般的には，定年を迎えた正社員やパートタイマーを再雇用した場合を指す
	出向社員	通常，業務命令で，関連会社や子会社などに配置転換された社員のことをいう．在籍出向社員と移籍出向社員がある

C. 従業員の人材育成

従業員には，社会人としてのマナーなどの基礎的なことを指導し，仕事へのモチベーションを高めるような教育・訓練が必要とされる．

モラール（morale）とは，職場への帰属意識，勤労意欲，士気，職場の労働条

件や労働環境，人間関係などに影響されて生じる心情的な意識である．また，モチベーションとは，主体的に仕事に取り組むような動機付け，原動力のことである．

a. 給食業務従事者の教育・訓練

労働者の教育とは，組織の目的・理念・目標・方針に沿ったもので，意欲的に仕事に取り組むことができ，働きがいを感じて毎日を過ごせる人材を育成することである．労働者は，「専門性」と「組織性」の資質能力をバランスよく身につけることが求められる．管理栄養士・栄養士は，専門職としての知識・技術の習得に努めなければならない．日常業務を支えているのは，「価値観・態度」，「知識・情報」，「技術・技能」の3つの能力であり，行動につながっている（図5.14）．職務経験や職位が似通っていれば，これらの能力についても同じレベルであると考えられ，ニーズに応じた研修プログラム構築が可能になる．

人材育成には次の3つの方法がある（表5.8）．

①**OJT（on the job training）**：上司や先輩が直接仕事を介して職場で働きながら行われる教育・訓練．

図 5.14 日常業務を支えている3つの能力

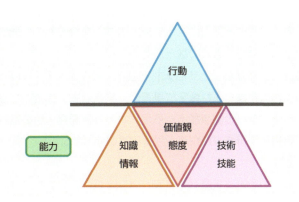

表5.8 人材育成のための教育・訓練の長所と短所
［松崎政三，給食経営管理論（君羅満ほか編），p. 37，建帛社（2015）より改変］

	長所	短所
OJT	・日常業務に対して，直結させた具体的で実際的な能力開発ができる ・継続的，反復的な指導ができる ・教育の成果が日常業務に結びつく ・技術指導に適している ・教育結果の評価ができる	・上司，指導者の能力に左右されやすく，日常業務が中心になり，視野の狭い指導になりやすい ・レベルの統一が難しい ・指導者以上の能力の獲得が難しい ・経験主義に陥りやすい
OFF-JT	・多数の対象者に公平に組織的に教育ができる ・日常業務にしばられない広い範囲の教育ができる ・会社的なレベルアップが期待できる ・専門化の指導により体系的で継続的な教育ができる	・対象者の個人差により理解にばらつきが生まれやすい ・実践的で日常的なテーマへの取り組みが難しい ・教育の効果がわかりにくい ・日常の業務活動を中断することになる
自己啓発	・個人の能力のレベルアップに期待できる	・組織が求める能力とは，一致しない場合がある

図 5.15 階層別研修（例）

レベル	研修プログラム		階層別研修例	
上級	管理・監督者研修		組織方針および使命，他部門との調整，フードサービスマネジメント，人材育成	管理・専門領域
中級	中堅研修		社会的役割と組織，問題解決手法，コミュニケーション手法，リーダーシップ，スタッフ教育	専門領域
一人前	2年目研修		チームワーク，クレーム対応，防災，救急対応，後輩指導	
新任	新人研修	中途採用者研修	目標管理，衛生管理，安全管理，接遇，コミュニケーション	

② **OFF-JT（off the job training）**：職場を離れて研修施設などで行われる教育・訓練．外部指導者により施設内で行われる教育・訓練や研修施設外教育も含まれる．

③ **自己啓発**：自らの意志と努力によって能力の向上を行うもの．通信教育や研修会などに自主的に参加するものなどがある．

教育・訓練は，組織が必要とする人材を養成するために行われる活動である．階層別にあるべき職務像と人材像を成果責任・業務活動・代表的な課業・臨床実践能力・コンピテンシーの観点からとらえ，キャリア開発・目標管理など総合的な人材開発を目指し，研修プログラムが計画される（図5.15）．

b. 管理者の役割

管理者に求められる基本的要件は，前出（5.2B項）に示すとおりである．ここでは部下の育成について述べる．経営者から求められる部門の成果を出し続けるためには，管理者は部下の能力を開発してその力を最大限に活用することが求められる．そのため部下を育成することが管理者として重要な仕事となる．部下とのコミュニケーションを図り，発言に耳を傾ける傾聴が重要となる．そのためコーチングスキルを身につけておくことが大切である．

5.4 会計・原価管理

企業の経営には必ず資金が必要であり，会計とはこの資金の収支について管理することである．原価管理とは，原価を抑える方策を検討し，ある水準に抑えることである．経営活動における原価計算の目的は，企業の債権者，株主，取引先

コーチング：部下に対する「期待」「関心」を持ち，成長に必要なポイントを気づかせることで自己啓発させ，成長を促す．人間に生まれながらに備わっている「自己成長欲求」を刺激することである．相手の話をよく聴き（傾聴），感じたことを伝えて承認し，質問することで，自発的な行動を促すコミュニケーションスキルにつながる．

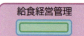
給食経営管理 — 会計・原価管理

貸借対照表：企業や団体の財政状態を示すもので，財産や借金を明確にするために作成するもの

損益計算書：一定期間の収益と経費を記載し，それらによって生じた利益や損失を示すもの

などに対して貸借対照表と損益計算書などの財務諸表を作成するためと，企業の経営管理のために原価情報を提供するためといえる．そして，適切な収益を上げるためには，実績を踏まえた予算編成が必要となり，当該施設の経営形態や施設の特性を踏まえて考えなければならない．

A. 給食の原価構成

原価（cost）とは，製品の生産，販売，サービスなど事業目的のために消費された財貨や労働力をお金で示したものであり，材料費，人件（労務）費，経費の3つで構成される．給食の現場においては，料理（給食）を作るための費用を給食原価（製造原価）といい，図5.16のように食材料の費用だけでなく，生産（調理）にかかわる調理従事者の給与・賃金や機械・設備の費用，生産（調理）のための電気・ガス・水道費用などが含まれる．

さらに，給食原価は直接費と間接費に分けられる．料理を作るための材料費は直接材料費，直接調理にかかわる調理従事者の給与・賃金などは直接労務費，光熱水道費などは直接経費である．また，割り箸など調理・盛り付け段階などで必要な食品以外の材料費は間接材料費であり，配送など間接業務従事者の給料・賃金などは間接労務費であり，衛生管理費などは間接経費である．販売にかかわる広告宣伝費などの販売費および一般管理費は間接費に計上される．給食販売価格は，図5.17に示したように，これらの原価構成に利益をプラスして設定される．

B. 給食における収入と原価管理

収入を増やし，支出を減らすことで利益が出る．給食において収入を増やす方法として，喫食者数の増加と給食原価の削減の2つが考えられる．喫食者数を増やすためには，食事の質やサービスなどを充実させ喫食者の満足度を上げることである．また，給食原価の削減については，食材料費，労務費，経費についての帳簿をもとに，原価計算を行い検討することで給食原価の抑制が可能となる．しかし，そのことで喫食者の満足度が低下しないようにする必要がある．

管理栄養士は，給食施設において限られた予算のなかで充実した給食の提供を

図5.16　給食原価について

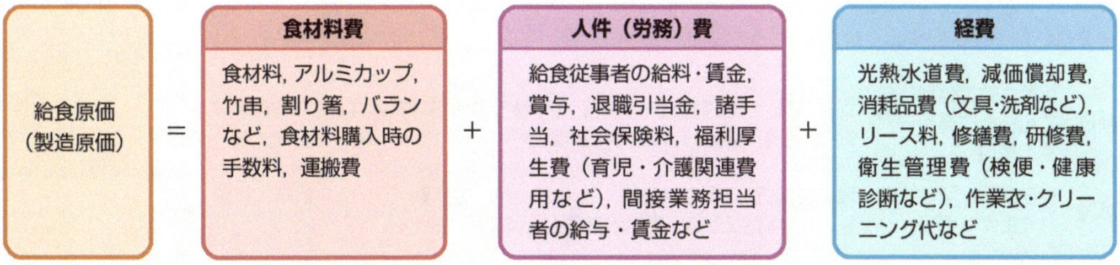

給食原価（製造原価） ＝ **食材料費**（食材料，アルミカップ，竹串，割り箸，バランなど，食材料購入時の手数料，運搬費） ＋ **人件（労務）費**（給食従事者の給料・賃金，賞与，退職引当金，諸手当，社会保険料，福利厚生費（育児・介護関連費用など），間接業務担当者の給与・賃金など） ＋ **経費**（光熱水道費，減価償却費，消耗品費（文具・洗剤など），リース料，修繕費，研修費，衛生管理費（検便・健康診断など），作業衣・クリーニング代など）

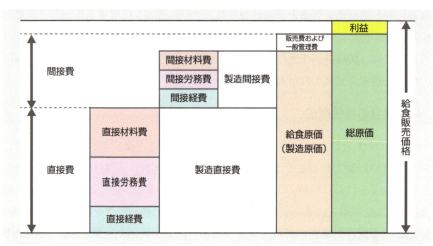

図 5.17 給食の原価構成

継続していくために，食材料費，労務費，経費をコントロールしなければならないので，常に会計・原価管理を意識して収支のバランスを考え，計画的に業務を遂行していかなければならない．

C. 食材料費の算出

食材料費は，前出（3.1D）参照のこと．

D. 損益分岐点分析

事業において一期間の営業成績を知るために損益計算を行い，損益分岐点（break even point）を求めている．これは，売上高と総費用が同額で利益も損失も出ない売上高を示すものなので，利益計画で予定した利益を上げるには，売上高がどれだけあればよいのか，その場合どのくらい費用をかけてもよいのかを計画的に管理するために必要となる．つまり，損益分岐点売上高とは，利益がないときの売上高のことである．"利益が出る売上高"とは，"総費用を上回る売上高"ということなので，損益分岐点売上高を知るためには，費用について考えなければならない．

表 5.9 のように費用は性質によって変動費と固定費の 2 つに分けられる．

表 5.9 費用の分類
* 施設・設備や大型の機械や器具など，時間の経過によってその価値が減ってしまう資産に要した金額を，収得時に全額必要経費とせず，その資産の使用可能期間（耐用年数）の全期間にわたり分割して計上する費用．

変動費	生産食数に伴って比例的に発生する費用	例：食材料費，労務費（パートタイム労働者の給料・賃金など），光熱水道費（使用量部分），その他の経費など
固定費	生産食数に関係なく生ずる費用	例：減価償却費*，固定資産税，社会保険料，労務費（正社員の給料・賃金など），福利厚生費，光熱水道費（基本料金）など

a. 計算による損益分岐点の求め方

すべての費用を変動費と固定費に分けて，次の計算式にあてはめると損益分岐点を求めることができる．

> 損益分岐点＝固定費／（1－変動費率）
> ＊変動費率＝変動費／売上高

下記の例に示すように，損益分岐点を求めることによって，売上高，費用，利益の相互関係を分析し，経営状態を把握することができる．

> 【例】月間の売上高が2,000万円，変動費が1,000万円，固定費が800万円のとき，利益，変動費率，損益分岐点を計算して，経営状態を判断する．
> 　　利　　　益　2,000万－(1,000万＋800万)＝200万（円）
> 　　変 動 費 率　1,000万÷2,000万＝0.5
> 　　損益分岐点　800万÷(1－0.5)＝1,600万（円）
> 以上の計算から，損益分岐点1,600万円＜売上高2,000万円になり，経営状態は良いことがわかる．

b. 作図による損益分岐点の求め方

図5.18に示した損益分岐点図の作成方法は次のとおりである．
①正方形の図表を描き，縦軸を費用・損益とし横軸を売上高として，同じ金額の目盛りをとる．
②基点(左下の0点)と右上隅を直線で結び，売上高線を引く．
③売上高2,000万円のときの固定費800万円を示す点をAとし，Aの位置で横軸

図5.18　損益分岐点図

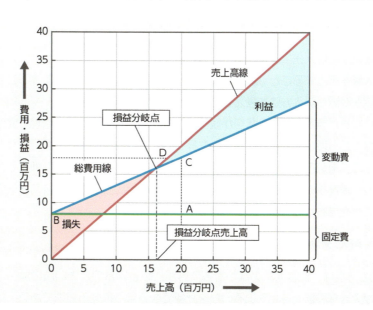

に対する平行線を引き，費用・損益（縦軸）に接する点をBとする．
④売上高2,000万円のときの固定費800万円に，変動費1,000万円を加えた1,800万円の点をCとして，点Bと点Cを結ぶ総費用線を引き，各売上高に対応する総費用を求める．
⑤売上高線と総費用線の交点Dが損益分岐点であり1,600万円となる．

　損益分岐点を低下させることは利益の増加につながり，つまり経営の安定につながるのである．そこで損益分岐点を低下させるには，変動費である食材料費の低下を図ることや効率的な人員配置を考えるなど労務費の低下を図ることに留意するとよい．

c. 給食における固定費・変動費の見直し

　給食において固定費や変動費を下げることで，損益分岐点が低下（グラフでは左に近づき），利益を増やすことができる．まず，固定費を下げる取り組み例として，正社員をパートタイマーに切り替えることが挙げられる．また，変動費を抑える取り組み例としては，①食材料費を抑える，②パートタイマーを減らす，③消耗品や水道・電気・ガスの使用量を減らすことなどが挙げられる．

d. 経営管理計画における課題分析の例

　損益分岐点を使った経営分析は，利益と損失の採算ラインを見極め，収益構造の改善などの検討に活用される．課題分析の例として，給食施設における売り上げに対する食材料費，労務費，経費，利益の構成比の目標と実施の数値を見比べた対策は次のように考えるとよい．

　食材料費が高くなる原因として，①食材料の価格高騰（主食や習慣的に使用する頻度の高い食材料，使用量の多い食材料の高騰）や，②食材料の発注ミス（単純な総使用量の計算ミス，在庫管理によるミス）が考えられる．①の場合は，メニューの変更や価格の高騰している食材の使用頻度を減らし，価格が安定した食材料への変更や安く購入できる購入先に変更することを検討する．②の場合は，計算ミスのないよう購入量を算出すること，在庫管理を行い余分な購入がないか確認すること，献立内容を確認し購入方法を考えることなどの対応を検討する．

　食材料費が予定を超える状態が続く場合，メニュー分析や在庫管理・発注量の確認などから現状を把握し，問題点を見つけ，メニューの改善や食材料などの仕入れ先の変更や在庫管理の確認をすることになる．また，労務費を抑える対策例として，残業などが発生している場合は，残業の原因を分析し，メニュー内容や作業工程を見直すなどの対応を検討していく．

E. ABC分析とコスト管理

　ABC分析は，調査対象のなかで各項目が占める割合の大きい順に並べ，どの項目が大きな影響を与えているのかを把握できるようにする方法である．給食の

品目	使用金額（円）	構成比（%）	累積構成比
米	550,000	31.98	31.98
卵	375,000	21.80	53.78
肉	180,000	10.47	64.24
魚	120,000	6.98	71.22
めん	110,000	6.40	77.62
野菜	95,000	5.52	83.14
いも	55,000	3.20	86.34
…	…	…	…
みそ	30,000	1.74	95.35
しょうゆ	25,000	1.45	96.80
…	…	…	100.00
合計	1,720,000	100.00	

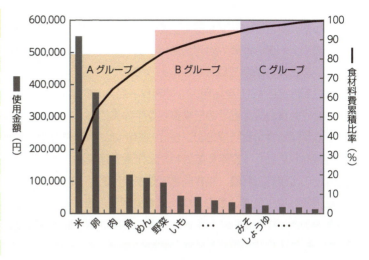

図 5.19 ABC 分析の例

コスト管理を行う方法として，食材料の原価率の分析やメニュー分析などに活用されている．前述の食材料費の高騰に影響を与えているものが何なのかを把握する場合もABC分析を活用することで，食材料費を効率的にコスト管理できる．

図 5.19 に示したように，一定期間の使用食品を使用金額の高い順に並べ，すべての食材料の総使用金額に占める割合を算出し，累積比率 80％までの食材料をAグループ，残り 20％のうち 15％の食材料をBグループ，5％の食材料をCグループに分ける．たとえば，Aグループの食材料は，購入額が大きいグループになるので，Aグループの食材料を重点的に管理する．また，米や卵，肉類などは使用頻度が高く，使用量も多い．そのため，仕入れ先の見直しなどで安く仕入れることができれば，食材料費の削減につながる．

5.5 情報管理

情報管理には，給食経営管理業務において対象者に関する情報管理と経営に関する情報管理がある．各管理業務を動かすためには，情報を収集・整理し，異なる管理業務に情報としてインプットする活動が必要であり，インプットされた情報に基づき次の管理業務が動く．つまり，サブシステムごとに使われる帳票類を記録・整理することによって業務内容を検証し，業務の改善につなげていく．

A. IT 活用

IT（information technology：情報技術）は，コンピュータやインターネットの進化によりさまざまな分野で利用されるようになった．

給食経営管理においても，IT機器の導入によって，特に給食業務の合理化が可能となった．コンピュータを使用することにより，事務作業の標準化，多様な情報の収集，データの蓄積や処理，ネットワークの利用による情報の共有化などが図られ，たとえば病院ではオーダーリングシステム，電子カルテ，予約情報，待ち時間情報などにもITを活用し，患者サービスの向上を図っている．

　従来，特定給食施設などでの日常業務が手作業であったことを考えると，食数管理，献立管理，食材料管理のコンピュータ化は，管理栄養士・栄養士の事務的業務の軽減をもたらし，複雑多岐にわたる栄養管理業務，対象者の嗜好・栄養摂取状況などの客観的な評価，給食経営管理業務における給与栄養目標量・食品構成・食品群別荷重平均成分表の作成，栄養管理報告書（栄養月報など）の作成なども容易なものとした．また，コンピュータの活用は官庁監査書類などの提出など同じ様式を繰り返して使用するほか，帳票類の保管方法においても効率的に分類・整理・保管されることで保管スペースの確保も容易となった．

　事務処理を効率よく行うためには，コンピュータの活用は欠かせない．各給食施設においては，その施設の規模や特性に応じてコンピュータシステムの導入を図ることが大切である．また，献立作成，栄養管理，帳簿類，栄養指導などが独立したソフトや統合されたソフトなど，さまざまある中から施設に適したシステムを検討することになる．すでに導入済みの施設においても，より効率のよいシステム，管理しやすいシステムへの転換が図られることが望ましい．

　一方で，調理作業での使用誤差や調理ミスなどコンピュータでは対応できない業務もあるので注意を払うこと，また，災害や停電などによる危機管理も施設の危機管理マニュアルに組み込んでおくことも必要である．施設内のLANやインターネットの利用により情報の共有化が図りやすくなったが，データの管理においては，施設内の個人情報が外部に漏れないようにするセキュリティ管理も重要である．データの無断活用や改ざんなど倫理規定による問題も起きていることから利用には注意を要する．

　また，給食の運営にかかわる法令の改正には，最新の情報収集が必要であり，重要な変更については所管の公的機関より通達があるが，その他の健康づくりや食品衛生にかかわる改正については，厚生労働省法令等データベースサービスに定期的にアクセスするなど，常に新しい情報を入手し活用することも必要である．栄養指導・教育の現場では，掲示・展示媒体としてのパネルや机上のポップ，印刷媒体としての給食だよりやリーフレットのほかプレゼンテーションソフトを用いるなど，容易に作成・発信できるようになっているが，情報の収集・伝達の方法などについては，時代に即した発信をすることが重要である．

さまざまな給食施設での給食管理編

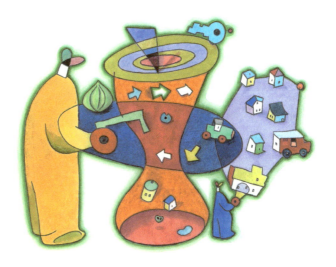

さまざまな給食施設の意義、関連法規、栄養士配置規定一覧表

施設（大枠）	施設（小枠）	施設のおもな目的・意義	施設設置の根拠法令	おもな対象者	対象者に応じた給食の特徴	管理栄養士・栄養士の配置規定法令	栄養士の配置（◎必置、○条件付設置、△努力）	給食回数
児童福祉施設	乳児院	乳児（保健上、安定した生活環境の確保その他の理由により特に必要のある場合には、幼児を含む）を入院させて養育し、あわせて退院した者について相談その他の援助を行うことを目的とした施設	児童福祉法	乳児（保健上、安定した生活環境の確保その他の理由により特に必要のある場合には、幼児を含む）	入院から退院までのあいだにはできるだけ早く良好な栄養・健康状態に回復させ適切な養育を行う必要がある	児童福祉施設の設備及び運営に関する基準	○（10人以上）	1日3回 この他に必要に応じて間食
	助産施設	保健上必要があるにもかかわらず、経済的理由により、入院助産を受けることのできない妊産婦を入所させて、助産を受けさせることを目的とする施設	児童福祉法	妊産婦	産前産後に必要な栄養量を確保する必要がある	医療法施行規則第19条 栄養福祉施設の設備及び運営に関する基準	○（病床数100床以上）	1日3回 この他に必要に応じて間食
	児童養護施設	保護者のない児童、虐待されている児童、その他養護を要する児童を入所させて、これを養護し、合わせて退所したものに対する相談その他の自立のための援助を行うことを目的とする施設	児童福祉法	保護者のない児童、虐待されている児童、その他養護を要する児童	子どもたちの心身の健やかな発育・発達を促す食事を提供し、社会的自立に向けた栄養・食生活支援を行う。入所前の養育環境や、心身の状態の特徴を理解して、愛情深く接しながら安心感や安全感を持つようにすることが大切である	児童福祉施設の設備及び運営に関する基準	○（41人以上）	1日3回 この他に必要に応じて間食
	児童自立支援施設	不良行為をし、またはするおそれのある児童および家庭環境その他の環境上の理由により生活指導等を要する児童を入所させ、または保護者のもとから通わせて、個々の児童の状況に応じて必要な指導を行い、その自立を支援する	児童福祉法	不良行為をし、またはするおそれのある児童	子どもたちの心身の健やかな発育・発達を促す食事を提供し、社会的自立に向けた栄養・食生活支援を行う	児童福祉施設の設備及び運営に関する基準	○（41人以上）	1日3回 この他に必要に応じて間食
	保育所	保育者の委託を受けて、保育に欠けるその乳児または幼児を保育することを目的とする施設	児童福祉法	保育に欠けるその乳児または、幼児	子どもの発育・発達に適応した食事の提供により健康を維持する		規定はない	1日1回 この他に必要に応じて間食
	幼保連携型認定こども園	保育者の就労の有無にかかわらず就学前の子どもを受け入れ、幼児教育・保育を一体的に提供する施設。地域の子育て家庭を対象に、相談活動や親子の集いの場などを提供し、子育て支援を行う。	児童福祉法 就学前の子どもに関する教育、保育等の総合的な提供の推進に関する法律（認定こども園法）	保育に欠けるその乳児または、幼児	子どもの発育・発達に適応した食事の提供により健康を維持する		規定はない	1日1回 この他に必要に応じて間食
	福祉型障害児入所施設	障害のある児童を入所させて、保護、日常生活の指導および自活に必要な知識や技能の付与を行う施設	児童福祉法	身体に障害のある児童、知的障害のある児童または精神に障害のある児童（発達障害児を含む）	対象児の障害は多様であり、体位や行動に差がみられるほか、咀嚼、嚥下に障害をもつ児童が見られることから、とくに個々に適した調理形態や食品選択への配慮が必要	児童福祉施設の設備及び運営に関する基準	○（41人以上）	1日3回 この他に必要に応じて間食

（つづく）

(つづき)

施設(大枠)	施設(小枠)	施設のおもな目的・意義	施設設置の根拠法令	おもな対象者	対象者に応じた給食の特徴	管理栄養士・栄養士の配置規定法令	栄養士の配置（◎必置 ○条件付必置 △努力）	給食回数
児童福祉施設	情緒障害児短期治療施設（児童心理治療施設）	軽度の情緒障害を有する児童を、短期間入所させ、または保護者のもとから通わせて、その情緒障害を治し、合わせて退所したものについて相談その他の援助を行うことを目的とする施設（児童心理療育施設）	児童福祉法	軽度の情緒障害を有する児童	子どもの発育・発達に適応した食事の提供により健康を維持する	児童福祉施設の設備及び運営に関する基準	◎	1日3回 この他に必要に応じて間食
学校	学校	学校教育の場として児童・生徒が集う場所	学校教育法	小学校、中学校、中等教育学校の前期課程・特別支援学校の小学部・中学部、夜間課程を置く高等学校の児童・生徒	アレルギー対応 食育の推進・学校給食の充実を図るために地域産物の活用や国産食材の活用「学校給食衛生管理基準」による厳格な衛生管理 アレルギー対応：コンタミネーション防止対策	学校給食法 公立義務教育諸学校の学級編成および教職員定数の基準に関する法律	◎（栄養士は必置＝学校栄養職員。単独実施校または共同調理場により必置人数は異なる。表7.1を参照）	年間を通じて週5回。授業の昼食時に実施
事業所	事業所	労働者が就業する場所	労働基準法	10歳代後半から60歳代の幅広い年齢層の男女	対象年齢が幅広く、事業所との労働環境が異なるため、事業所にあった栄養基準、および嗜好を考慮することが必要。従業員の健康を重要な経営資源と捉える意味で、健康維持・改善を担っている。また委託率が高い。	労働安全衛生規則	△（1回100食または1日250食以上を供給する場合：栄養士を置くよう努める）	企業の業種・業態によって1日1回～複数回できている。24時間稼働事業所では早朝食・深夜食などの提供もある
	寄宿舎	労働者が寄宿する場所	労働基準法	10歳代後半から60歳代の幅広い年齢層の男女	対象年齢が幅広く、事業所との労働環境が異なるため、事業所にあった栄養基準、および嗜好を考慮することが必要。従業員の健康を重要な経営資源と捉える意味で、健康維持・改善を担っている。	事業附属寄宿舎規程	○1回300食以上	朝夕2回
医療施設	病院	疾病や疾患を抱えた人（病人、患者）に対し医療を提供したり、患人を収容する場所	医療法	疾病を治療するために入院している患者	入院患者個々人に適した栄養管理による。院内食事せん（院内約束食事せん）に基づいて提供される	医療法施行規則	◎（病床数100床以上）	1日3回 この他に必要に応じて間食
	特定機能病院	高度の医療の提供、高度の医療技術の開発および高度の医療に関する研修を実施する能力などを備えた病院	医療法	疾病を治療するために入院している患者	入院患者個々人に適した栄養管理による。院内食事せん（院内約束食事せん）に基づいて提供される	医療法施行規則	◎（管理栄養士1名以上）	1日3回 この他に必要に応じて間食
高齢者・介護保険施設	施設サービス 養護老人ホーム	身体上または精神上および経済的理由により、家庭での生活を営むことが困難な者を養護し、自立した生活を営み、社会的活動に参加するために必要な指導および訓練などの援助を行うことを目的とする	老人福祉法	65歳以上の者で、身体的、精神的、環境的、経済的理由により居宅で養護を受けることが困難な者	利用者の身体的特性に適応した食事で、治療的食にも対応した給食とする	養護老人ホームの設備および運営に関する基準	○（特別養護老人ホームに併設する入所定員50人未満の養護施設の栄養士と連携できる場合には、栄養士を置かないことができる）	1日3回 この他に必要に応じて間食

（つづく）

さまざまな給食施設での給食管理編

(つづき)

施設(大枠)	施設(小枠)	施設のおもな目的・意義	施設設置の根拠法令	おもな対象者	対象者に応じた給食の特徴	管理栄養士・栄養士の配置規定法令	栄養士の配置(○必置 ○条件付必置 △努力)	給食回数
高齢者・介護保険施設	特別養護老人ホーム(介護老人福祉施設)	身体上または精神上著しい障害があるため、常時の介護を必要とし、かつ在宅生活が困難であり、常時の介護・食事などで、居宅において介護を受けることが困難な者に日常生活上の世話、療養上の世話、機能訓練、健康管理を行うことを目的とする	老人福祉法	65歳以上の者で、身体上または精神上著しい障害があるため、常時の介護を必要とし、かつ、居宅においては介護を受けることが困難な者	治療食、キザミ食、ミキサー食など個々の身体の状況に合った給食とする	特別養護老人ホームの設備及び運営に関する基準	○(入所定員 41 人以上。入所定員 40 人以下で、他の社会福祉施設などの栄養士との連携ができる場合には、栄養士を置かないことができる)	1日3回 この他に必要に応じて間食
	軽費老人ホーム(A型・B型、ケアハウス)	居宅において生活することが困難な高齢者を低額な料金で、食事の提供その他日常生活上必要な便宜を供与することを目的とする。食事サービスの提供があるA型と、自炊のB型およびケアハウスの3種がある。A型・B型において入所者が個別の介護などが必要とする状態になった場合は、外部の在宅福祉サービスを利用する	老人福祉法	65歳以上(夫婦のどちらかが60歳以上)、身体機能の低下などにより自立した生活を営むことが不安であり、家族による援助を受けることが困難な者。A型は身寄りがないか家族との同居が困難で、収入が利用量の2倍程度以下。B型は居宅での生活が困難で、自炊できる程度の健康状態	利用者の心身の状況や嗜好を考慮した給食とする。B型では自炊を原則とする	軽費老人ホームの設備及び運営に関する基準	○(入所定員 41 人以上。入所定員 40 人以下で、他の社会福祉施設などの栄養士との連携ができる場合には、栄養士を置かないことができる)	1日3回 この他に必要に応じて間食
	介護老人保健施設	リハビリを中心とする医療的ケアと日常的な医療・看護、介護サービス管理の下で介護および医学的管理の下での介護および日常生活上の世話を行うことを目的とする	介護保険法	病気や障害の症状が安定していて入院による加療の必要はないものの、家庭で過ごすには不安な心身状態の高齢者	利用者の病気や障害の症状に適した献立で、治療的にも対応した給食とする	介護老人保健施設の人員、施設及び設備並びに運営に関する基準	○(入所定員 100 人以上)	1日3回 この他に必要に応じて間食
	介護療養型医療病床(介護療養病床、設置期限2023(令和5、平成35)年度末)	療養の病床などに入院する要介護者に対し、施設サービス計画に基づいて、療養上の管理、看護、医学的管理の下の介護その他の世話および機能訓練その他必要な医療を行うことを目的とする	医療法 介護保険法	医療措置が必要で要介護度が高い者、認知症対応の施設もある。	利用者の医学的管理や介護の程度に応じた給食とする	指定介護療養型医療施設の人員、設備及び運営に関する基準	○(入所定員 100 人以上)	1日3回 この他に必要に応じて間食
	介護医療院(2018(平成 30)年創設)	長期にわたり療養が必要である者に対し、療養上の管理、看護、医学的管理の下における介護および機能訓練、その他必要な医療ならびに日常生活上の世話を行うことを目的とする	医療法 介護保険法	医療措置が必要な要介護者	利用者の医学的管理や介護の程度に応じた給食とする	介護医療院の人員、施設及び設備並びに運営に関する基準	○(入所定員 100 人以上)	1日3回 この他に必要に応じて間食
	認知症対応型共同生活介護(グループホーム)	認知症の状態にある要介護者などに対して、その共同生活を行う住居(施設)内において入浴・排せつ・食事などの介護、日常生活上の世話、機能訓練をすることを目的とする	介護保険法	認知症の状態にある要介護者	利用者の自立の支援に配慮した給食とする	規定はない	規定はない	利用時間による

(つづく)

(つづき)

施設(大枠)	施設(小枠)	施設のおもな目的・意義	施設設置の根拠法令	おもな対象者	対象者に応じた給食の特徴	管理栄養士・栄養士の配置規定法令	栄養士の配置(◎必置 ○条件付必置 △努力)	給食回数
高齢者・介護保険施設	施設サービス	サービス付き高齢者向け住宅	厚生労働省と国土交通省の両省が共同で管轄。高齢者の暮らしを支援するサービスの付いたバリアフリー住宅	高齢者の居住の安定確保に関する法律	60歳以上。介護保険法に規定する要介護認定もしくは要支援認定を受けている60歳未満の者	利用者(入居者)がプライバシーを守りマイペースに暮らす住宅であるため、施設の食事提供、宅配弁当、自炊などが自由である	規定はない	規定はない	原則1日3回。自炊の場合もある。
		老人短期入所施設	老人福祉法	居宅要介護者	65歳以上で養護する家族(介護する家族)が病気などの理由により、自宅で介護を受けることが一時的に困難な高齢者を入所させ、短期間養護することを目的とする	利用者の自立の支援に配慮し、利用者の個々の栄養状態に応じて、摂食・嚥下機能や食形態に配慮した栄養管理を行った給食とする。できるだけ離床して食堂で提供するように努める	規定はない	○(入所定員が40人以下で、他の社会福祉施設等の栄養士との連携ができる場合には、栄養士を置かないことができる)	
	短期入所サービス	短期入所生活介護	介護保険法	居宅要介護者	短期的に(数日〜最大30日)、日常生活の介護や機能訓練を受けながら短期間入所し日常生活上の支援をすることを目的とする	利用者の自立の支援に配慮し、利用者の個々の栄養状態に応じて、摂食・嚥下機能や食形態に配慮した栄養管理を行った給食とする。できるだけ離床して食堂で提供するように努める	指定短期入所生活介護に係る人員、設備及び運営に関する基準	○(入所定員が40人以下で、他の社会福祉施設等の栄養士との連携ができる場合には、栄養士を置かないことができる)	1日3回 この他に必要に応じて間食
		短期入所療養介護施設	介護保険法	居宅要介護者	短期的に連続して30日まで。医学管理の下で日常生活の介護や機能訓練などを受けることを目的とする	利用者の自立の支援に配慮し、利用者の個々の栄養状態に応じて、摂食・嚥下機能や食形態に配慮した栄養管理を行った給食とする。できるだけ離床して食堂で提供するように努める	介護療養型医療施設運営基準(医療法)	○100人以上の施設で1人以上(ただし同一敷地内で兼務する場合は兼務可能)	1日3回 この他に必要に応じて間食
	通所サービス	通所介護(デイサービス)	老人福祉法	居宅要介護者	居宅要介護者が施設サービスに通い、入浴・食事などの介護、生活などに関する相談、助言、健康状態の確認などの日常生活上の世話や機能訓練を行うことを目的とする	利用者の自立の支援に配慮した給食とする	指定居宅サービスの事業に係る申請者の要件並びに人員、設備及び運営に関する基準	規定はない	利用時間による
		通所リハビリテーション	介護保険法	居宅要介護者	リハビリテーションを行い、日常生活可能に回復することを目的とする	利用者の自立の支援に配慮した給食とする	指定介護予防サービス等の事業並びに指定介護予防サービス等に係る介護予防のための効果的な支援の方法に関する基準	規定はない	時間による
障害者福祉施設(通所施設、通所部門を除く)		障害者支援施設	障害者の日常生活及び社会生活を総合的に支援するための法律(障害者総合支援法)	障害のある人	障害のある人に対して、主として夜間における入浴・排泄・食事などの介護などの支援(施設入所支援)を行うとともに、日中にも生活介護・自立訓練・就労移行支援などの障害福祉サービスを提供する施設	できるだけ変化に富み、利用者の年齢や利用者の障害の特性に配慮したものとし、栄養的にもバランスのとれたものとする	障害者の日常生活及び社会生活を総合的に支援するための法律に基づく指定障害者支援施設の人員、設備及び運営に関する基準第34条	◎	1日3回 この他に必要に応じて間食

6. 児童福祉施設給食

6.1 児童福祉施設給食の意義，目的，法的根拠

　児童福祉施設は，「児童福祉法」に基づいて設置された施設で，0〜18歳未満の者を対象とする．「児童福祉法」でいう児童とは，乳児（満1歳に満たない者），幼児（満1歳から小学校就学始期に達するまでの者），少年（小学校就学始期から満18歳に達するまでの者）である．

　「児童福祉法」第1条で，「全て児童は，児童の権利に関する条約の精神にのっとり，適切に養育されること，その生活を保障されること，愛され，保護されること，その心身の健やかな成長及び発達並びにその自立が図られること，その他の福祉を等しく保障される権利を有する」とされ，各施設が設置されている．

　児童福祉施設のうち，給食を実施しているのは，乳児院，児童養護施設，児童自立支援施設，保育所，幼保連携型認定こども園，福祉型障害児入所施設，情緒障害児短期治療施設（児童心理治療施設），助産施設である．なお，助産施設は胎児と新生児の保護を目的とすることから，直接的には母親である妊産婦を対象としている．また，幼保連携型認定こども園は，「就学前の子どもに関する教育，保育等の総合的な提供の推進に関する法律」（「認定こども園法」）でも規定されている．

　児童福祉施設には，「医療法」に規定される病院としての設備や職員を配置する医療型施設と，それらを必要としない福祉型施設に分けられる．また，入所・生活型施設と，通園・通過型施設がある．

　乳幼児期は，その心身の成長・発達が急速に進む．この時期の栄養状態は，その後の肥満症，糖尿病といった生活習慣病との関連があるといわれる．また，この時期に味覚や嗜好の基盤や食習慣が身につき，将来の食生活に影響を与えるという点からも食育が重要視される．乳幼児期に児童福祉施設を利用する対象者には，身体や精神に障害を持つ児童，家庭環境に課題のある児童も含む．したがっ

図 6.1 児童福祉施設における食事提供の考え方
[児童福祉施設における食事の提供ガイド, p. 4 (2010) をもとに作成]

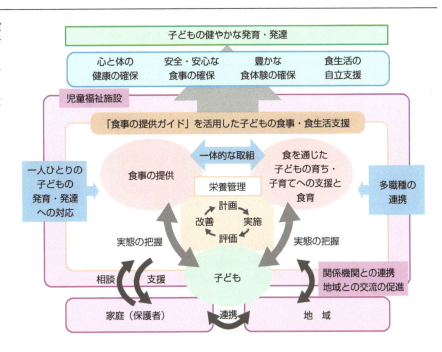

て個々の児童の発達と，抱えている課題や状況をよく理解し，対応することが必要である．対象者の年齢，発育段階に応じた栄養量の確保は必須である．食事内容も家庭的で楽しい食事環境のもとで，温かみのあるものとする．食事は，情緒面でも教育面でも担う役割は大きい．児童福祉施設の食事は，子どもの健やかな発育・発達をめざし，子どもの食事・食生活を支援するものであることが必要である．

給食を実施している児童福祉施設は p. 138〜139 の一覧表のように各々特性がある．それぞれの施設の特性に応じた食事提供のために，栄養量，入所者の心身の状況，嗜好などに考慮したものでなければならない．

厚生労働省から児童福祉施設へ向けて，「児童福祉施設における食事の提供ガイド」(2010) をはじめとするさまざまな栄養・食事提供に関する法律やガイドラインが通知されているが，食事提供の考え方としては，①心と体の健康の確保，②安全・安心な食事の確保，③豊かな食体験の確保，④食生活の自立支援の 4 つの柱を基本としている（図 6.1）．

6.2 児童福祉施設給食の組織

児童福祉施設の栄養・給食管理は，「健康増進法」に基づき，都道府県，保健所を設置する市および特別区の栄養指導員が給食施設に対し栄養管理の実施につ

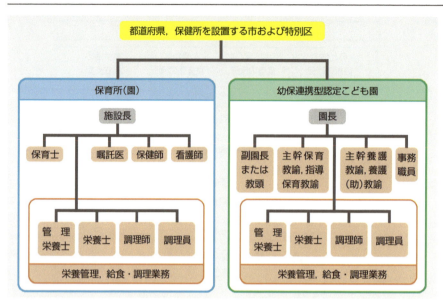

図 6.2　児童福祉施設の組織
給食・調理業務を全面委託の場合もある.

いて指導および助言を行っている（図 6.2）.

A. 保育所（園）

　嘱託医，調理員は必置であるが，調理業務全面委託の場合は，調理員を配置する必要はない．管理栄養士・栄養士については，必置義務はないため，給食室があっても配置されていないこともある．配置されている場合は，調理員を兼ねていることが多い．「保育所保育指針」では，栄養士は，健康や安全にかかわる専門的な技能をもつ職員という位置づけである．保育士との連携による食育の推進活動や，嘱託医や看護師との協働による食物アレルギーへの対応など，管理栄養士・栄養士に期待される役割は大きい．

B. 幼保連携型認定こども園

　調理員は必置であるが，調理業務全面の外部委託または外部搬入の場合は調理員を置かないことができる．満 3 歳以上の学級には，主幹保育教諭，指導保育教諭または保育教諭を 1 人以上置かなければならない．副園長または教頭，主幹養護教諭，養護教諭または養護助教諭，事務職員の配置は努力義務である．「幼保連携型認定こども園教育・保育要領」では，栄養教諭・栄養士が配置されている場合は，その専門性を生かした対応を図ることとして，園児と調理員とのかかわりや調理室など食に関する環境に配慮すること，体調不良，食物アレルギー，障害のある園児など，園児一人ひとりの心身の状態などに応じて，学校医，かかりつけ医などの指示や協力の下に適切に対応することが示されている．

6.3 児童福祉施設の給食運営業務の収支構造

児童福祉施設の給食の実施に必要な経費は，国庫負担金や地方自治体の補助金，および保護者が負担する費用で構成され，保護者の負担額は所得により異なっている．

A. 保育所の給食運営業務に必要な経費

保育所の運営業務に必要な経費を表6.1に示す．一般生活費の食材料費のうち，0～2歳児は主食および副食給食費，3～5歳児の副食給食費は保育料に含まれるが，3～5歳児の主食費は保育料に含まれないため，保護者負担となる．

表6.1 保育所の運営業務に必要な経費
[資料：児童福祉法による保育所運営費国庫負担金について，昭和51年厚生省通知]

費用区分	内訳
事業費	一般生活費（入所児童の給食に要する食材料費，炊具食器具，光熱水費，保育に直接必要な保育材料費）
	児童用採暖費
管理費	保育所の管理に必要な経費
人件費	保育所の長，保育士，調理員，その他の職員の人件費

B. 障害児入所施設の給食費

障害児入所施設（福祉型・医療型）の給食は，「児童福祉法」に基づく国や地方自治体の補助金および保護者負担金と，「障害者総合支援法」に基づく障害福祉サービス報酬制度の栄養マネジメント加算などの費用で運営される．入所児童の給食における材料費（保育所同様，3歳未満児については主食および副食給食費，3歳以上児については副食給食費）は，事業費にあたる．

「児童福祉法」による給食運営費用の保護者負担分の決定は，障害児の保護者が都道府県に支給申請を行い（通所施設は市町村），支給決定を受けた後，利用する施設とサービスについて契約を結ぶ方式である．この際，①福祉型障害児入所施設では，福祉部分とその他の生活費の自己負担額，食費を合算し，地域で子どもを養育する世帯と同様の負担となるよう食費の減免（補足給付）がある．②医療型障害児入所施設では，福祉部分・医療費部分とその他の生活費の自己負担額，食事療養費の自己負担額を合算して地域で子どもを養育する世帯と同様の負担となるよう負担限度額が設定され，限度額を上回る医療費部分と食事療養費の減免（医療型個別減免）がある．

また，障害福祉サービス報酬制度では，常勤の管理栄養士1名以上を配置し，入所者ごとの栄養状態に応じた栄養ケア計画に基づく栄養ケア・マネジメントが

行われている場合に算定できる栄養マネジメント加算をはじめ，経口移行加算，経口維持加算，療養食加算が，施設の運営内容に応じて算定できる．

6.4 児童福祉施設の栄養・食事管理

A. 児童福祉施設給食の給与栄養目標量

給与栄養目標量は「児童福祉施設における食事提供に関する援助及び指導について」(2020) および「児童福祉施設における「食事摂取基準」を活用した食事計画について」(2020) を参考にして，エネルギー，各栄養素および指標の特徴を十分理解して活用し，決定する (表6.2, 表6.3). 乳児のいる施設では「授乳・離乳の支援ガイド」(2019)，「乳児用調整粉乳の安全な調乳，保存及び取り扱いに関するガイドライン」(2007, WHO, FAO) も参考にする．体調不良や食物アレルギー，障害のある子ども，虐待を受けた子どもなどについては，必要に応じて個人対応できるように考えていく必要がある．

a. 入所施設の場合

1日3回の給食を行う入所施設では，給与栄養目標量は「日本人の食事摂取基準」を参考にする．児童福祉施設における年齢別，性別栄養基準量と入所している児童の年齢構成から荷重平均栄養量を求め，それを給与栄養目標量とする．とくに入所児童の年齢幅が大きい場合や障害や疾患を有するために身体状況や生活

表6.2 1〜2歳児の目標量
日本人の食事摂取基準 (2020年版) より，昼食は1日の1/3, おやつは1日の10〜20%として算出．( ) 内は推奨量

	エネルギー (kcal)	たんぱく質 (g)	脂質 (g)	ビタミン				カルシウム (mg)	鉄 (mg)
				A (μgRAE)	B_1 (mg)	B_2 (mg)	C (mg)		
1日あたりの摂取基準	900〜950	29.3〜47.5	20.0〜31.7	300 (400) 〜600	0.4 (0.5) 〜	0.5 (0.6) 〜	35 (40)	350 (450) 〜	3.0 (4.5) 〜20
保育所での目標量	390〜507	12.7〜25.3	8.7〜16.9	130〜214	0.17〜0.27	0.22〜0.32	16〜22	152〜240	1.3〜2.4

表6.3 3〜5歳児の目標量
日本人の食事摂取基準 (2020年版) より，昼食は1日の1/3, おやつは1日の10〜20%として算出．( ) 内は推奨量

	エネルギー (kcal)	たんぱく質 (g)	脂質 (g)	ビタミン				カルシウム (mg)	鉄 (mg)
				A (μgRAE)	B_1 (mg)	B_2 (mg)	C (mg)		
1日あたりの摂取基準	1,250〜1,300	40.6〜65.0	27.8〜43.3	350 (500) 〜700	0.6 (0.7) 〜	0.7 (0.8) 〜	40 (50) 〜	500 (600) 〜	4.0 (5.5) 〜
保育所での目標量	542〜693	17.6〜34.7	12.0〜23.1	152〜267	0.26〜0.38	0.31〜0.43	18〜27	217〜320	1.8〜2.4

状況などが個人によって著しく異なる場合は，個々人の発育・発達状況，栄養状態，生活状況などに基づき給与栄養目標量を設定する．乳児においては，乳児ごとの月齢別栄養基準量を用いる．幼児は，定期的に身長・体重を測定するとともに，幼児身長体重曲線（性別身長別標準体重）などに基づき，肥満ややせに該当するものの割合が増加していないかを評価し，食事計画の改善を図る．随時児童の嗜好や残菜調査を行う．

b. 通園施設の場合

1日のうち特定の食事（たとえば昼食）を提供する場合は，1日の給与栄養目標量の概ね1/3を目安とし，おやつは発育・発達状況などに応じて，1日全体の給与栄養目標量の10〜20%とする．家庭での食事の事情を勘案し，柔軟に対応する必要がある．

c. 食事提供

児童福祉施設の食事の提供に関する援助および指導は，児童福祉施設の所管部署が主体となり，必要に応じて保健所の助言を得ながら実施する．児童福祉施設の給与栄養目標量は「児童福祉施設における食事の提供に関する援助及び指導について」(2020)および「児童福祉施設における「食事摂取基準」を活用した食事計画について」(2020)の規定に準じる．実践にあたっては，「児童福祉施設における食事の提供ガイド」*(2010，厚生労働省)を参考にする．

* 「児童福祉施設等における食事の提供ガイド」として2024年に改定が予定されている．

(1) 対象の子どものアセスメント 男女別，身長・体重，カウプ指数を把握し，発育状況を確認し，成長曲線に合わせて評価する．運動量など生活活動量の高低を判断し，「日本人の食事摂取基準」に基づいて，保育所(園)独自の数値を算出したうえで給食の計画を行う．

(2) 同じ質や量で対応する子どもをグループ化する

(3) 食事計画を立てる

(4) 給与栄養量の基準を決める 提供する食事のエネルギー量および栄養素量を決定する．考慮すべき栄養量はたんぱく質，脂質，ビタミンA，ビタミンB_1，ビタミンB_2，ビタミンC，カルシウム，鉄，ナトリウム（食塩），カリウム，食物繊維である．たんぱく質エネルギー比は13〜20%，脂質エネルギー比は20〜30%，炭水化物エネルギー比は50〜65%を目安とする．おやつについては発育・発達状況や生活状況に応じて1日全体の給与栄養目標量の10〜20%程度を目安とする．

(5) 献立作成基準を作る 給与栄養量の基準と施設としてめざす食事内容である．施設の食事提供などから，献立作成にあたっての基準を作成する．

(6) 品質基準を設定する 料理区分ごとのおよその量や調味割合，料理の形状（なめらかにすりつぶした状態，歯ぐきでつぶせる固さなど）の基準を決める．

(7) 期間献立を作成する 行事なども配慮しながら一定期間（1週間や1か月単位

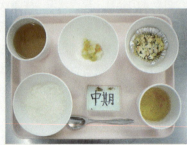
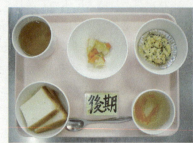
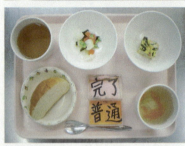
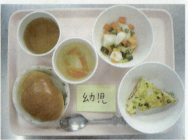

①離乳食：モグモグ期（8か月）パンがゆ，ふわふわ豆腐（鶏ささみ），ポテトサラダ，キラキラスープ，番茶

②離乳食：カミカミ期(9〜11か月)トースト（食パン），ふわふわ豆腐（鶏ひき肉），ポテトサラダ，キラキラスープ（春雨），番茶

③離乳食：パクパク期（12〜15か月），普通食（16か月〜）ロールパン，ふわふわオムレツ（豚ひき肉），ポテトサラダ，春雨スープ，番茶．ご飯食の時は量や炊き方も変わる

④幼児食 ロールパン，ふわふわオムレツ（豚ひき肉），ポテトサラダ，春雨スープ，番茶

図6.3 児童福祉施設における離乳食と幼児食の展開
［写真提供：社会福祉法人しらとり台保育園］

など）の献立を立てる．

(8) 作業指示書，作業工程表などを作成する 献立作成の実際は，食品群別の食品構成表を目安にして栄養バランスのよい献立を作成する．3〜5歳児食を基本献立に，食材や調味料の量を加減することで，1〜2歳児の食事を，また同じ食材を軟らかく煮込んだり刻んだりすることで離乳食に調整する（図6.3）．

6.5 個別対応の方法と個人の摂取量把握

A. 保育所の給食

a 保育所の給食の目的

保育所は保護者の就業や病気，そのほかの理由で日中十分に保育に従事できない家庭に対し，子育て支援を行う児童福祉施設である．当該施設内で調理が行われるが，満3歳以上の児童においては，食事の提供に限り，公立私立を問わず外部搬入が可能である．栄養士が配置されている場合は，その専門性を活かし，児童の健全な生活の基本としての食を営む力の育成に努める．提供される食事が入所する子どもの健全な発育・発達や健康状態に大きな影響を与え，加えて望ましい食習慣や生活習慣形成の基盤になるなど大変重要な意味を持っている．

施設で給食を食べること自体が「食育」（栄養教育）であり，子どもにとっては1回1回の給食が「体験を積み重ねる」場であると考えられている．そのため，

保育所は，施設で食べる食事によって栄養を補給することができ，またその摂取量の割合が高いほど健康上，栄養状態への影響は大きいことが特徴である．食事の提供にあたっては，とくに離乳食，アレルギー，体調不良の子どもなどについて個別の配慮と対応が求められている．アレルギー対応には，正しい知識と共通理解が重要である．「保育所におけるアレルギー疾患生活管理指導表」を活用し，「保育所におけるアレルギー対応ガイドライン」（2011）に沿って対応する．

保育所では昼食1回とおやつを2回（1～2歳児）または1回（3～5歳児）を提供するのが一般的であるが，保育時間の延長によりさらに間食が提供される場合もある．

離乳食は保護者と連携を取り，子どもの成長を確認しながら進めることが大切である．保育士と連携を取りながら栄養士は離乳食日誌に給食の写真を貼り，調理のポイントや硬さの工夫を紹介したり，子どもの食べている様子を報告したりすることで，保護者をサポートすることができる．さらに，保護者に家庭での食事内容を離乳食日誌に書いてもらうことにより，離乳食の進め方を確認することもできる．

B. 乳児院の給食

おもに2歳未満の乳児を入院させて養育し，併せて退院したものも含めて援助を行う施設である．近年この施設への入所理由は，育児放棄や虐待による保護によるものが多い．十分な栄養が与えられていない乳児には，発育・発達やこころの形成が良好でない事例が多く見られる．

a. 入所時の対応

管理栄養士，栄養士，調理員，保育士，看護師，臨床心理士などの職員で入所時の子どもの状況を把握し，情報を共有する．そのために，子どもの状況の把握方法を決め，記録簿を作成し，給食委員会で子どもの情報を共有化する．入所時の子どもの状況把握内容により，養護の方針や食事の発達段階がわかり，授乳や離乳食の方針が決まる．日々，職種間の情報交換をすることや乳児一人ひとりに応じた調整を給食委員会によって一定期間ごとに見直すことが，質の良い保育につながる（表6.4）．

b. 授乳

乳児に十分な乳汁を与え，生理的な満足感を得ることの繰り返しはやがてお腹がすくリズムを作り，幼児期になった時に決まった時間にお腹がすき，規則的な食事時間に食欲が出るための基礎となる．個々の子どもごとに成長曲線や生活状況，授乳記録が記載された帳簿を準備し，記録し個々の子どもの状況を他の保育者と共有する．

離乳は個々の子どもの発育や発達に合わせて開始する．口に食物を入れて噛み，

表 6.4 入所時の把握から授乳や離乳食の決定手順
[児童福祉施設における食事の提供ガイド (2010) より作成]

1. 授乳や離乳食の状況	ケースワーカーや家族などの情報から，アレルギーの有無などの入所前の家庭での食に関する状況を把握する 情報源には，病院での看護記録などの記録もあるので，閲覧や情報が得られるようなシステムを作り，アセスメントできるようにする	
2. 乳汁・離乳食の与え方の検討	対象児の情報をもとに，入所後の授乳や食事について，乳児に対する適切な方法を検討する	
3. 身体的な障害などの把握	低出生体重児や発達遅滞，発達障害，身体的な障害などがある場合は，それらの事由を加味する．緊急入所などで情報が得られない場合は，身長，体重，月齢などから判断し，その後は実際に食べている様子などから調整する	
4. 授乳・離乳食の進め方の進度を決定する	授乳・離乳食の進め方のランクおよびその形態や栄養量などのめやすの基準を取り決め，一人ひとりにあうように調整していく	
5. 授乳・離乳食の進度別の基準を1日単位で段階別に決める（管理栄養士のもと）	授乳：1回のミルクの量と回数 離乳食：離乳時期，主食・副食の量，内容，形態（軟らかさ，刻み方の程度など）	

飲み込む一連の動きは，吸てつ反射（唇にふれるものがあると何でも吸おうとする動き）のように生まれながらに備わったものではなく，生活体験の積み重ねがトレーニングになりできるようになる．

保育士が管理栄養士・栄養士・調理員とよくコミュニュケーションをとり，全員で子どもたちの授乳・食事時間の様子をみることができるように配慮することも，子どもにあった献立や特別な配慮が可能になる方法の1つである．栄養士が食事場面を頻繁に観察し，食べ方を観察したり，保育士と連携して調理形態を調整したり，嗜好に合わせた調整をしたりすることにより，離乳食の開始が遅かった子どももスムーズに幼児食に移行することができる．給食担当者はできるだけ情報交換を兼ねて保育室を見て回る．

C. 児童養護施設

児童養護施設の入所は，親自身の病気や経済的理由，親からの虐待などの何らかの理由で家庭生活を続けることができない場合が多い．近年は障害を持つ子どもの入所も増えている．

児童養護施設においては，子どもたちの健やかな発育・発達を促す食事の提供，社会的自立に向けた栄養・食生活支援につながる食育の推進をすることが必要である．子ども一人ひとりが，適切な食生活を送ることができるように，その子どもの状況に合わせて支援する．また，子どもたちの食事の様子や食具の使い方，他者とのかかわり方など食事場面で得られる情報は，保育士，児童指導員などだけでなく，管理栄養士・栄養士や調理員も含めた多職種で共有し，それぞれの専門性を生かしながら連携を図り，子どもの養育につなげていくことが重要である．

成長や発達に合わせた食具やいすの高さなどに配慮する．食を楽しむうえで家庭的な食環境作りは重要であり，テーブルクロスの使用やテーブルを囲む人数な

どを調整する.

D. 障害児福祉施設

知的障害児, 脳性麻痺, 重症心身障害児は, 摂食機能や摂食行動に発達の遅れを伴うことが少なくない. 摂食機能に合わせた調理形態, 適切な食事介助のもとで食行動の発達を促す食事の提供を進めていく必要がある.

入所・通所の場合があり, 提供する食事回数はさまざまである. 対象児の障害は多様であり, 体位や行動に差が見られるほか, 咀嚼・嚥下に障害をもつ児童が見られることから, とくに個々に適した調理形態や食品選択への配慮が必要である. そのために障害児の特性に応じて, 摂食機能や食行動の発達を促すような食事の提供が行われている. 障害児が生活の楽しみを感じることのできる食事であることも大切である.

生活の自立が不可能な重度の知的障害および重度の肢体不自由が重複している児童が対象となることが多く, 食事介助が必要となる場合が多い. 個々に必要な栄養量を確保できるように, 食物摂取能力に合わせて食事形態（流動食・ミキサー食・刻み食・軟食）を工夫したり, 食事量を調整したりすることが必要である.

E. 利用者の嗜好・満足度調査

給食の時間に, 給食を食べている子どもたちの様子を観察したり, 子どもたちに給食について直接感想を聞いたりし, 給食の嗜好や満足度を評価する. 料理の温度も給食の満足度の評価を左右するため, 適温で提供することは重要である. 可能であれば保護者に対するアンケートを行い, 子どもの嗜好や給食の満足度も聞く. 一方で, 各児の残菜量を測定することは, 嗜好を把握することにも役立つ.

F. 食事の提供量の決定

子どもの健全な成長, 発育のために適切な栄養量を提供する必要がある. そのため, 各児の残菜量を測定し摂食量を把握する. 成長曲線と照らし合わせながら, 提供量を調整する.

6.6 外部委託可能な給食関連業務

児童福祉施設給食の外部委託については,「保育所における調理業務の委託について」(1998) により, 基本的な考え方が次のように示されている. 保育所給食は,「児童の発育段階や健康状態に応じた離乳食, 幼児食やアレルギー, アトピーなどへの配慮など, 安全・衛生面および栄養面などでの質の確保が図られるべき」

表 6.5　施設が実施する業務
[保育所における調理業務の委託について（1998）]

受託事業者に対して，基本的な考え方の趣旨を踏まえ，保育所における給食の重要性を認識させること
入所児童の栄養基準および献立の作成基準を受託業者に明示するとともに，献立表が当該基準どおり作成されているか事前に確認すること
献立表に示された食事内容の調理などについて，必要な事項を現場作業責任者に指示を与えること
毎回，検食を行うこと
受託業者が実施した給食業務従事者の健康診断および検便の実施状況ならびに結果を確認すること
調理業務の衛生的取扱い，購入材料その他契約の履行状況を確認すること
随時児童の嗜好調査の実施および喫食状況の把握を行うとともに，栄養基準を満たしていることを確認すること
適正な発育や健康の保持増進の観点から，入所児童および保護者に対する栄養指導を積極的に進めるよう努めること

表 6.6　受託業者が満たすべき事項
[保育所における調理業務の委託について（1998）]

保育所における給食の趣旨を十分認識し，適正な給食材料を使用するとともに所要の栄養量が確保される調理を行うものであること
調理業務の運営実績や組織形態からみて，当該受託業務を継続的かつ安定的に遂行できる能力を有すると認められるものであること
受託業務に関し，専門的な立場から必要な指導を行う栄養士が確保されているものであること
調理業務に従事する者の大半は，当該業務について相当の経験を有するものであること
調理業務従事者に対して，定期的に，衛生面および技術面の教育または訓練を実施するものであること
調理業務従事者に対して，定期的に，健康診断および検便を実施するものであること
不当廉売行為等健全な商習慣に違反する行為を行わないものであること

である．そのため，「調理業務について保育所が責任をもって行えるよう施設の職員により行われることが原則であり，望ましい」．しかし，「施設の管理者が業務上必要な注意を果たし得るような体制および契約内容により，施設職員による調理と同様な給食の質が確保される場合には，入所児童の処遇の確保につながるよう十分配慮しつつ，当該業務を第三者に委託することは差し支えない」．また，施設の行う業務については，表 6.5 に，受託業者については表 6.6 のように通知されている．

7. 学校給食

7.1 学校給食の意義，目的，法的根拠

　学校給食は，「学校給食法」と「食育基本法」に基づき実施されている．学校給食は，児童および生徒の心身の健全な発達を促し，児童および生徒の食に関する正しい理解と適切な判断力を養ううえで重要な役割を果たすものである．また，食育，健康教育の一環として，学校給食を生きた教材として活用している．学校給食は，学校教育の一環として実施されることが明確化され，学級活動に位置付けられている．

　関連法規として，「特別支援学校の幼稚部及び高等部における学校給食に関する法律」，「学校給食施行規則」，「学校給食実施基準」，「学校給食衛生管理基準」がある．

　おもな対象者は，小学校，中学校，中等教育学校の前期課程，特別支援学校の小学部・中学部，高校の夜間課程，特別支援学校の幼稚部・高等学校に在籍する児童，生徒，職員である．

　給食実施回数は，年間を通じて週5回であり，授業日の昼食時に実施される．「学校給食衛生管理基準」が定められ，2009年に衛生管理が厳格化された．食育の推進・学校給食の充実を図るために，地場産物の活用や国産食材の活用が進められている．食物アレルギー対応として，コンタミネーション防止対策がとられている．

　文部科学省は，全国の小中学校などにおける学校給食の現状と課題を把握するため，毎年学校給食実施状況や学校給食費などを調査する「学校給食実施状況等調査」，「学校給食栄養報告」を行っている．

7.2 学校給食の組織

学校給食の運営は，学校給食を実施する義務教育諸学校の設置者である教育委員会が管轄し，衛生管理や学校における食に関する指導，関係教職員に対する研修，献立作成や食材料の購入などについて適切な指導をしている．

A. 学校給食栄養管理者の配置

2005（平成17）年から始まった栄養教諭制度に伴い，それまでの学校栄養職員と新たに栄養教諭は学校給食栄養管理者とされている．文部科学省では各都道府県の教育委員会へ「栄養教諭の配置促進について」とした依頼を出し，配置拡大を図っている．2017（平成29）年度の栄養教諭配置人数は，全国で6,092人であり，増加傾向にある．

> **「学校給食法」（学校給食栄養管理者）**
> 第7条　義務教育諸学校又は共同調理場において学校給食の栄養に関する専門的事項をつかさどる職員は，教育職員免許法に規定する栄養教諭の免許状を有する者又は栄養士法の規定による栄養士の免許を有する者で学校給食の実施に必要な知識若しくは経験を有するものでなければならない．

配置規定については，「学校給食法」，「公立義務教育諸学校の学級編制及び教職員定数の標準に関する法律」に基づくが，栄養士の配置，栄養教諭または学校栄養職員（学校給食栄養管理者），単独校調理場または共同調理場により必置人数は異なる（表7.1）．

学校給食運営委員会は，給食の献立作成，衛生管理，その他運営方法に関する検討を行う．安全で良質な食材料が給食に供給できるよう，納入業者の選定，食材料の選定，登録事務，食材料の安全管理，納入業者への安全・衛生指導，代金の支払などについての業務を行う．

表7.1　栄養教諭・学校栄養職員の配置基準
［公立義務教育諸学校の学級編制及び教職員定数の標準に関する法律］

	児童および生徒数	栄養教諭・学校栄養職員の数
単独校調理場	550人以上	1人
	549人以下 市町村に1～3校	4校に1人 市町村に1人
共同調理場	1500人以下	1人
	1501人から6000人まで	2人
	6001人以上	3人

B. 学校給食の形態

給食の提供は，「学校給食法施行規則」第1条により，完全給食，補食給食またはミルク給食の区分を届け出る．

(1) 完全給食　　給食内容がパンまたは米飯（これらに準ずる小麦粉食品，米加工食品その他の食品を含む），ミルクおよびおかずである給食をいう．

(2) 補食給食　　完全給食以外の給食で，給食内容がミルクおよびおかずなどである給食をいう．

(3) ミルク給食　　給食内容がミルクのみである給食をいう．

C. 学校給食の調理形態

学校の規模や調理方式（単独校調理場方式，共同調理場方式）で組織形態が異なる（図7.1）．どちらの形態にせよ，各校では学校給食運営委員会が設置される．学校内の教職員が共通理解のもとに連携を図った組織体制とする必要がある．それぞれの長所と短所を表7.2に示す．

(1) 単独校調理場方式　　自校方式ともいう．学校の敷地内に調理場があり，専任の従事者が，自校の児童・生徒のみを対象とした給食を調理，提供する（図7.2）．

(2) 共同調理場方式　　センター方式ともいう．「学校給食法」第6条の規定，「地方教育行政組織及び運営に関する法律」第30条の教育機関にあたり，同条の規定に基づいた条例により設置することになっている．共同調理場を設置する市町村は条例を制定し，条例に基づく運営委員会を置く．調理済みの料理を食缶に入れ，コンテナ車で各校へ配送する．

図7.1　調理場方式の違いによる学校給食の組織

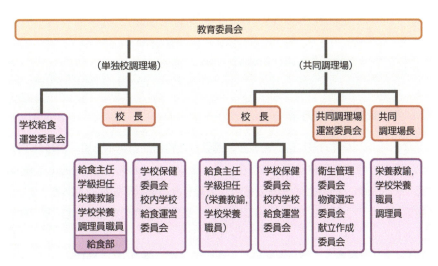

	単独校調理方式（自校方式）	共同調理場方式（センター方式）
長所	調理から喫食までの時間が短い	数校から十数校分の大量調理のためコストが抑えられ，作業効率が良い
	給食を適温（温かく・冷たく）で提供できる	
	独自のメニューが対応できる	
	配送の手間がかからない	各校の事務作業，調理作業負担の軽減
	児童・生徒と調理従事者のコミュニケーションがとりやすい	
	食育や栄養教育上，担任と学校給食栄養管理者のコミュニケーションがとりやすい	
短所	自校で給食調理室の敷地確保と施設，設備投資が必要	適温給食が難しい
	自校で給食室の衛生管理が必要	交通事情などで配食が遅れることがある
	自校で食材料管理などが必要	食中毒事故の場合，食数が多いため被害が大きくなる
	給食に関する事務負担が大きい	給食運搬費（配送車，配送人員）が必要
		児童・生徒と調理従事者のコミュニケーションがとりにくい

表7.2　単独校調理場方式と共同調理場方式の長所と短所

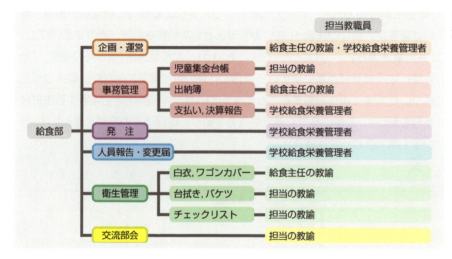

図7.2　単独校調理場方式の給食部の分担例

D. 学校給食の喫食方法

児童・生徒の喫食方法には，各教室に運ばれた食缶から見本分量に合わせて配膳し，各自が自席で喫食することが多いが，ランチルームを設け，移動して喫食する，あるいは，バイキング形式で各自が適量をとる選択形式などもある．また，給食運営員会の活動として，リクエスト給食，給食試食会の実施があり，その他，個人対応として食物アレルギー対応などがある．

(1) バイキング給食　給食を楽しく，健康によく，偏りのない食事のとり方を学ぶ機会となる．自分の食事の量や食品の組み合わせを考えて食べるために，好

きな料理ばかりでなく，赤・黄・緑の料理から栄養のバランスを考えてとることや，不足しがちな野菜類をとる，また後の人のことも考えて，端からとる，とった料理は残さないで食べるなどの食べられる量も考えることなどを指導することができる．

(2) リクエスト給食　児童が組織する給食委員会や，学校給食運営委員会が協力するなどで，児童・生徒へのアンケート調査から希望の多いメニューを献立に加える活動をいう．

(3) 給食試食会　学校保健委員会などとも協力して，保護者を対象として実施されている．地域との交流などから，住民や食材料の提供者（生産者）などを招待することもある．

7.3　学校給食の給食運営業務の収支構造

学校給食の実施に必要な経費の負担については，「学校給食法」第11条および，「学校給食法施行令」第2条に規定されており，その内訳については表7.3のとおりである．

表7.3　学校給食に要する経費
＊　学校給食の実施に関する事務処理および指導の指針について（昭和48年6月文部省体育局）において，光熱水費については学校の設置者が負担することが望ましいとされている．

経費区分		内訳	負担区分	法的根拠
学校給食費	食材料費	パン，米飯，牛乳，おかずなどの代金	保護者	「学校給食法」第11条第2項
管理運営に要する経費	光熱水費	調理，手洗いなどに要する費用	保護者（設置者＊）	「学校給食法」第11条第1項
	施設設備費	学校給食実施のための施設設備費	設置者	「学校給食法」第11条第1項
	修繕費	学校給食施設設備の修繕費		「学校給食法」第11条第1項，「学校給食法施行令」第2条2号
	人件費	学校給食に従事する職員に要する給与，その他の人件費など		「学校給食法」第11条第1項，「学校給食法施行令」第2条1号

近年，小学校給食は民間企業へ委託する外部委託化が進んでいる．委託する業務は調理，食器洗浄，調理場の洗浄など部分的委託が多く，献立作成や食材料購入は教育委員会が行っている．また私立小学校・中学校などでは弁当給食の外部委託もあり，今後公立学校での給食の委託化が進むと考えられる．

7.4 学校給食の栄養・食事管理

児童または生徒に必要な栄養量や学校給食を適切に実施するうえで必要な事項について，学校給食実施基準によって定められている．この学校給食実施基準の中で，学校給食摂取基準を示している．学校給食摂取基準は「日本人の食事摂取基準」を参考に，食事摂取基準の改定の都度見直されている．また，「児童生徒の食生活等の実態調査」（文部科学省）なども踏まえて望ましい栄養量を算出している．また近年，学校における食育の推進・学校給食の充実を図るため，地場産物の活用や国産食材の活用が進められている．

A. 学校給食実施基準

文部科学省は，「学校給食法」の規定に基づき，「学校給食実施基準」を策定，改正している（表7.4）．これは，厚生労働省策定の「日本人の食事摂取基準」を参考に，「食事摂取基準を用いた食生活改善に資するエビデンスの構築に関する研究」（食事状況調査）と，食事状況調査の調査結果より算出した小学3年生，5年生および中学2年生が，昼食である学校給食において摂取することが期待さ

表7.4 児童または生徒1人1回あたりの学校給食摂取基準
本基準は，男女比1：1で算定したため，各学校においては，実態に合わせてその比率に配慮することも必要である．
[2021年2月12日改正学校給食実施基準]

区分	基準値			
	児童（6歳～7歳）の場合	児童（8歳～9歳）の場合	児童（10歳～11歳）の場合	生徒（12歳～14歳）の場合
エネルギー (kcal)	530	650	780	830
たんぱく質 (%)	学校給食による摂取エネルギー全体の13～20%			
脂質 (%)	学校給食による摂取エネルギー全体の20～30%			
ナトリウム（食塩相当量）(g)	1.5 未満	2 未満	2 未満	2.5 未満
カルシウム (mg)	290	350	360	450
マグネシウム (mg)	40	50	70	120
鉄 (mg)	2	3	3.5	4.5
ビタミンA (μg RAE)	160	200	240	300
ビタミンB_1 (mg)	0.3	0.4	0.5	0.5
ビタミンB_2 (mg)	0.4	0.4	0.5	0.6
ビタミンC (mg)	20	25	30	35
食物繊維 (g)	4 以上	4.5 以上	5 以上	7 以上

注1 表に掲げるもののほか，次に掲げるものについても示した摂取について配慮すること．
　　亜鉛：児童（6～7歳）2 mg，児童（8～9歳）2 mg，
　　　　児童（10～11歳）2 mg，生徒（12～14歳）3 mg
注2 この摂取基準は，全国的な平均値を示したものであるから，適用に当たっては，個々の健康及び生活活動等の実態並びに地域の実情等に十分配慮し，弾力的に運用すること．
注3 献立の作成に当たっては，多様な食品を適切に組み合わせるよう配慮すること．

れる栄養量（昼食必要摂取量）などを勘案し，児童または生徒（児童生徒）の健康の増進および食育の推進を図るために，望ましい栄養量を算出したものである．

a. 「学校給食摂取基準」についての基本的な考え方

各栄養素の基準値は，望ましい献立としての栄養バランスの観点から，食事摂取基準の目標量または推奨量の1/3が下限値とされている．不足または摂取過剰が考えられる栄養素については，食事状況調査結果（昼食）において摂取が期待される栄養量の中央値程度を学校給食で摂取することとし，食事摂取基準の推奨量または目標量に対する割合を定めている．ただし，献立作成の実情に鑑み，中央値程度を基準値とすることが困難な場合には，昼食必要摂取量の四分位範囲の中で設定し，さらに四分位範囲の中での設定が困難な栄養素については，献立作成上支障をきたさない範囲内で基準値が設定されている．

(1) エネルギー　学校保健統計調査の平均身長から求めた標準体重と身体活動レベルのレベルⅡ（ふつう）を用いて算出されている．なお，必要なエネルギーには個人差があり，成長曲線に照らして成長の程度を考慮するなど，個々に応じて弾力的に運用することが求められる．

(2) たんぱく質　食事摂取基準の目標量を用い，学校給食による摂取エネルギー全体の13～20％エネルギーが基準値とされている．

(3) 脂質　食事摂取基準の目標量を用い，学校給食による摂取エネルギー全体の20～30％エネルギーが基準値とされた．

(4) ナトリウム（食塩相当量）　昼食必要摂取量で摂ることが許容される値の四分位範囲の最高値を用いても献立作成上味付けが困難となることから，食事摂取基準の目標量の1/3未満が基準値とされた．食塩の摂取過剰は生活習慣病の発症に関連し，家庭においても摂取量をできる限り抑制するよう，学校給食を活用して望ましい摂取量を指導することが必要である．

(5) カルシウム　昼食必要摂取量は，献立作成の実情に鑑み，四分位範囲内で，食事摂取基準の推奨量の50％が基準値とされた．

(6) マグネシウム　昼食必要摂取量は，小学生以下については，食事摂取基準の推奨量の1/3程度が，中学生以上については40％が基準値とされた．

(7) 鉄　昼食必要摂取量は，献立作成の実情に鑑み，四分位範囲内で，食事摂取基準の推奨量の40％が基準値とされた．

(8) 亜鉛　昼食必要摂取量は望ましい献立としての栄養バランスの観点から，食事摂取基準の推奨量の1/3が学校給食において配慮すべき値とされた．

(9) ビタミンA　昼食必要摂取量は，献立作成の実情に鑑み，四分位範囲内で，食事摂取基準の推奨量の40％が基準値とされた．

(10) ビタミンB_1　昼食必要摂取量は，食事摂取基準の推奨量の40％が基準値とされた．

(11) **ビタミンB_2**　昼食必要摂取量は，食事摂取基準の推奨量の40％が基準値とされた．

(12) **ビタミンC**　昼食必要摂取量は，望ましい献立としての栄養バランスの観点から，四分位範囲内で，食事摂取基準の推奨量の1/3を基準値とした．

(13) **食物繊維**　昼食必要摂取量は，献立作成の実情に鑑み，四分位範囲内で，食事摂取基準の目標量の40％以上を基準値とした．

b. 学校給食における食品構成について

　食品構成については，学校給食摂取基準を踏まえ，多様な食品を適切に組み合わせて，児童生徒が各栄養素をバランスよく摂取しつつ，さまざまな食に触れることができるようにする．また，これらを活用した食に関する指導や食事内容の充実を図る．なお，多様な食品とは，食品群であれば，たとえば，穀類，野菜類，豆類，果実類，きのこ類，藻類，魚介類，肉類，卵類および乳類などであり，また，食品名であれば，たとえば穀類については，精白米，食パン，コッペパン，うどん，中華めんなどである．

　また，各地域の実情や家庭における食生活の実態把握のうえ，日本型食生活の実践，わが国の伝統的な食文化の継承について十分配慮すること，さらに，食事状況調査の結果によれば，学校給食のない日はカルシウムの摂取不足が顕著であり，カルシウム摂取に効果的である牛乳などについての使用に配慮すること，なお，家庭の食事においてカルシウムの摂取が不足している地域にあっては，積極的に牛乳，調理用牛乳，乳製品，小魚などについての使用に配慮することとされている．

c. 学校給食の食事内容の充実などについて

　学校給食の食事内容については，学校における食育の推進を図る観点から，学級担任や教科担任と栄養教諭などとが連携しつつ，給食時間はもとより，各教科などにおいて，学校給食を活用した食に関する指導を効果的に行えるよう配慮することとされている．また，食に関する指導の全体計画と各教科などの年間指導計画などとを関連付けながら，指導が行われるよう留意することとし，下記の点を挙げている．

①献立に使用する食品や献立のねらいを明確にした献立計画を示すこと
②各教科などの食に関する指導と意図的に関連させた献立作成とすること
③地場産物や郷土に伝わる料理を積極的に取り入れ，児童生徒が郷土に関心を寄せる心を育むとともに，地域の食文化の継承につながるよう配慮すること
④児童生徒が学校給食を通して，日常または将来の食事作りにつなげることができるよう，献立名や食品名が明確な献立作成に努めること
⑤食物アレルギーなどのある児童生徒に対しては，校内において校長，学級担任，栄養教諭，学校栄養職員，養護教諭，学校医などによる指導体制を整備し，保

護者や主治医との連携を図りつつ，可能な限り，個々の児童生徒の状況に応じた対応に努めること．なお，実施に当たっては，日本学校保健会の「学校生活管理指導表（アレルギー疾患用）」および「学校のアレルギー疾患に対する取り組みガイドライン」，文部科学省作成「学校給食における食物アレルギー対応指針」を参考とすること

また，献立作成に当たっては，常に食品の組み合せ，調理方法などの改善を図るとともに，児童生徒のし好の偏りをなくすよう配慮することとし，下記の点を挙げている．

①魅力あるおいしい給食となるよう，調理技術の向上に努めること
②食事は調理後できるだけ短時間に適温で提供すること．調理に当たっては，衛生・安全に十分配慮すること
③家庭における日常の食生活の指標になるように配慮すること

学校給食に使用する食品については，「食品衛生法」に基づく食品中の放射性物質の規格基準に適合していることや，食器具について，安全性が確保されたものであること，また，児童生徒の望ましい食習慣の形成に資するため，料理形態に即した食器具の使用に配慮するとともに，食文化の継承や地元で生産される食器具の使用に配慮することなどが示されている．

喫食の場所については，食事にふさわしいものとなるよう改善工夫を行うことや，望ましい生活習慣を形成するため，適度な運動，調和のとれた食事，十分な休養・睡眠という生活習慣全体を視野に入れた指導に配慮することが示されている．また，ナトリウム（食塩相当量）の摂取過剰や鉄の摂取不足など，学校給食における対応のみでは限界がある栄養素もあるため，望ましい栄養バランスについて，児童生徒への食に関する指導のみならず，家庭への情報発信を行うことにより，児童生徒の食生活全体の改善を促すことが望まれるとしている．

7.5 学校給食の個別対応の方法と個人の摂取量把握

A. 個別対応

個別対応としては，食物アレルギーへの対応が急務である．文部科学省が発表した「学校給食における食物アレルギーを有する児童生徒への対応調査結果速報」によると，2012年度では579校中，小学校29校（7.0％）と中学校5校（3.0％）でアレルギーの事故が起こっている．

予防策として，文部科学省は「学校給食における食物アレルギー対応指針」（2015）を出し，食物アレルギー対応委員会の設置，献立の作成と検討，調理作業，

教室での対応などを示している．栄養教諭および学校栄養職員の役割例としては，①食物アレルギーを有する児童・生徒の実態把握や，個別の取り組みプランなどの立案，②個別面談をマニュアルに定められた者と一緒に行う，③安全な給食提供環境を構築する，④マニュアルや個別の取り組みプランなどに基づき，具体的な調理・配膳作業などを管理するなどが挙げられている．調理員の役割例としては，①食物アレルギーを有する児童生徒の実態を理解し，対応の内容を確認する，②栄養教諭・学校栄養職員の調理指示をもとに，安全かつ確実に作業するとされている．

調理場でのアレルギー物質の混入を防ぐコンタミネーション防止策などの個別対応が必要となる．しかしながら，設備の問題，対応人員の不足などの問題がある．自治体によっては配膳員，校長または副校長（教頭），担任が除去食を確認する3段階チェック体制をとる，教職員の朝礼で，その日の除去食の内容について説明するなど，学校全体でアレルギー対応に取り組む学校もある．

B. 個人の摂取量の把握

学校給食で個人の摂取量を正確に把握することは難しいが，クラス担任あるいは栄養教諭が各クラスを巡回した際に，摂取量が多い，あるいは少ない児童を把握することは可能である．児童のエネルギー摂取量の過不足は成長曲線を用いることから，体重や身長を計測し，成長曲線のカーブに沿っているか，増加が見られず成長曲線から大きく外れていないか，成長曲線から大きく外れるような体重増加がないかなど，成長の経過を縦断的に観察することが大切である．

7.6 外部委託の範囲

学校給食業務の運営について，文部省（当時）から「学校給食業務の運営の合理化について」（1985年）が通知されている（表7.5）．

表7.5 学校給食業務の合理化のための民間委託の実施の留意事項
［文部省，学校給食業務の運営の合理化について（1985）］

1.	献立の作成は，設置者が直接責任をもつて実施すべきものであるから，委託の対象にしないこと
2.	物資の購入，調理業務などにおける衛生，安全の確保については，設置者の意向を十分反映できるような管理体制を設けること
3.	設置者が必要と認めた場合，委託者に対して資料の提出を求めたり立入検査をするなど，運営改善のための措置がとれるよう契約書に明記すること
4.	受託者の選定は，学校給食の趣旨を十分理解し，円滑な実施に協力する者であることの確認を得て行うこと

8. 事業所給食

8.1 事業所給食の意義，目的，法的根拠

　事業所給食は，企業や団体で働く勤労者（従業員）のために提供する給食であり，事業所の社員食堂や寄宿舎（社員寮）の食堂などで提供されるものをいう．おもな対象者は10歳代後半から60歳代と幅広い．従業員の健康保持・増進や生活習慣病の予防を目的とし，栄養管理された食事の提供が必要である．また福利厚生の一環として労働生産性の向上に寄与することから対象者の満足度の高い食事を提供することが望まれる．事業者にとっては，従業員に健康に配慮した食事を提供でき，健康を維持・増進できる環境が整っていることが一般的な外食や中食との違いであり，生活習慣病の増加を背景に，事業所給食の重要性はますます高まっている．

　2008（平成20）年から始まった特定健康診査・特定保健指導を受け，働く人の「心と体の健康づくり」や2013（平成25）年から開始となった健康日本21（第二次）を受け「利用者に応じた食事提供とともに，特定健診・特定保健指導等の実施もあわせ，利用者の身体状況の改善が図られるよう，指導を行うこと」と施設の設置者の役割が明確になった．

　事業所給食は，「労働安全衛生法」と「労働安全衛生法施行令」の規定に基づく「労働基準法施行規則」と「健康増進法」による特定給食施設にあたる場合の規定がある．

　「労働安全衛生規則」第631条では，栄養の確保および向上として，事業者は，事業場において労働者に対し給食を行うときは，当該給食に関し，栄養の確保および向上に必要な措置を講ずるように努めなければならないとしている．

　また，表8.1に示す栄養士の配置規定がある．

表8.1 事業所給食における栄養士配置と関連法規

施設の種類	給食の対象と特徴	規定法令
事業所	事業者は，事業場において，労働者に対し，1回100食以上または1日250食以上の給食を行うときは，栄養士を置くように努めなければならない	「労働安全衛生法」「労働安全衛生規則」第632条
寄宿舎(寮)給食	1回300食以上の給食を行う場合には，栄養士を置かなければならない	「労働基準法」「事業所附属寄宿舎規定」第26条

A. 事業所食堂

　管理栄養士・栄養士の配置について，特定給食施設に該当する場合は，①1回100食または1日250食以上を供給する場合：管理栄養士または栄養士の配置努力義務，②1回300食または1日750食以上を供給する場合：配置される栄養士のうち1名は管理栄養士の配置努力義務，③1回500食以上もしくは1日1,500食以上を供給する場合：管理栄養士の必置義務が規定されている．

　給食回数については，事業所の業種・業態によって1日1回〜複数回までさまざまである（表8.2）．24時間稼働する企業や工場では早朝食・深夜食などの提供もある．

　対象年齢が幅広く，また事業所により環境が異なるため，事業所にあった栄養基準，および嗜好を考慮することが必要である．従業員の健康を重要な経営資源と捉える意味では，健康保持・改善を担っている．

表8.2 対象者別にみた事業所給食の種類と特徴

施設の種類	給食の対象と特徴	給食回数
社員給食	デスクワークが中心の事務系従業員が対象．身体活動レベルが低く，ストレスに対する配慮が必要であることが多く，量よりも質的な内容が求められる．近隣の飲食店，コンビニエンスストアとの競合もあり，選択のできる複数献立方式やカフェテリア方式の導入，食事環境やサービスなどに重点がおかれる．	昼食1回（おもに平日）深夜食の提供を行う施設もある
工場給食	有害作業場には，食堂の設置が義務づけられている．（「労働安全衛生規則」第629条）製造作業に従事する従業員が対象．近年はOA化，機械化により労働量が軽減している上，作業内容により身体活動レベルに差があるため，給与栄養基準量の算出にあたっては仕事内容の十分な把握が必要である．	昼食1回のほか，勤務体制に対応して朝食，昼食，夕食，夜食の4回提供を行う施設もある
寄宿舎(寮)給食	常時30人以上の労働者を寄宿させる寄宿舎には，食堂の設置が義務づけられている．（「事業附属寄宿舎規定」第24条）入所者である独身者，単身赴任者が対象で若年層が主体であるが，単身赴任者の増加により中高年層も含まれる．日常の食生活の基盤となるので，適切な栄養量はもとより，家庭的な雰囲気，変化のあるメニューづくりへの配慮が求められる．	朝食，夕食の2回

B. 寄宿舎食堂

　「労働基準法」に規定される「事業附属寄宿舎規程」により，常時30人以上

の労働者を寄宿させる寄宿舎には，食堂を設けなければならないとされている．また，1回300食以上の給食を提供する場合には栄養士配置が必置義務である．

おもな対象者は，該当事業者が保有する寄宿舎，寮の入所者が対象であり，給食回数は概ね朝食と夕食の2回である（表8.2）．

8.2　事業所給食の組織

事業所給食の経営形態は，直営方式と委託方式に分類されるが（図8.1），事業所の社員食堂も寄宿舎の食堂もともに委託率が高い．直営は委託よりもコストがかかるが，特定保健指導と連携が取りやすいなど，企業が一体となって社員の健康維持・増進を進めやすい．寄宿舎は寄宿舎そのものの運営が委託されていることが多く，その管理会社が給食事業について運営する場合や管理会社から給食会社へ再委託されている場合もある．

事業所（委託側）が提供管理するものと，給食会社（受託側）が負担管理するおもな項目の例を表8.3に示す．

給食の提供方式は，定食方式，カフェテリア方式がおもで，近年はカフェテリア方式が多い．食堂の規模や，事業所の従業員の身体活動レベルなどによる事業内容も考慮し，定食，カフェテリアに麺類，丼物，1品のサイドメニューなどを

図 8.1　事業所給食の運営組織の例（委託方式）
委託の場合，実務的な給食マネジメントは受託給食会社が担う．

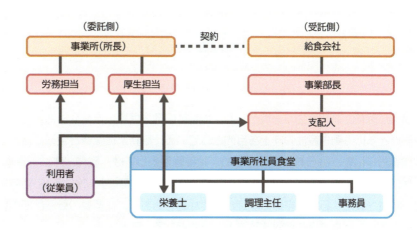

表 8.3　事業所給食における委託側と受託側の管理項目例

事業所（委託側）の管理項目	給食会社（受託側）の管理項目
食堂スペース	人件費（調理従事者の労務管理）
大量調理機器の提供と管理費	衛生管理費，現場管理費などの一般管理費
什器，備品	営業利益
別な場所への配送運搬車	
電気，ガス，水道などの光熱水費	

組み合わせられるような工夫も見られる．

　事業所の従業員代表，給食部門，施設管理者などで構成される給食委員会（食堂委員会）などを設置し，円滑なコミュニケーションの場を設け，利用者の満足度を上げ，健康の保持，増進を図る．

8.3　事業所給食の給食運営業務の収支構造

　事業所給食費は，おもに利用者による全額負担か，一部事業者が補助金などの形で負担するか，あるいは全額を事業者負担するなど，収入源はさまざまで，規定はない．

　委託方式は，おもに食単価契約と管理費契約がある．食単価契約は利用者が支払う食費が収益となり，企業の福利厚生費から一部食費を補助する場合もある．補助金を給食会社へ支払うことで従業員の食費を補助する．管理費契約は，食数に関係なく，管理費（食材料費以外）を一定額保障するものである．

　食単価契約では売り上げが直接収益になる．そのため，カフェテリア方式ではいかに客単価をあげるかが収益につながるため，利用者が自由に選択できる分，利用者に魅力あるメニューの提供が重要である．単一定食の提供においては，限られた食材原価の中で利用者に魅力ある献立を提供できるか，また，食材料・調味料のロスなどを減らす対策が必要である．

8.4　事業所給食の栄養・食事管理

　事業所給食は福利厚生の一環として，従業員の健康保持・増進や生活習慣病の予防とともに労働生産性の向上を目的としている．事務系従業員と製造従業員では作業労作に差がみられる．そのため，栄養管理としては，職種，年齢，性別，身体活動レベルをアセスメントし，「日本人の食事摂取基準」に基づいて給与栄養目標量を設定するが，複数の設定が必要な場合もある．従業員の健康診断の結果も考慮し，献立内容を検討することも必要となる（図 8.2）．

　給食の提供時には，エネルギーや食塩といった，対象者が摂取に注意を必要とする栄養成分表示や，卓上ポップ，ポスターの掲示により，多様な対象者に多様な情報を提供する必要がある（図 8.3）．

　2018 年に 10 学協会から構成される団体により，「健康な食事・食環境」認証制度がスタートした．この制度は「スマートミール」の愛称で呼ばれ，外食・中食・事業所給食において，継続的に，健康的な空間（栄養情報の提供や受動喫煙防止

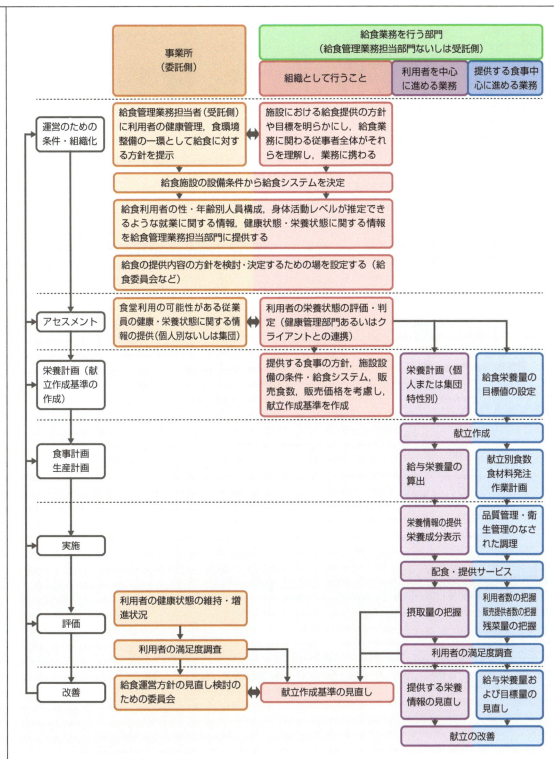

図 8.2 事業所における栄養管理の進め方
[石田裕美ほか編著,特定給食施設における栄養管理の高度化ガイド・事例集,p. 39,第一出版（2007）より改変]

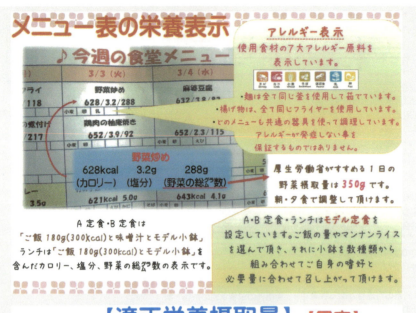

図8.3 A事業所における情報提供の例

などに取り組んでいる環境）で，基準に合った食事を提供している店舗や事業所を認証するものである．「ちゃんと」と「しっかりの」2種類がある（図8.4）．

図 8.4 スマートミールの基準

＊ 日本食品標準成分表 2020 年版（八訂）の場合，620．

1 食当たりの提供エネルギー量（2 段階）による分類

①「主食＋主菜＋副菜」パターン

項　目	食品等	「ちゃんと」 450～650kcal 未満	「しっかり」 650＊～850kcal
主　食	飯，めん類，パン	飯の場合 150～180g（目安）	飯の場合 170～220g（目安）
主　菜	魚，肉，卵，大豆製品	60～120g（目安）	90～150g（目安）
副菜 1（付合せ等） 副菜 2（小鉢・汁）	野菜，きのこ，いも，海藻	140g 以上	140g 以上
食　塩	食塩相当量	3.0g 未満	3.5g 未満

注）副菜は，副菜 1 を主菜の付合わせ等とし副菜 2 を独立した小鉢とする方法，或いは副菜 1 と副菜 2 を合わせて 1 つの大きな副菜とする方法など，メニューにより自由に工夫をしても構いません。

②「主食＋副食（主菜，副菜）」パターン

項　目	食品等	「ちゃんと」 450～650kcal 未満	「しっかり」 650＊～850kcal
主　食	飯，めん類，パン	飯の場合 150～180g（目安）	飯の場合 170～220g（目安）
副　食 主菜・副菜（汁）	魚，肉，卵，大豆製品 野菜，きのこ，いも，海藻	70～130g（目安） 140g 以上	100～160g（目安） 140g 以上
食　塩	食塩相当量	3.0g 未満	3.5g 未満

スマートミールだけで，健康になったり，生活習慣病を予防できるわけではありません。
健康づくりには，スマートミールのような，栄養バランスのとれた食事を継続的に食べ，積極的に身体を動かし，禁煙，節酒を心がけるなど，適正な生活習慣が重要です。

8.5 事業所給食の個別対応の方法と個人の摂取量把握

　事業所集団における個別対応としては，栄養成分表示やポップ，ポスターを活用し，メニューの情報とともに健康情報の提供など自己管理意識を高めて動機づけ支援を行う．また，管理栄養士を喫食フロアに配置するなど，対象者と身近にかかわることで，集団における個別対応を進めることもできる．

　個人の摂取量を厳密に把握することは難しいが，セルフサービス方式の場合，下膳時におおよその喫食状況を確認することは可能である．全量摂取が望ましい食事と，麺類の汁のように全量摂取が望ましくない場合があるため，従業員の健康の保持・増進につながるように，給食業務の改善につなげていくことが重要である．

9. 医療施設給食（病院給食）

9.1 医療施設給食の意義，目的，法的根拠

　医療施設は，「医療法」によって管理や施設設備に関する事項が定められている．医療施設での入院患者への食事提供を病院給食といい，医学的管理の下，治癒や病状回復の促進のために各個人の病状に応じた適正な栄養量を提供する必要がある．

　栄養士の配置は，「医療法」の省令の「医療法施行規則」により，病床数 100 床以上で必置である．また管理栄養士の配置は，「健康増進法」により，医学的な管理を必要とする者に食事を提供する特定給食施設であって，継続的に 1 回 300 食以上または 1 日 750 食以上の食事を提供する病院では必置である．

9.2 医療施設給食の組織

A. 給食組織と関連分野との連携

　医療施設での給食部門は，施設の直営で行われる場合と業務の一部を外部委託する場合とがある．病院の直営として，診療部門系統の中に位置づけられている例を図 9.1 に示す．このほかに，診療補助部門系統として配置されている場合もある．いずれの場合においても医師や看護師を含む栄養委員会（栄養管理委員会や給食委員会ともいう）を設置し，定期的に委員会を開催して各部門の協力と理解をもって適正に運営する．

　栄養委員会の責任者の管理栄養士は，医師，看護部門などと連携し，適正な食事を提供するための栄養・給食管理と患者への栄養教育を行う．病院の栄養・給

図 9.1 病院内における組織例

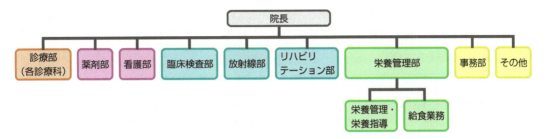

図 9.2 食事せん発行から配膳までの流れの例
☐ は書類・帳票類

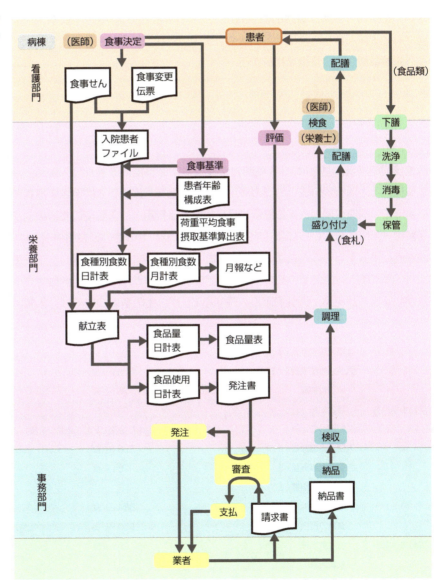

食部門内の組織は，病院の規模や職能別（管理栄養士・栄養士，調理師，事務職員など）の構成人数などの条件によって異なる．病院給食における食数管理，栄養管理，食材料管理，施設管理，衛生管理などの業務が円滑に行われるよう，それぞれの病院の実情に応じて構成されている．

　医師の食事せん発行から，患者への給食の配膳までの流れの例を図 9.2 に示す．栄養・給食部門において，食事せんが一定の食種ごとに集計され，あらかじめ用意された献立（食事計画）に統合された後に，食材料計画書の作成，発注，検収，食材料保管から調理，盛り付け，患者への配膳とつながる．これらの業務を円滑にするためには，医師，看護部門，調理スタッフなどとの連携が不可欠である．配膳され患者が喫食した後には，病状や食事の摂取状況から給食の品質の評価を行い，栄養委員会で改善策を検討する．

9.3　医療施設給食の給食運営業務の収支構造

　医療施設の経済的基盤は，「入院時食事療養費に係る食事療養及び入院時生活療養費に係る生活療養の費用の額の算定に関する基準」による入院時食事療養制度によって，健康保険の各支払機関から支払われる費用と，入院時の食事に対する定額の一部患者負担からなる（表 9.1，表 9.2，表 9.3）．その他の給食関係収入は，在院患者に提供するものと共通の資源（設備・人材・食材料など）を使用し，在院患者以外の者（職員・在院患者の家族，デイサービスの利用者など）に対し提供した食事にかかわる収入がある．療養病床に入院する 65 歳以上の者については，入院時

表 9.1　入院時食事療養および入院時生活療養の算定額
＊　流動食（経腸栄養製品）のみの提供の場合．
［令和 6 年度診療報酬改定］

入院時食事療養	入院時食事療養（Ⅰ）1	670 円/食
	入院時食事療養（Ⅰ）2＊	605 円/食
	特別食加算	76 円/食
	食堂加算	50 円/日
	特別メニュー	各医療機関で定めた金額（妥当な範囲の金額）
	入院時食事療養（Ⅱ）1	536 円/食
	入院時食事療養（Ⅱ）2＊	490 円/食
入院時生活療養	入院時生活療養（Ⅰ）	
	食事の提供たる療養 1	584 円/食
	食事の提供たる療養 2＊	530 円/食
	特別食加算	76 円/食
	食堂加算	50 円/日
	入院時生活療養（Ⅱ）	
	食事の提供たる療養	450 円/食

表 9.2 入院時食事療養費における食事療養の一般的事項（抜粋）
[入院時食事療養費に係る食事療養及び入院時生活療養費に係る生活療養の実施上の留意事項について（令和2年3月5日）]

項目		内容
(1) 食事療養の趣旨		食事は医療の一環として提供されるべきものであり，それぞれ患者の病状に応じて必要とする栄養量が与えられ，食事の質の向上と患者サービスの改善をめざして行われるべきものである
(2) 食事の提供に関する業務		保険医療機関自らが行うことが望ましいが，保険医療機関の管理者が業務遂行上必要な注意を果たし得るような体制と契約内容により，食事療養の質が確保される場合には，保険医療機関の最終的責任の下で第三者に委託することができる
(3) 患者への食事提供		病棟関連部門と食事療養部門との連絡が十分とられていることが必要である
(4) 入院患者の栄養補給量		本来，性，年齢，体位，身体活動レベル，病状等によって個々に適正量が算定されるべき性質のものである．したがって，一般食を提供している患者の栄養補給量についても，患者個々に算定された医師の食事せんによる栄養補給量又は栄養管理計画に基づく栄養補給量を用いることを原則とするが，これらによらない場合には，次により算定するものとする
	ア	・一般食患者の推定エネルギー必要量及び栄養素（脂質，たんぱく質，ビタミンA，ビタミンB₁，ビタミンB₂，ビタミンC，カルシウム，鉄，ナトリウム（食塩）及び食物繊維）の食事摂取基準については，健康増進法に基づき定められた食事摂取基準の数値を適切に用いるものとすること ・患者の体位，病状，身体活動レベル等を考慮すること ・推定エネルギー必要量は治療方針にそって身体活動レベルや体重の増減等を考慮して適宜増減することが望ましいこと
	イ	アに示した食事摂取基準についてはあくまでも献立作成の目安であるが，食事の提供に際しては，病状，身体活動レベル，アレルギーなど個々の患者の特性について十分考慮すること
(5) 調理方法，味付け，盛り付け，配膳		患者の嗜好を配慮した食事が提供されており，嗜好品以外の飲み物の摂取（補食）は原則として認められないこと．なお，果物類，菓子類等病状に影響しない程度の嗜好品を適当量摂取することは差し支えないこと
(6) 適時		療養の実態，当該地域における日常の生活サイクル，患者の希望などを総合的に勘案し，適切な時刻に食事提供が行われていること
(7) 適温		適切な温度の食事が提供されていること
(8) 衛生管理		「医療法」，「医療法施行規則」の基準，「食品衛生法」に定める基準以上のものであること．食事の提供に使用する食器などの消毒も適正に行われていること
(9) 食事療養の内容		医師を含む会議において検討が加えられていること
(10) 食数の記録		1食単位で評価するものであることから，食事提供数は，入院患者ごとに実際に提供された食数を記録していること
(11) 標準負担額を超える費用の徴収		食事療養標準負担額を超える費用を徴収する場合は，あらかじめ食事の内容および特別の料金が患者に説明され，患者の同意を得て行っていること
(12) 算定		1食単位で，1日につき3食を限度として算定するものであること
(13) 数回に分けて提供した場合		1日の必要量を数回に分けて提供した場合は，提供された回数に相当する食数として算定して差し支えないこと（ただし，食事時間外に提供されたおやつを除き，1日に3食を限度とする）

生活療養費の制度があり，生活療養（食事療養ならびに温度，照明および給水に関する適切な療養環境の形成である療養をいう）に要した費用について，保険給付として入院時生活療養費が支給される．

入院時食事療養制度には，図9.3に示したように，保険医療機関が都道府県知事に届出を行うことで算定される入院時食事療養（Ⅰ）と，届出をせずに算定が

① 医師，管理栄養士または栄養士による検食が毎食行われ，その所見が検食簿に記入されていること

② 普通食（常食）患者，年齢構成表および給与栄養目標量については，必要に応じて見直しを行っていること

③ 食事の提供に当たっては，喫食調査などを踏まえて，また必要に応じて食事せん，献立表，患者入退院簿および食料品消費日計表などの食事療養関係帳簿を使用して，食事の質の向上に努めること

④ 患者の病状などにより，特別食を必要とする患者については，医師の発行する食事せんに基づき，適切な特別食が提供されていること

⑤ 適時の食事の提供に関しては，実際に病棟で患者に夕食が配膳される時間が，原則として午後6時以降とする．ただし，当該保険医療機関の施設構造上，厨房から病棟への配膳に時間を要する場合には，午後6時を中心として各病棟で若干のばらつきを生じることはやむを得ない．この場合においても，最初に病棟において患者に夕食が配膳される時間は午後5時30分より後である必要がある．

⑥ 保温食器などを用いた適温の食事の提供については，中央配膳に限らず，病棟において盛り付けを行っている場合であっても差し支えない

⑦ 医師の指示の下，医療の一環として，患者に十分な栄養指導を行うこと

なお，「流動食のみを経管栄養法により提供したとき」とは，食事療養または食事の提供たる療養として食事の大半を経管栄養法による流動食（市販されているものに限る）により提供した場合を指すものであり，栄養管理が概ね経管栄養法による流動食によって行われている患者に対し，流動食とは別にまたは流動食と混合して，少量の食品または飲料を提供した場合（経口摂取か経管栄養の別を問わない）を含むものである

表9.3 入院時食事療養（Ⅰ），入院時生活療養（Ⅰ）の留意点
［入院時食事療養費に係る食事療養及び入院時生活療養費に係る生活療養の実施上の留意事項について（令和2年3月5日）］

図9.3 入院時食事療養の費用の額と自己負担額
［入院時食事療養費に係る食事療養及び入院時生活療養費に係る生活療養の費用の額の算定に関する基準（別表第一）（平成18年3月6日厚生労働省告示第99号），令6厚労告64改正，入院時食事療養費に係る食事療養及び入院時生活療養費に係る生活療養の実施上の留意事項について（令和2年3月5日健康保険及び国民健康保険の食事療養標準負担額及び生活療養標準負担額及び後期高齢者医療の食事療養標準負担額及び生活療養標準負担額の一部を改正する告示（令和6年3月7日保発0307第7号）］

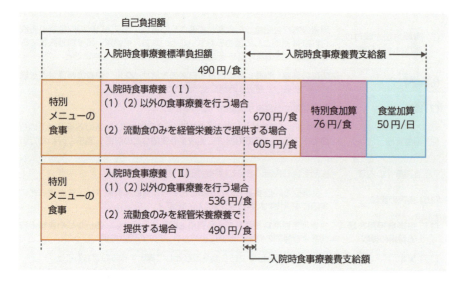

できる入院時食事療養（Ⅱ）がある．また，（Ⅰ）には特別食加算と食堂加算が含まれる．

（Ⅰ）は管理栄養士または栄養士によって患者の特性に応じて適切な栄養量および内容の食事療法が行われているなどの一定の基準を満たした場合に，各医療機関が地方社会保険事務局長に届け，要件の審査を受理後，適用され，各種医療保険が負担するものである．利用者は食費のうち1食あたりの食材料費を自己

表9.4 特別食加算となる食事

*1 難治性てんかん（外傷性含む）の患者に対して，グルコースに代わりケトン体を熱量源として供給することを目的に炭水化物量の制限及び脂質量の増加が厳格に行われた場合．グルコーストランスポーター1欠損症又はミトコンドリア脳筋症の患者に治療食として当該食事を提供した場合は「てんかん食」として加算対象．

*2 患者が経口摂取不能の場合

	食種名	
治療食	腎臓食	痛風食
	肝臓食	てんかん食*1
	糖尿病食	フェニールケトン尿症食
	胃潰瘍食	楓糖尿症食（メープルシロップ尿症食）
	貧血食	ホモシスチン尿症食
	膵臓食	ガラクトース血症食
	脂質異常症食	治療乳
特別な場合の検査食（潜血食，大腸X線検査食，内視鏡検査食）		
無菌食		
経管栄養食		
鼻腔栄養食*2		

負担する．

（Ⅱ）は（Ⅰ）以外の医療機関で行われる病院給食をいう．

A. 特別食加算

　特別食加算は表9.4に示すように，入院時食事療養（Ⅰ）を行った保険医療機関において，医師が患者の病状などに対応した食事せんを発行し，それに基づいた特別食が提供された場合に加算される．加算の対象となる特別食は疾病治療の直接手段として，医師の発行する食事せんに基づいて提供される患者の年齢，病状などに対応した栄養量および内容を有する治療食，無菌食，特別な場合の検査食がある．

B. 食堂加算

　食堂加算は，入院時食事療養（Ⅰ）の届出を行っている保険医療機関において，病棟単位あるいは診療所単位で食堂を設置し，その食堂が1病床あたり0.5 m²の広さがあり，食堂における食事療養を行ったとき（療養病棟入院患者は除く）に，算定される．

C. 特別メニューの食事（患者負担）

　入院患者の食事に多様なニーズがあることに対応して，患者から特別の料金の支払を受ける特別メニューの食事を別に用意・提供した場合に，要件を満たすと妥当な範囲内の負担を患者に求めることができる．その提供に際しては，患者への十分な情報の提供と患者の自由な選択と同意書による同意を得，主治医に確認し，毎年7月1日現在でその内容および料金などを地方厚生局長に報告するなど所定の条件を満たす必要がある．

栄養サポートチーム加算		200点（週1回）（特定地域は100点，歯科医師連携加算50点）
摂食障害入院医療管理加算	30日以内	200点/日（週1回）
	31日以上60日以内	100点/日（週1回）
栄養情報提供加算		50点
入院栄養食事指導料		1　初回260点，2回目200点
		2*1　初回250点，2回目190点
外来栄養食事指導料		1　初回260点，2回目以降200点
		2*2　初回250点，2回目以降190点
集団栄養食事指導料		80点
糖尿病透析予防指導管理料		350点（特定地域は175点）
在宅患者訪問栄養食事指導料		1　530点（単一建物診療者が2人以上9人以下の場合480点，それ以外の場合は440点）
		2*2　510点（単一建物診療者が2～9人の場合460点，それ以外の場合は420点）
緩和ケア診療加算		個別栄養食事指導管理加算70点（1日につき）
在宅患者訪問褥瘡管理指導料		750点

表9.5　栄養管理，栄養食事指導による診療報酬
＊1　有床診療所において当該診療所以外の管理栄養士が指導を行う場合．
＊2　当該保険医療機関以外の管理栄養士が当該保険医療機関の医師の指示に基づき対面で必要な栄養指導を行った場合．
［令和6年度診療報酬改定］

　保険診療の際，医療サービスに対し支払われる報酬を診療報酬といい，原則として2年に一度改定される．点数表記で，1点10円である．管理栄養士や医師，薬剤師，看護師などの医療従事者が協働した栄養管理体制が確保され，患者ごとに特別な栄養管理の確認や必要性に基づき，栄養管理計画書の作成されることで診療報酬における入院基本料に算定することができる．また，急性期医療病棟や一般病棟，療養病棟，結核病棟，精神病棟などにおいて，栄養障害の状態にある患者や栄養管理をしなければ栄養障害の状態が見込まれる患者に対し，医師，看護師，薬剤師，管理栄養士からなるチームを編成し，栄養管理計画を策定し，カンファレンスや回診の診療を週1回程度実施する場合に，栄養サポートチーム加算が診療報酬として算定される（表9.5）．

9.4　医療施設給食の栄養・食事管理

　医療施設は疾病の治療を目的としており，食事の提供も治療の一環であるため，患者個々人の状態に応じた栄養補給法で栄養管理を行う．静脈栄養や経管栄養法などの栄養補給法とは異なり，給食は，経口栄養法である．
　病院給食は大きく一般治療食と特別治療食に分かれる．エネルギーや栄養素の摂取に問題のない一般治療食には，常食，軟食，流動食の形態がある．患者の症状などに対応して栄養士が特別に作成，調理した濃厚流動食，離乳食や幼児食などがあり，「日本人の食事摂取基準」に基づき献立が作成される．特別治療食は，

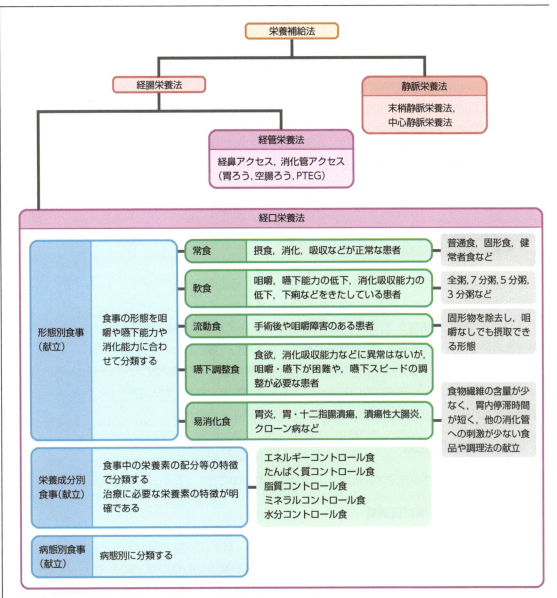

図 9.4　病院での栄養補給法と給食の食事（献立）の分類
PTEG：頸部食道ろう造設術

疾患別栄養管理が必要なおもに特別食加算食のものと，エネルギーやたんぱく質や脂質などの栄養成分別管理が必要なコントロール食などに分けることができる．一般治療食の常食を基本献立として，各食種に展開する（展開食）ことで，食材料管理などが複雑になることを回避できる．

病院給食は，医師と栄養管理部門とで食事内容別に給与栄養目標量や食品構成などを決めた約束食事せんに基づいて提供される．図 9.4 に示すように提供する食事を疾病の治療の目的や年齢などを考慮し，ある一定のグループごとに分類することで，給食管理の効率化につながる．

近年，医療現場でITが活用され，カルテ，検査内容や処方箋などの情報の電子化が進んでいる．電子カルテやオーダリングシステムの導入は，院内業務とサービス提供の省力化かつ迅速化に役立つ．院内のIT活用は栄養管理部門では患者個人の嗜好への対応や給食管理部門での発注などの事務管理に活用できる．効率的な運営が可能になる一方で，栄養管理部門に院内の重要な情報にアクセスする管理責任が生じることを理解する必要がある．

> オーダリングシステム：検査・処方などの情報伝達システム

9.5 医療施設給食の個別対応の方法と個人の摂取量把握

A. 食事の提供量の決定

医療施設での食事の提供量は，身体状況，栄養状態，生活習慣などを定期的に把握し，全般的に身体活動レベルは自宅での生活より低くなっていることを考慮し，これに基づいた適切なエネルギーおよび栄養素の量を満たす食事量とする．給与栄養目標量の設定は「日本人の食事摂取基準」を活用し，提供量は，治療食として栄養・食事計画どおりに行う．ただし普通食では量が多く，全量摂取できない高齢者などで，食欲が低下している場合に，食事量が患者の負担になることを避けるためハーフ食の実施など提供の運用に工夫が必要な場合もある．

B. 個人の摂取量の把握

個人の摂取量を把握する方法は，後出（10.5B項）を参照のこと．

C. 利用者の嗜好・満足度調査

患者の食べ残し（残菜）の原因は，嗜好だけでなく病態・病状，治療（薬），ストレスなどさまざまな要因による．しかし，病院の給食は治療食であるため，食べ残しが多いと栄養管理に影響が出る．入院時に治療食のインフォームド・コンセントを十分に実施し，患者本人や家族に対して病院給食が食事療法であることへの理解を求めることも必要である．

また，残菜の実態を把握し，評価することで残菜を減らす工夫が必要である．個別の嗜好や入院前の食生活調査の結果を，献立作成担当者や調理担当者と協議し，満足度の高い献立になるように改善を重ねるなどの工夫が必要になる．

献立のサイクルなどを考慮し，年に複数回の嗜好調査や食事満足度調査を行うことは，課題を見つけることにつながる．項目は満足度，盛り付け，彩り，献立に対する評価などで，調査用紙の文字は大きくする．本人が書くことができない患者の場合は看護師などに聞き取りを依頼する．

9.6 医療施設給食の外部委託が可能な給食関連業務

　病院給食は1986（昭和61）年からその業務を外部の給食会社に委託してもよいことになった．しかし，「医療法」に「当該業務を適正に行う能力のあるものとして厚生労働省令で定める基準に適合するものに委託しなければならない」とあり，委託できる範囲は限定される．病院給食の業務には，献立作成，食材収納，配達，調理，盛り付け，配膳，下膳，食器洗浄，施設設備管理，食器の手配，食事の運搬などがある．

A. 業務委託の際に医療施設が自らすべき業務

　医療施設が自らすべき業務は，「医療法の一部を改正する法律の一部の施行について（別表）」にある「病院が自らすべき業務」で範囲が定められている（表9.6）．ただし，献立表の作成については，医療施設側が定めた献立作成基準に基づいて，医療施設または委託業者が作成しなくてはならない．委託業者が献立表を作成した場合も，最終的に医療施設側が献立表の確認をする必要がある．また，病院外の調理加工施設で調理された料理は，病院まで運搬された後，喫食直前に再加熱

表9.6　業務委託の際に医療施設が自らすべき給食業務
[医療法の一部を改正する法律の一部の施行について（別表）（平成5年2月15日健政発第98号厚生省通知，平成30年10月30日最終修正）]

区分	業務内容	備考
栄養管理	病院給食運営の総括 栄養管理委員会の開催・運営 院内関係部門との連絡・調整 献立作成基準の作成 献立表の確認 食数の注文・管理 食事せんの管理 嗜好調査・喫煙調査などの企画・実施 検食の実施・評価 関係官庁などに提出する給食関係の書類などの確認・提出・保管管理	受託責任者などの参加を求めること 治療食を含む 受託責任者などの参加を求めること
調理管理	作業仕様書の確認 作業実施状況の確認 管理点検記録の確認	治療食に対する指示を含む
材料管理	食材の点検 食材の使用状況の確認	病院外の調理加工施設を用いて調理する場合を除く
施設等管理	調理加工施設，主要な設備の設置・改修 使用食器の確認	病院内の施設，設備に限る
業務管理	業務分担・従事者配置表の確認	
衛生管理	衛生面の遵守事項の作成 衛生管理簿の点検・確認 緊急対応を要する場合の指示	
労働衛生管理	健康診断実施状況などの確認	

を行わなければならない.

B. 外部委託業務

医療施設給食の外部委託については,「医療法の一部を改正する法律の一部の施行について」(1993) により取り扱われる. これには委託業務の範囲や委託方法,「食品衛生法」との関係, 調理方式, 食事の運搬方法, 労働関係法令の遵守, 食材などについて記載されている. また, 人員に関して, 受託責任者をおくこととされ, 指導助言者, 栄養士などについて記載されている. 受託責任者は, 調理従事者の人事・労務管理, 研修・訓練および健康管理, 業務の遂行管理, 施設設備の衛生管理などの業務に責任を負う者であること, また, 病院の管理者, 担当者などと給食業務の円滑な運営のために随時協議するとともに, 必要な帳票を業務を行う場所に備え, 開示できるように整えておくこととされている.

また,「病院, 診療所等の業務委託について」(1993 施行, 2018 年 10 月 30 日改正)では, より詳細な事項が示されており, これに留意し, 運用するとされている.

10. 高齢者施設給食，介護保険施設給食

10.1 高齢者施設給食，介護保険施設給食の意義，目的，法的根拠

　高齢者施設，介護保険施設（以下，高齢者・介護保険施設）には，一覧表（p.138～141）に示したような施設がある．

　高齢者・介護保険施設は，高齢者のみの世帯の増加，介護期間の長期化やそれに伴う家族の負担の増大などを背景に，そうした課題を社会全体で支えることを目的とし，各種のサービスを提供する施設である．施設設置の根拠法令は，「老人福祉法」，「介護保険法」であり，医療を伴う場合には「医療法」に亘る．

　たとえば，介護老人保健施設は医学的な管理を必要とする施設であり，「介護保険法」が根拠法令となるが，管理栄養士の配置については「健康増進法」に基づく管理栄養士配置の一号施設に該当する．

　高齢者・介護保険施設には大きく分けて，施設サービスと居宅サービスがある．施設サービスを行う施設は高齢者の住まいの役割もあり，居室面積などが定められている．居宅サービスは，「可能な限り，その居宅において，本人の有する能力に応じ自立した日常生活を居宅において営むことができるように配慮されなければならない」（「介護保険法」第2条第4項）という高齢者の自立支援のためのサービスである．いずれの施設においても共通する給食の目的は，利用者の健康の保持や増進や生活の質の向上，医療のための必要栄養量の確保である．高齢者・介護保険施設の給食は，各施設の目的と意義に沿って利用者個々の栄養状態，食物摂取受容能力などへの配慮が必要である．

10.2 高齢者施設給食，介護保険施設給食の組織

A. 給食組織と関連分野との連携

　高齢者・介護施設の給食組織には，利用者の個々の栄養状態に応じた給食の提供が求められている．栄養・給食部門内の組織は，施設の規模や職能別（管理栄養士・栄養士，調理師，事務職員など）の構成人数などの条件によって異なるが，栄養・食事管理，食材料管理，施設・設備管理，衛生管理などの業務が円滑に行われるように，施設の実情に応じて構成されている（図10.1）．

　高齢者の低栄養状態などの予防・改善のために個別の栄養状態の栄養ケアを行う体制を，栄養ケア・マネジメントという．介護保険で行う栄養ケア・マネジメントは，基本サービスとして実施されるほか，強化加算として評価される．この栄養ケア・マネジメントを実施する施設は，医師，管理栄養士，歯科医師，看護師や介護支援専門員などが共同して体制を整備していることが必要である．管理栄養士は，利用者に適切な栄養ケアを継続的，効率的に提供するために，関連職種が共同して栄養ケア・マネジメントを行えるように連絡調整を行うことが求められている．

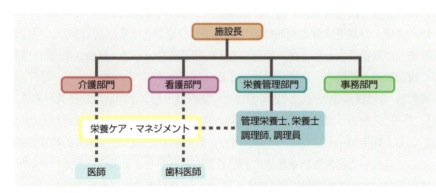

図10.1　高齢者・介護保険施設の組織

10.3 高齢者施設給食，介護保険施設給食の給食運営業務の収支構造

　高齢者・介護保険施設の経済的基盤は，介護報酬である．介護報酬とは，介護保険制度において介護サービス事業者や施設が，利用者にサービスを提供した場合，その対価として事業者に支払われる報酬で，サービスの値段ともいえる．介護報酬は，厚生労働大臣が3年に1度改定している．報酬は1～3割は利用者

の負担（所得に応じて決定）で，残りは保険料と公費で賄う介護保険から支払われる．
　また，居住費および給食の運営に関する費用のすべてが，利用者の自己負担である．なお，国が定めた給食に関する基準費用額（食材料費，調理費含む）は 2021（令和 3）年 8 月からは 1 日あたり 1,445 円である．

　高齢者の栄養状態は個人の差が大きい．そのため高齢者・介護保険施設利用者個々の栄養状態や健康状態をもとに栄養ケアを行う体制に対して介護報酬が算定される．施設サービスの運営基準（省令）として，栄養士または管理栄養士を 1 以上配置し，「入所者の栄養状態の維持及び改善を図り，自立した日常生活を営むことができるよう，各入所者の状態に応じた栄養管理を計画的に行わなければならない」（令和 3 年度介護報酬改定では，3 年の経過措置期間を設ける）ことなどが規定された．また施設などの入所者が認知機能や摂食・嚥下機能の低下により食事の経口摂取が困難となっても，自分の口から食べる楽しみを得られるよう，多職

表 10.1　施設サービスの口腔・栄養管理に関連する加算

介護報酬の名称		単位	算定要件	栄養管理対象者
栄養ケア・マネジメントの未実施		14 単位/日減算	基本サービスとしての栄養管理の計画的な実施がない場合減算	利用者全員
栄養マネジメント強化加算		11 単位/日	・管理栄養士を常勤換算方式で入所者の数を 50（施設に常勤栄養士を 1 人以上配置し，給食管理を行っている場合は 70）で除して得た数以上配置すること ・低栄養状態のリスクが高い入所者に対し，医師，管理栄養士，看護師などが共同して作成した，栄養ケア計画に従い，食事の観察（ミールラウンド）を週 3 回以上行い，入所者ごとの栄養状態，嗜好などを踏まえた食事の調整などを実施すること ・低栄養状態のリスクが低い入所者にも，食事の際に変化を把握し，問題がある場合は，早期に対応すること ・入所者ごとの栄養状態などの情報を厚生労働省に提出し，継続的な栄養管理の実施に当たって，当該情報その他継続的な栄養管理の適切かつ有効な実施のために必要な情報を活用していること	利用者全員 LIFE[*1] 活用
経口移行加算		28 単位/日	・経管により食事を摂取している入所者ごとに経口移行計画を作成している場合で，医師の指示を受けた管理栄養士または栄養士による栄養管理に加え，言語聴覚士や看護職員による摂食・嚥下機能面への対応を実施しており，経口による食事の摂取を進めるための栄養管理の実施計画が作成された日から起算して 180 日以内 ・180 日を超えた期間に行われた場合でも，栄養管理が必要とされるものに対しては，引き続き算定できる	経管により食事を摂取している利用者
経口維持加算	経口維持加算（Ⅰ）	400 単位/月	・医師または歯科医師の指示に基づき，医師，歯科医師，管理栄養士，看護師，介護支援専門員その他の職種の者が共同して，利用者の栄養管理をするための食事の観察および会議などを行い，利用者ごとに，経口による継続的な食事の摂取を進めるための経口維持計画を作成し，計画に従い，医師または歯科医師の指示を受けた管理栄養士または栄養士が，栄養管理を行う	経口により食事を摂取する者であって，摂食機能障害を有し，誤嚥が認められる利用者
	経口維持加算（Ⅱ）	100 単位/月	・経口維持加算（Ⅰ）を算定しており，その上に食事の観察および会議などに，医師，歯科医師，歯科衛生士または言語聴覚士などが加わり，多種多様な意見に基づく質の高い経口維持計画を策定している	

（つづく）

(つづき)

介護報酬の名称	単位	算定要件	栄養管理対象者
療養食加算[*2]	6単位/回 (8単位/回[*3])	・医師の発行する食事箋に基づき，疾病治療の直接の手段として療養食を提供しており，食事の提供が管理栄養士または栄養士によって管理されている ・入所者の年齢，心身の状況によって適切な栄養量および内容の食事の提供が行われている ・食事の提供が，別に厚生労働大臣が定める基準に適合する指定施設において行われている ・療養食は，以下の治療食および特別な場合の検査食をさす 　糖尿病食，腎臓病食，肝臓病食，胃潰瘍食，貧血食，膵臓病食，脂質異常症食，痛風食	医師が療養食の必要を認めた利用者

種による支援が重要である．そこで多職種による食事の観察（ミールラウンド）やカンファレンスなどの取り組みのプロセスおよび咀嚼能力などの口腔機能を踏まえた経口維持のための支援サービスに対して，表10.1に示したような介護報酬の加算が算定される．なお介護保険制度における「単位」は地域により差はあるものの1単位が約10円である．

*1　long-term care information system for evidence：科学的介護情報システム
*2　経口移行加算，経口維持加算との併用算定が可能
*3　短期入所生活介護，短期入所療養介護では8単位
［令和6年度の介護報酬改定に関する省令および告示をもとに作成］

10.4 高齢者施設給食，介護保険施設給食の栄養・食事管理

　高齢者は身体的，生理的機能の衰えがあるため，疾病の合併などに加えて，咀嚼・嚥下の口腔内の障害や味覚の低下を有していることが多い．エネルギーと栄養素，水分補給の管理だけでなく食事形態や献立の味付けまで配慮する必要がある．高齢者の食・栄養支援には，高齢者の状態を的確に判断し，咀嚼機能や嚥下機能に適した食品を提供できるように，医師，歯科医師，看護師，薬剤師，ケアマネージャー，ホームヘルパー，介護食品事業者などと連携し，情報を共有し，支援体制を構築することが管理栄養士には求められる．高齢者・介護保険施設給食の例を図10.2に示す．

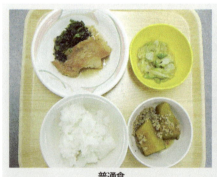
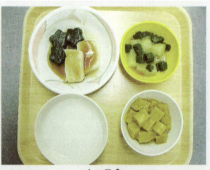

普通食　　　　　ムース食

図10.2　高齢者・介護保険施設における食事
献立：赤魚の焼き煮，かぼちゃの煮物，アスパラのキャベツの梅和え
［小野尚美，給食経営管理論第3版，p.155，講談社（2012）］

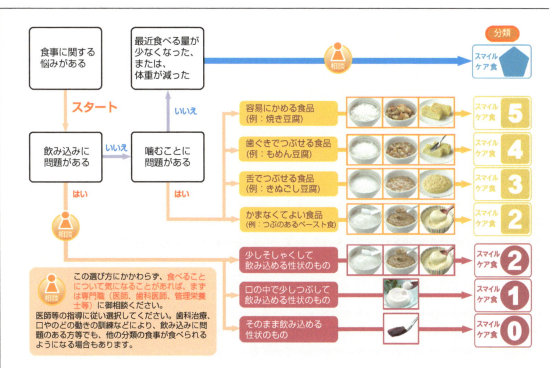

図 10.3　スマイルケア食の選び方

嚥下調整食分類	嚥下食ピラミッド	ユニバーサルデザインフード(UDF)	特別用途食品	スマイルケア食			食品，料理例	
(日本摂食嚥下リハビリテーション学会，2021)	(金谷節子，2004)	(日本介護食品協議会，2003)	(消費者庁)	(農林水産省，2015)			嚥下食	主食
嚥下訓練食品0j	L0(開始食)，L3の一部(とろみ水)	—	許可基準Ⅰ，—	スマイルケア食 0	ゼリー状	飲みこむことに問題	グレープゼリー	—
嚥下調整食1j	L1(嚥下食Ⅰ)，L2(嚥下食Ⅱ)	かまなくてよい	許可基準Ⅱ	スマイルケア食 1	ムース状		ねぎとろ，茶碗蒸し，フォアグラムース	重湯ゼリー(分粥ゼリー)
嚥下調整食2-1	L3(嚥下食Ⅲ)		許可基準Ⅱ，許可基準Ⅲ	スマイルケア食 2	ペースト状		水ようかん，卵料理	全粥(禁ミキサー食)
嚥下調整食2-2				スマイルケア食 2	かまなくてよい	かむことに問題		
嚥下調整食3	L4(移行食)	舌でつぶせる	—	スマイルケア食 3	舌でつぶせる		こしあん，かぼちゃやわらか煮	全粥または軟飯
嚥下調整食4		歯ぐきでつぶせる		スマイルケア食 4	歯ぐきでつぶせる			
—	—	容易にかめる		スマイルケア食 5	容易にかめる			

図 10.4　嚥下食の分類

［橋本賢，臨床栄養学概論，p. 16，講談社(2016)より改変］

2014 年に農林水産省が名称と考え方を示した「新しい介護食品（スマイルケア食）」など，新しい介護食品についても常に情報を得て，活かす必要がある（図 10.3，図 10.4）．高齢者・介護保険施設での栄養・食事管理は，利用者の QOL（生活の質）向上に欠かすことができない．そのため「介護保険法」や「医療法」によって，関連分野との連携や栄養マネジメントに対して，介護報酬に反映される．

10.5 高齢者施設給食，介護保険施設給食の個別対応の方法と個人の摂取量把握

A. 食事の提供量の決定

　高齢者・介護保険施設の食事の量は，給食を利用する者の身体状況，栄養状態，生活習慣（散歩の量やスポーツの趣味，自由に外食が可能か，自由な間食が可能かなど）を定期的に把握し，これに基づいた適切なエネルギーおよび栄養素の量を満たす食事量として決定される．給与栄養目標量の設定は「日本人の食事摂取基準」を活用し，対象者の特性の把握と食事摂取量のアセスメントの結果と給食施設を監督する省庁から示された食事基準を参考して運用する．

　高齢者・介護保険施設では，利用者個別の栄養ケア計画に基づき給食を提供する．施設利用者に設定した給与栄養目標量とそれにあった食事量は，食事摂取状況や身体状況を把握し，定期的にその適切性を評価する．高齢者は栄養状態や生理機能の個人差が大きいため，献立計画の段階で食事量だけでなく，切り方や食感などに配慮することが必要である．

B. 個人の摂取量の把握

　高齢者は心身の状況の個人差が大きいため，個別に給食の提供量と摂取量を把握することが望ましい．

　給与量の評価は，摂取量，体重変化，BMIで判定する．摂取量の把握は，実測法，目測法による残菜量の割合（残菜率）または，調査表による．

①実測法：残菜率(%) ＝残菜重量(g) / 供食重量(g)×100
②目測法：あらかじめ料理ごとの残菜量の目測基準を決めておき，スタッフによる目測により，1/4であれば25%，1/2であれば50%などとする．
③調査表：表10.2のような調査表をつけ，利用者に記入してもらう．

　なお，体重変化から給与量が適切でないと判断した時は，再検討し，また，日本人の食事摂取基準から，70歳以上の集団の把握として，BMIは21.5〜24.9 kg/m^{2}の範囲に入る人が増えるよう設定する．

C. 利用者の嗜好・満足度調査

　利用者にとって施設が生活の場所であるため，給食が利用者の健康の保持・増進に加えて楽しみの1つとなっていることが多い．そのため，生活のQOLを高めるために利用者の嗜好や満足度を調査（図10.5）により把握する．調査の際には回答者の負担とならない調査項目数の設定や，自記できない場合にはスタッフ

表 10.2　喫食量調査表　召し上がった分量に該当するところに○をつけてください　　2018.7.31（A208）

	全部食べた	ほとんど食べた	2/3食べた	1/2食べた	1/3食べた	少し食べた	食べなかった
ご飯							
あじの塩焼き							
きゅうりとわかめの酢の物							
なすとかぼちゃの揚げ煮							
かきたま汁							
水ようかん							

理由があればご記入ください． [　　　　　　　　　　　　　　　　　　　　　　　　　　　　　　]

図 10.5　満足度調査表の例
[資料提供：社会福祉法人市原寮]

【　当日提供した料理に対する満足度調査　】

ご利用者の皆々様　　　施設名　　　　　（部署）

社会福祉法人○△□・栄養管理室では，今後も皆様により美味しい食事を楽しんでいただけるよう，食事の研究を行っています．本日の食事について，下記の質問にお答え下さい．
（該当するところに○をつけてください）

①味の濃さはいかがですか？
　　濃い　・　丁度よい　・　薄い

②おかずのかたさはいかがですか？
　　固い　・　丁度よい　・　やわらかい

③食事の温度はいかがですか？
　　熱過ぎる　・　丁度よい　・　冷めている

④本日のお食事の事で御意見のある方はお願いします．
[　　　　　　　　　　　　　　　　　　　　　　　　　　]

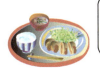

社会福祉法人　○△□　栄養管理室

が聞きとりするなどの配慮が求められる．さらに介護スタッフなどからも普段の様子などの情報を得て，各施設に適した満足度の高い食事提供を実現する．また，単に満足度だけでなく，めん類の嗜好など目的別の調査も行うこともある．献立だけでなく食器の重量や形状への配慮，自助具の使用の有無の確認，好ましい時間や温度帯での提供や食堂環境の整備なども必要である．

10.6 高齢者施設給食，介護保険施設給食の外部委託が可能な給食関連業務

　高齢者・介護保険施設の食事サービスの外部委託については，「介護老人福祉施設運営基準」と「介護老人保健施設運営基準」に，それぞれの施設の食事に必要な措置や留意事項が示されている．

　食事の提供に関する業務は，介護老人福祉施設・介護老人保健施設自らが行うことが望ましいが，栄養管理，調理管理，材料管理，施設等管理，業務管理，衛生管理，労働衛生管理について施設自らが行うなど，当該施設の管理者が業務遂行上必要な注意を果たし得るような体制と契約内容により，食事サービスの質が確保される場合には，当該施設の最終的責任の下で第三者に委託することができるとされている．

　「医療法」を根拠法令とする施設は医療施設の業務委託の法令に従う．

A. 配食サービス

　日本では配食サービスは，在宅の高齢者に対して施設の給食ではなく，老人福祉サービスの一環として行われている．利用者は配食サービスの食事代（食材料費，光熱水費，調理に係る人件費など）を全額負担する．食事療法が必要な在宅高齢者に対しては，厚生労働省が「食事療法用宅配食品等栄養指針について」を通知しており，配食事業者は，管理栄養士を栄養管理責任者として配置し，管理栄養士を中心に栄養管理体制を確立することや医師との連携による質問への対応システムの構築の順守を求められている．

　2017年に，地域に暮らす高齢者の低栄養の予防・改善を図るために，厚生労働省は「地域高齢者等の健康支援を推進するための配食事業の栄養管理に関するガイドライン」を策定し，その普及について通知した．ガイドラインは事業者に適用され，自治体から委託を受けて配食事業を行う場合は各自治体の判断によりガイドラインの適用対象となる．

　このガイドラインでは「地域高齢者」とは，自宅などの住まいに在住する65歳以上の高齢者（在宅療養者，通所介護などの在宅サービスを利用する要介護者などを含み，医療施設の入院患者，介護保険施設の入所者などであって医師，管理栄養士，栄養士などによ

り栄養管理が行われている者を除く）をいい，「配食事業」とは，特定かつ多数の地域高齢者などに対し，おもに在宅での摂取用として，主食，主菜および副菜の組合せを基本（主食なしのものを含む）とする，1食分を単位とした調理済みの食事（冷凍食品，チルド食品などを含む）を継続的に宅配する事業をいう．不特定かつ多数の者による，継続的ではない利用である外食や弁当，宅配される寿司，ピザ，宅配される食材料および単品のゼリー，ムースなどは，このガイドラインの対象にはならない．

11. 障害者福祉施設給食

11.1 障害者福祉施設給食の意義，目的，法的根拠

　障害者福祉施設とは，身体障害，知的障害，精神障害の3障害を対象とした施設である．障害者の地域生活と就労を進め，自立を支援する観点から「障害者基本法」の基本理念に則り，これまでの障害種別ごとに異なる法律に基づいて提供されていた福祉サービス，公費負担医療などが，「障害者自立支援法」に一本化された．さらに「障害者自立支援法」は「障害者の日常生活及び社会生活を総合的に支援するための法律（障害者総合支援法）」（2012年）に改正された．健常者と障害者の地域社会における共生の実現に向けて，障害福祉サービスの充実など，障害者の日常生活および社会生活を総合的に支援するため，新たな障害保健福祉施策が講じられた．

　「障害者総合支援法」では，食事の提供について，「利用者の心身の状況及び嗜好を考慮し，適切な時間に食事の提供を行うとともに，利用者の年齢及び障害の特性に応じた，適切な栄養量及び内容の食事の提供を行うため，必要な栄養管理を行わなければならない」と定められている．

表11.1　指定障害者支援施設等における食事の提供（第34条）
［障害者の日常生活及び社会生活を総合的に支援するための法律に基づく指定障害者支援施設等の人員，設備及び運営に関する基準］

指定障害者支援施設等（施設入所支援を提供する場合に限る）は，正当な理由がなく，食事の提供を拒んではならない
指定障害者支援施設等は，食事の提供を行う場合には，当該食事の提供に当たり，あらかじめ，利用者に対しその内容及び費用に関して説明を行い，その同意を得なければならない
指定障害者支援施設等は，食事の提供に当たっては，利用者の心身の状況及び嗜好を考慮し，適切な時間に食事の提供を行うとともに，利用者の年齢及び障害の特性に応じた，適切な栄養量及び内容の食事の提供を行うため，必要な栄養管理を行わなければならない
調理はあらかじめ作成された献立に従って行われなければならない
指定障害者支援施設等は，食事の提供を行う場合であって，指定障害者支援施設等に栄養士を置かないときは，献立の内容，栄養価の算定及び調理の方法について保健所等の指導を受けるよう努めなければならない

また,「障害者の日常生活及び社会生活を総合的に支援するための法律に基づく指定障害者支援施設等の人員,設備及び運営に関する基準」では,第34条で食事の提供について,表11.1のように定めている.

11.2 障害者福祉施設給食の組織

障害者福祉施設の運営は,「障害者の日常生活及び社会生活を総合的に支援するための法律に基づく指定障害福祉サービスの事業等の人員,設備及び運営に関する基準」と,「障害者の日常生活及び社会生活を総合的に支援するための法律に基づく障害福祉サービス事業の設備及び運営に関する基準」(ともに厚生労働省令)に従って行う.

障害者福祉施設を運営する各種法人は,いくつかの種類のサービスや施設を提供しており,1つの中心的な施設で給食をつくり,小規模施設へ配食するセントラルキッチンの方式をとるところもある.図11.1には給食部門を含む組織例を示す.

図11.1 障害者福祉施設の組織の例

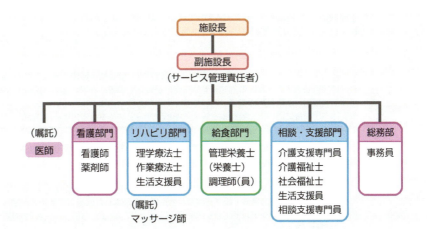

11.3 障害者福祉施設給食の給食運営業務の収支構造

「障害者の日常生活及び社会生活を総合的に支援するための法律に基づく指定障害福祉サービス等及び基準該当障害福祉サービスに要する費用の額の算定に関する基準」,「障害者の日常生活及び社会生活を総合的に支援するための法律に基づく指定障害福祉サービス等及び基準該当障害福祉サービスに要する費用の額の

算定に関する基準等の制定に伴う実施上の留意点について」により詳細が規定されている．

障害福祉サービス報酬改定において，障害福祉の各種サービス費が規定されている．特に，短期入所サービス費と施設入所支援サービス費における算定基準などを表11.2に示した．短期入所サービス費では栄養士配置加算と食事提供体制加算があり，施設入所支援サービス費では，栄養マネジメント加算，経口移行加算，経口維持加算，療養食加算がある．栄養マネジメント加算においては常勤の管理栄養士を1名以上配置することになっている．

表11.2 短期入所サービス費と施設入所支援サービス費における栄養・食事関連費用の算定額

短期入所サービス費	栄養士配置加算	イ 栄養士配置加算（Ⅰ）	1 イについては，次の(1)及び(2)に掲げる基準のいずれにも適合するものとして都道府県知事に届け出た指定短期入所事業所等について，1日につき所定単位数を加算する．ただし，この場合において，1のロの医療型短期入所サービス費又はハの医療型特定短期入所サービス費を算定している場合は，算定しない． (1)常勤の管理栄養士又は栄養士を1名以上配置していること． (2)利用者の日常生活状況，嗜好等を把握し，安全で衛生に留意し適切な食事管理を行っていること．	1日につき22単位を加算
		ロ 栄養士配置加算（Ⅱ）	2 ロについては，次の(1)及び(2)に掲げる基準のいずれにも適合するものとして都道府県知事に届け出た指定短期入所事業所等について，1日につき所定単位数を加算する．ただし，イ又は1のロの医療型短期入所サービス費又はハの医療型特定短期入所サービス費を算定している場合は，算定しない． (1)管理栄養士又は栄養士を1名以上配置していること． (2)利用者の日常生活状況，嗜好等を把握し，安全で衛生に留意し適切な食事管理を行っていること．	1日につき12単位を加算
	食事提供体制加算		低所得者等に対して，指定短期入所事業所等又は基準該当短期入所事業所に従事する調理員による食事の提供であること又は調理業務を第三者に委託していること等当該指定短期入所事業所等又は基準該当短期入所事業所の責任において食事提供のための体制を整えているものとして都道府県知事又は市町村長に届け出た当該指定短期入所事業所等又は基準該当短期入所事業所において，食事の提供を行った場合に，別に厚生労働大臣が定める日までの間，1日につき所定単位数を加算する．	1日につき48単位を加算
施設入所支援サービス費	栄養マネジメント加算		次の(1)から(4)までに掲げる基準のいずれにも適合するものとして都道府県知事に届け出た指定障害者支援施設等について，1日につき所定単位数を加算する． (1)常勤の管理栄養士を1名以上配置していること． (2)入所者の栄養状態を施設入所時に把握し，医師，管理栄養士，看護師その他の職種の者が共同して，入所者ごとの摂食・嚥下機能及び食形態にも配慮した栄養ケア計画を作成していること． (3)入所者ごとの栄養ケア計画に従い栄養管理を行っているとともに，入所者の栄養状態を定期的に記録していること． (4)入所者ごとの栄養ケア計画の進捗状況を定期的に評価し，必要に応じて当該計画を見直していること．	1日につき12単位を加算
	経口移行加算		1 指定障害者支援施設等において，医師の指示に基づき，医師，管理栄養士，看護師その他の職種の者が共同して，現に経管により食事を摂取している入所者ごとに経口移行計画を作成している場合であって，当該計画に従い，医師の指示を受けた管理栄養士又は栄養士が，経口による食事の摂取を進めるための栄養管理を行った場合には，当該計画が作成された日から起算して180日以内の期間に限り，1日につき所定単位数を加算する． 2 管理栄養士又は栄養士が行う経口移行計画に基づく経口による食事の摂取を進めるための栄養管理が，当該計画が作成された日から起算して180日を超えた期間に行われた場合であっても，経口による食事の摂取が一部可能な者であって，医師の指示に基づき，継続して経口による食事の摂取を進めるための栄養管理が必要とされるものに対しては，引き続き当該加算を算定できるものとする．	1日につき28単位を加算

（つづく）

(つづき)

施設入所支援サービス費	経口維持加算	イ 経口維持加算（Ⅰ）	1 指定障害者支援施設等において，医師又は歯科医師の指示に基づき，医師，歯科医師，管理栄養士，看護師その他の職種の者が共同して，摂食機能障害を有し，誤嚥が認められる入所者ごとに入所者の摂食・嚥下機能に配慮した経口維持計画を作成している場合であって，当該計画に従い，医師又は歯科医師の指示（歯科医師が指示を行う場合にあっては，当該指示を受ける管理栄養士等が医師の指導を受けている場合に限る．注2において同じ．）を受けた管理栄養士又は栄養士が，継続して経口による食事の摂取を進めるための特別な管理を行った場合には，次に掲げる区分に応じ，当該計画が作成された日から起算して180日以内の期間に限り，1日につきそれぞれ所定単位数を加算する．ただし，この場合において，経口移行加算を算定している場合は，算定しない．また，経口維持加算（Ⅰ）を算定している場合は，経口維持加算（Ⅱ）は，算定しない． イ 経口維持加算（Ⅰ）経口により食事を摂取する者であって，著しい摂食機能障害を有し造影撮影又は内視鏡検査により誤嚥が認められるものを対象としていること． ロ 経口維持加算（Ⅱ）経口により食事を摂取する者であって，摂食機能障害を有し誤嚥が認められるものを対象としていること．	1日につき28単位を加算
		ロ 経口維持加算（Ⅱ）	2 管理栄養士又は栄養士が行う経口維持計画に基づく経口による食事の摂取を進めるための特別な管理が当該計画が作成された日から起算して180日を超えた期間に行われた場合であっても，摂食機能障害を有し，誤嚥が認められる入所者であって，医師又は歯科医師の指示に基づき，継続して誤嚥防止のための食事の摂取を進めるための特別な管理が必要とされるものに対しては，引き続き当該加算を算定できるものとする．	1日につき5単位を加算
	療養食加算		栄養士が配置されている指定障害者支援施設等において，別に厚生労働大臣が定める療養食を提供した場合に，1日につき所定単位数を加算する．ただし，この場合において，経口移行加算又は経口維持加算を算定している場合は，算定しない．	1日につき23単位を加算

[障害者の日常生活及び社会生活を総合的に支援するための法律に基づく指定障害福祉サービス等及び基準該当障害福祉サービスに要する費用の額の算定に関する基準]

食事の提供に要する費用にかかわる利用料は，食材料費および調理などにかかわる費用に相当する額を基本とすることとされ，利用者の自己負担となっている．

11.4 障害者福祉施設給食の栄養・食事管理

障害者福祉施設給食では，障害特性に合わせた食形態の食事を提供することはもちろん，食事内容の充実も求められている．他の給食施設に比べ，不活動による肥満や，廃用性萎縮などのためにやせであるなど，より個人に合わせたきめ細かい対応が必要とされる．「栄養マネジメント加算及び経口移行加算等に関する事務処理手順例及び様式例の提示について」の一部改正を参考にする．

A. 栄養ケア・マネジメントの実務

(1) サービス開始時における情報収集　管理栄養士は，関連職種と連携して，サービス開始時までに適切な栄養ケア・マネジメントを実施するための情報を入所(児)者，家族などより収集する．必要に応じて主治の医師から情報提供を受け取る．

(2) 栄養スクリーニングの実施　　管理栄養士は，関連職種と連携して，入所(児)者の入所後1週間以内に，関連職種と共同して，低栄養または過栄養状態のリスクを把握する(以下「栄養スクリーニング」という)．

(3) 栄養アセスメントの実施　　管理栄養士は，栄養スクリーニングを踏まえ，入所(児)者ごとに解決すべき課題を把握する(以下「栄養アセスメント」という)．医師からの療養食の指示の有無，通院状況(治療経過，服薬など)および身体状況(臨床検査データ，下痢・便秘，浮腫，褥瘡，歯の状態，発熱など)については，看護職員から情報を収集する．日常生活機能(身支度，歩行など)や日常的な食事摂取，食行動の状況(咀嚼，嚥下，過食，早食いなど)および生活状況については，生活支援員から情報を収集する．

(4) 栄養ケア計画の作成
①管理栄養士は，栄養アセスメントに基づいて，入所(児)者の栄養補給(補給方法，エネルギー・たんぱく質量，療養食の適用，食事の形態など食事の提供に関する事項など)，栄養食事相談，課題解決のための関連職種の分担などについて，関連職種と共同して，栄養ケア計画原案を作成する．
②栄養ケア計画の内容を，個別支援計画にも適切に反映させる．
③医師は，栄養ケア計画の実施にあたり，その内容などを確認する．

(5) 入所(児)者または家族などへの説明　　管理栄養士は，サービスの提供に際して，栄養ケア計画を入所(児)者または家族などに説明し，サービス提供に関する同意を得る．

(6) 栄養ケアの実施
①管理栄養士は，関連職種と共同して食事摂取状況や食事に関するアクシデントの事例などの把握を行う．
②管理栄養士は，栄養ケア提供のおもな経過を記録する．記録の内容は，栄養補給(食事の摂取量など)の状況や内容の変更，栄養食事相談の実施内容，課題解決に向けた関連職種のケアの状況などとする．

(7) 実施上の問題点の把握　　栄養ケア計画の変更が必要になる状況が確認された場合には，対応する関連の職種へ報告するとともに計画の変更を行う．

(8) モニタリングの実施
①モニタリングは，栄養ケア計画に基づいて，栄養状態の低リスク者は3か月ごと，栄養状態の高リスク者および栄養補給法の移行の必要性がある者は，2週間ごとを基本に適宜行う．ただし，栄養状態の低リスク者も含め，体重は1か月ごとに測定する．
②サービスを担当する管理栄養士および関連職種は，長期目標の達成度，体重などの栄養状態の改善状況，栄養補給量などをモニタリングし，総合的な評価判定を行うとともに，サービスの質の改善事項を含めた，栄養ケア計画の

変更の必要性を判断する．

(9) 再栄養スクリーニングの実施　　管理栄養士は，関連職種と連携して，栄養状態のリスクにかかわらず，栄養スクリーニングを3か月ごとに実施する．

11.5 障害者福祉施設給食の個別対応の方法と個人の摂取量把握

A. 個別対応の方法

給与栄養目標量の設定にあたっては，「日本人の食事摂取基準」を活用する（表11.3）．障害者施設では集団給食ではあるが，個人を対象とした食事改善と考え，性，年齢，身体活動レベルなどを把握する．障害の程度や種類，年齢に大きな幅があるため，類似するグループに分け，すべての利用者に対して適切な許容範囲内での食事を提供するよう努める．

食形態についても，摂食状況により個別に対応した調理形態が求められる．常食から形態を展開させ，何種類もの形態を必要とすることもあり，摂食嚥下機能の段階に応じて適した食形態を提供する．施設の事例を図11.2に示す．

個別配膳時には，食札を用い，利用者名，食事量，食事形態別，使用食器（自助具など），禁食などを明記し，誤配膳のないように確認する．

B. 個人の摂取量の把握

栄養アセスメントの指標として，身体計測，血液検査値，食事摂取量，服薬内容などをもとに評価するが，個人の食事摂取量に関しては，高齢者・介護保険施設と同様に，残菜量を個別に計量できる場合は実測し，残菜量を個別に計量できない場合は目測法により把握する．

表11.3 エネルギー量の決定方法の例
[横浜市内障害者施設の栄養・給食に関する事例集, p. 8, 横浜市 (2014)]

氏名	性別	生年月日	年齢	身長(cm)	体重(kg)	BMI	標準体重 身長 m²×22	基礎代謝量(BMR) 基礎代謝基	身体活動レベル	推定エネルギー必要量	給食提供量	飯の分量(1回分, g)	備考
A				147.0	42.3	19.6	47.5	1032	1.5	1547	1600	150	
B				148.7	57.0	25.8	48.6	1056	1.5	1583	1600	150	
C				142.0	43.6	21.6	44.4	963	1.5	1444	1400	100	極刻み・とろみ
D				133.0	45.7	25.8	38.9	844	1.5	1267	1200	100	刻み
E				144.8	44.9	21.4	46.1	1001	1.6	1602	1600	150	
F				154.6	39.7	16.6	52.6	1141	1.75	1997	2000	150	刻み
G				151.0	50.7	22.2	50.2	1038	1.5	1558	1400〜1500	150	たんぱく質40g/塩分7g/極刻み・とろみ
H				151.0	70.0	30.7	50.2	1109	1.75	1940	1600	150	ダイエット−200 kcal〜/日
I				163.0	57.7	21.7	58.5	1292	1.5	1938	2000	220	
J				137.5	40.0	21.2	41.6	919	1.75	1609	1600	150	
K				153.4	51.3	21.8	51.8	1144	1.75	2002	2000	220	
L				136.0	28.4	15.4	40.7	883	1.5	1324	1600	150	栄養不足の回復

施設の給与栄養目標量は、2,000 kcalを基準とし、1,200、1,400、1,600、1,800、2,200の6パターンで設定。エネルギー以外の栄養素については、「食事摂取基準」を使用して設定。

料理名	和風照り焼きハンバーグ　付け合わせ：いんげんの胡麻和え				
食形態名	常食 →	一口刻み食 →	1cm刻み食 →	1cm刻みトロミ付け →	軟菜（ペースト）食
写真	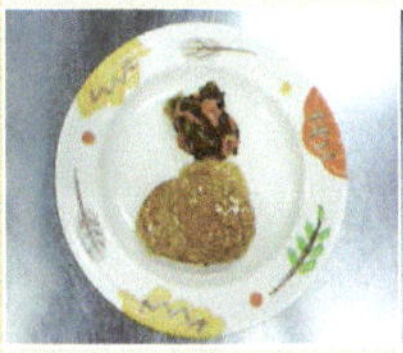	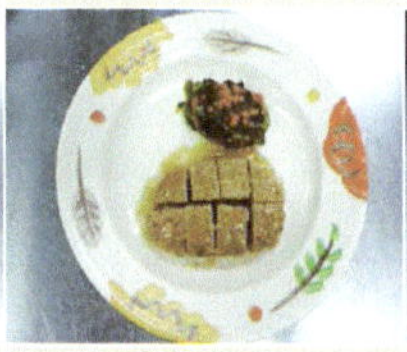	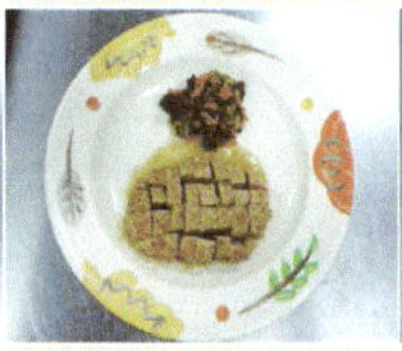	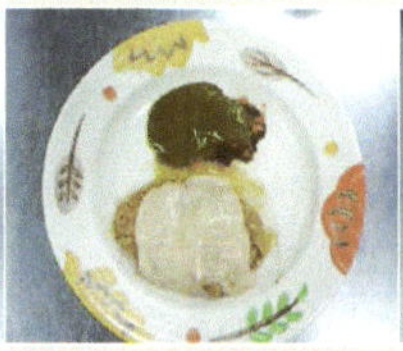	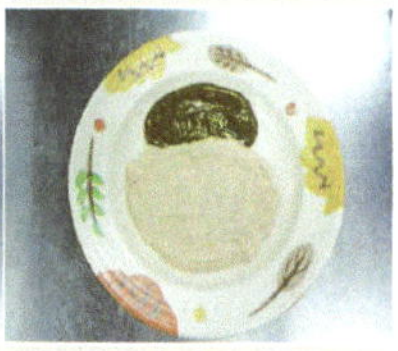
大きさ	ハンバーグを1/4にカットする	ハンバーグを1/8にカットする	1cm～5mm角に刻む	1cm～5mm角に刻み，ケチャップ程度のトロミをつける	ペースト状にする
作り方	箸でほぐさずに，つまみ易い大きさにカットしておく	スプーンに乗せ易い大きさに刻む	見た目が少なく感じるため，盛り付けでボリューム感を持たせる	トロミの硬さはケチャップ程度．食材と絡まりやすくするため軟らかくしている	1cm刻み食のとろみより少し硬め
喫食者の特徴	咀嚼，嚥下に特段の配慮が無く，箸で食べる方	箸が苦手でスプーンで食べたり，詰め込んで食べる方	残歯が少なかったり，義歯などで咀嚼力が弱い方	嚥下がスムーズでなく，1cm刻みだとむせこみがある方．歯茎ですりつぶす行為は少しある方	嚥下がスムーズでなく，誤嚥などのリスクが高い方
増粘剤の種類と濃度（%）	—	—	—	食事用　トロメイクSP　1.5％（食材によって変動あり） 水分用　ホット&ソフト　0.01%	食事用　トロメイクSP　2％（食材によって変動あり） 水分用　ホット&ソフト　0.01%
備考	—	—	—	対象者の嚥下力に合わせ，トロミの量を介助時に調整する	それぞれの料理が混ざり合わないように盛り付ける

図11.2　食形態の種類例
［横浜市内障害者施設の栄養・給食に関する事例集，p. 14，横浜市（2014）］

11.6　障害者福祉施設給食の外部委託可能な給食関連業務

「障害者自立支援法に基づく指定障害福祉サービス等及び基準該当障害福祉サービスに要する費用の額の算定に関する基準等の制定に伴う実施上の留意事項について」により，生活介護サービス費の食事提供体制加算の取扱いとして，原則として当該施設内の調理室を使用して調理し，提供されたものについて算定するが，食事の提供に関する業務を当該施設の最終的責任のもとで第三者に委託することは差し支えないとしている．なお，施設外で調理されたものを提供する場合（クックチル，クックフリーズもしくは真空調理（真空パック）により調理を行う過程において，急速に冷却もしくは冷凍したものを再度加熱して提供するもの，またはクックサーブにより提供するものに限る），運搬手段などにおいて衛生上適切な措置がなされているものについては，施設外で調理し搬入する方法も認められる．出前や市販の弁当を購入して，利用者に提供するような方法は加算の対象とはならないとしている．

付録1 大量調理施設衛生管理マニュアル

（平成9年3月24日 衛食第85号別添，平成29年6月16日改正）

I 趣旨

　本マニュアルは，集団給食施設等における食中毒を予防するために，HACCPの概念に基づき，調理過程における重要管理事項として，
①原材料受入れ及び下処理段階における管理を徹底すること．
②加熱調理食品については，中心部まで十分加熱し，食中毒菌等（ウイルスを含む．以下同じ．）を死滅させること．
③加熱調理後の食品及び非加熱調理食品の二次汚染防止を徹底すること．
④食中毒菌が付着した場合に菌の増殖を防ぐため，原材料及び調理後の食品の温度管理を徹底すること．
等を示したものである．
　集団給食施設等においては，衛生管理体制を確立し，これらの重要管理事項について，点検・記録を行うとともに，必要な改善措置を講じる必要がある．また，これを遵守するため，更なる衛生知識の普及啓発に努める必要がある．
　なお，本マニュアルは同一メニューを1回300食以上又は1日750食以上を提供する調理施設に適用する．

II 重要管理事項

1. 原材料の受入れ・下処理段階における管理

(1) 原材料については，品名，仕入元の名称及び所在地，生産者（製造又は加工者を含む．）の名称及び所在地，ロットが確認可能な情報（年月日表示又はロット番号）並びに仕入れ年月日を記録し，1年間保管すること．
(2) 原材料について納入業者が定期的に実施する微生物及び理化学検査の結果を提出させること．その結果については，保健所に相談するなどして，原材料として不適と判断した場合には，納入業者の変更等適切な措置を講じること．検査結果については，1年間保管すること．
(3) 加熱せずに喫食する食品（牛乳，発酵乳，プリン等容器包装に入れられ，かつ，殺菌された食品を除く．）については，乾物や摂取量が少ない食品も含め，製造加工業者の衛生管理の体制について保健所の監視票，食品等事業者の自主管理記録票（別添）等により確認するとともに，製造加工業者が従事者の健康状態の確認等ノロウイルス対策を適切に行っているかを確認すること．
(4) 原材料の納入に際しては調理従事者等が必ず立ち会い，検収場で品質，鮮度，品温（納入業者が運搬の際，別添1に従い，適切な温度管理を行っていたかどうかを含む．），異物の混入等につき，点検を行い，その結果を記録すること．

(5) 原材料の納入に際しては，缶詰，乾物，調味料等常温保存可能なものを除き，食肉類，魚介類，野菜類等の生鮮食品については1回で使い切る量を調理当日に仕入れるようにすること．

(6) 野菜及び果物を加熱せずに供する場合には，別添2に従い，流水（食品製造用水[注1]として用いるもの．以下同じ．）で十分洗浄し，必要に応じて次亜塩素酸ナトリウム等で殺菌[注2]した後，流水で十分すすぎ洗いを行うこと．特に高齢者，若齢者及び抵抗力の弱い者を対象とした食事を提供する施設で，加熱せずに供する場合（表皮を除去する場合を除く．）には，殺菌を行うこと．

  注1：従前の「飲用適の水」に同じ．（「食品，添加物等の規格基準」（昭和34年厚生省告示第370号）の改正により用語のみ読み替えたもの．定義については同告示の「第1 食品 B 食品一般の製造，加工及び調理基準」を参照のこと．）

  注2：次亜塩素酸ナトリウム溶液又はこれと同等の効果を有する亜塩素酸水（きのこ類を除く），亜塩素酸ナトリウム溶液（生食用野菜に限る．），次亜塩素酸水並びに食品添加物として使用できる有機酸溶液．

2. 加熱調理食品の加熱温度管理

加熱調理食品は，別添2に従い，中心部温度計を用いるなどにより，中心部が75℃で1分間以上（二枚貝等ノロウイルス汚染のおそれのある食品の場合は85～90℃で90秒間以上）又はこれと同等以上まで加熱されていることを確認するとともに，温度と時間の記録を行うこと．

3. 二次汚染の防止

(1) 調理従事者等（食品の盛付け・配膳等，食品に接触する可能性のある者及び臨時職員を含む．以下同じ．）は，次に定める場合には，別添2に従い，必ず流水・石けんによる手洗いによりしっかりと2回（その他の時には丁寧に1回）手指の洗浄及び消毒を行うこと．なお，使い捨て手袋を使用する場合にも，原則として次に定める場合に交換を行うこと．

①作業開始前及び用便後
②汚染作業区域から非汚染作業区域に移動する場合
③食品に直接触れる作業にあたる直前
④生の食肉類，魚介類，卵殻等微生物の汚染源となるおそれのある食品等に触れた後，他の食品や器具等に触れる場合
⑤配膳の前

(2) 原材料は，隔壁等で他の場所から区分された専用の保管場に保管設備を設け，食肉類，魚介類，野菜類等，食材の分類ごとに区分して保管すること．

  この場合，専用の衛生的なふた付き容器に入れ替えるなどにより，原材料の包装の汚染を保管設備に持ち込まないようにするとともに，原材料の相互汚染を防ぐこと．

(3) 下処理は汚染作業区域で確実に行い，非汚染作業区域を汚染しないようにすること．

(4) 包丁，まな板などの器具，容器等は用途別及び食品別（下処理用にあっては，魚介類用，食肉類用，野菜類用の別，調理用にあっては，加熱調理済み食品用，生食野菜用，生食魚介類用の別）にそれぞれ専用のもの

を用意し，混同しないようにして使用すること．
(5) 器具，容器等の使用後は，別添2に従い，全面を流水で洗浄し，さらに80℃，5分間以上の加熱又はこれと同等の効果を有する方法[注3]で十分殺菌した後，乾燥させ，清潔な保管庫を用いるなどして衛生的に保管すること．

　なお，調理場内における器具，容器等の使用後の洗浄・殺菌は，原則として全ての食品が調理場から搬出された後に行うこと．

　また，器具，容器等の使用中も必要に応じ，同様の方法で熱湯殺菌を行うなど，衛生的に使用すること．この場合，洗浄水等が飛散しないように行うこと．なお，原材料用に使用した器具，容器等をそのまま調理後の食品用に使用するようなことは，けっして行わないこと．

(6) まな板，ざる，木製の器具は汚染が残存する可能性が高いので，特に十分な殺菌[注4]に留意すること．なお，木製の器具は極力使用を控えることが望ましい．

(7) フードカッター，野菜切り機等の調理機械は，最低1日1回以上，分解して洗浄・殺菌[注5]した後，乾燥させること．

(8) シンクは原則として用途別に相互汚染しないように設置すること．特に，加熱調理用食材，非加熱調理用食材，器具の洗浄等に用いるシンクを必ず別に設置すること．また，二次汚染を防止するため，洗浄・殺菌[注5]し，清潔に保つこと．

(9) 食品並びに移動性の器具及び容器の取り扱いは，床面からの跳ね水等による汚染を防止するため，床面から60 cm以上の場所で行うこと．ただし，跳ね水等からの直接汚染が防止できる食缶等で食品を取り扱う場合には，30 cm以上の台にのせて行うこと．

(10) 加熱調理後の食品の冷却，非加熱調理食品の下処理後における調理場等での一時保管等は，他からの二次汚染を防止するため，清潔な場所で行うこと．

(11) 調理終了後の食品は衛生的な容器にふたをして保存し，他からの二次汚染を防止すること．

(12) 使用水は食品製造用水を用いること．また，使用水は，色，濁り，におい，異物のほか，貯水槽を設置している場合や井戸水等を殺菌・ろ過して使用する場合には，遊離残留塩素が0.1 mg/L以上であることを始業前及び調理作業終了後に毎日検査し，記録すること．

　注3：塩素系消毒剤(次亜塩素酸ナトリウム，亜塩素酸水，次亜塩素酸水等)やエタノール系消毒剤には，ノロウイルスに対する不活化効果を期待できるものがある．使用する場合，濃度・方法等，製品の指示を守って使用すること．浸漬により使用することが望ましいが，浸漬が困難な場合にあっては，不織布等に十分浸み込ませて清拭すること．

　（参考文献）「平成27年度ノロウイルスの不活化条件に関する調査報告書」(http://www.mhlw.go.jp/file/06-Seisakujouhou-11130500-Shokuhinanzenbu/0000125854.pdf)

　注4：大型のまな板やざる等，十分な洗浄が困難な器具については，亜塩素酸水又は次亜塩素酸ナトリウム等の塩素系消毒剤に浸漬するなどして消毒を行うこと．

　注5：80℃で5分間以上の加熱又はこれと同等の効果を有する方法(注3参照)．

4. 原材料及び調理済み食品の温度管理

(1) 原材料は，別添1に従い，戸棚，冷凍又は冷蔵設備に適切な温度で保存すること．また，原材料搬入時の時刻，室温及び冷凍又は冷蔵設備内温度を記録すること．

(2) 冷凍又は冷蔵設備から出した原材料は，速やかに下処理，調理を行うこと．非加熱で供される食品については，下処理後速やかに調理に移行すること．

(3) 調理後直ちに提供される食品以外の食品は，食中毒菌の増殖を抑制するために，10℃以下又は65℃以上で管理することが必要である．(別添3参照)

　①加熱調理後，食品を冷却する場合には，食中毒菌の発育至適温度帯 (約20℃～50℃) の時間を可能な限り短くするため，冷却機を用いたり，清潔な場所で衛生的な容器に小分けするなどして，30分以内に中心温度を20℃付近 (又は60分以内に中心温度を10℃付近) まで下げるよう工夫すること．

　　この場合，冷却開始時刻，冷却終了時刻を記録すること．

　②調理が終了した食品は速やかに提供できるよう工夫すること．

　　調理終了後30分以内に提供できるものについては，調理終了時刻を記録すること．また，調理終了後提供まで30分以上を要する場合は次のア及びイによること．

　　　ア　温かい状態で提供される食品については，調理終了後速やかに保温食缶等に移し保存すること．この場合，食缶等へ移し替えた時刻を記録すること．

　　　イ　その他の食品については，調理終了後提供まで10℃以下で保存すること．この場合，保冷設備への搬入時刻，保冷設備内温度及び保冷設備からの搬出時刻を記録すること．

　③配送過程においては保冷又は保温設備のある運搬車を用いるなど，10℃以下又は65℃以上の適切な温度管理を行い配送し，配送時刻の記録を行うこと．また，65℃以上で提供される食品以外の食品については，保冷設備への搬入時刻及び保冷設備内温度の記録を行うこと．

　④共同調理施設等で調理された食品を受け入れ，提供する施設においても，温かい状態で提供される食品以外の食品であって，提供まで30分以上を要する場合は提供まで10℃以下で保存すること．

　　この場合，保冷設備への搬入時刻，保冷設備内温度及び保冷設備からの搬出時刻を記録すること．

(4) 調理後の食品は，調理終了後から2時間以内に喫食することが望ましい．

5. その他

(1) 施設設備の構造

　①隔壁等により，汚水溜，動物飼育場，廃棄物集積場等不潔な場所から完全に区別されていること．

　②施設の出入口及び窓は極力閉めておくとともに，外部に開放される部分には網戸，エアカーテン，自動ドア等を設置し，ねずみや昆虫の侵入を防止すること．

　③食品の各調理過程ごとに，汚染作業区域 (検収場，原材料の保管場，下処理場)，非汚染作業区域 (さ

らに準清潔作業区域（調理場）と清潔作業区域（放冷・調製場，製品の保管場）に区分される．）を明確に区別すること．なお，各区域を固定し，それぞれを壁で区画する，床面を色別する，境界にテープをはる等により明確に区画することが望ましい．

④手洗い設備，履き物の消毒設備（履き物の交換が困難な場合に限る．）は，各作業区域の入り口手前に設置すること．

　なお，手洗い設備は，感知式の設備等で，コック，ハンドル等を直接手で操作しない構造のものが望ましい．

⑤器具，容器等は，作業動線を考慮し，予め適切な場所に適切な数を配置しておくこと．

⑥床面に水を使用する部分にあっては，適当な勾配（100分の2程度）及び排水溝（100分の2から4程度の勾配を有するもの）を設けるなど排水が容易に行える構造であること．

⑦シンク等の排水口は排水が飛散しない構造であること．

⑧全ての移動性の器具，容器等を衛生的に保管するため，外部から汚染されない構造の保管設備を設けること．

⑨便所等

　ア　便所，休憩室及び更衣室は，隔壁により食品を取り扱う場所と必ず区分されていること．なお，調理場等から3m以上離れた場所に設けられていることが望ましい．

　イ　便所には，専用の手洗い設備，専用の履き物が備えられていること．また，便所は，調理従事者等専用のものが設けられていることが望ましい．

⑩その他

　施設は，ドライシステム化を積極的に図ることが望ましい．

(2) 施設設備の管理

①施設・設備は必要に応じて補修を行い，施設の床面（排水溝を含む．），内壁のうち床面から1mまでの部分及び手指の触れる場所は1日に1回以上，施設の天井及び内壁のうち床面から1m以上の部分は1月に1回以上清掃し，必要に応じて，洗浄・消毒を行うこと．施設の清掃は全ての食品が調理場内から完全に搬出された後に行うこと．

②施設におけるねずみ，昆虫等の発生状況を1月に1回以上巡回点検するとともに，ねずみ，昆虫の駆除を半年に1回以上（発生を確認した時にはその都度）実施し，その実施記録を1年間保管すること．また，施設及びその周囲は，維持管理を適切に行うことにより，常に良好な状態に保ち，ねずみや昆虫の繁殖場所の排除に努めること．

　なお，殺そ剤又は殺虫剤を使用する場合には，食品を汚染しないようその取扱いに十分注意すること．

③施設は，衛生的な管理に努め，みだりに部外者を立ち入らせたり，調理作業に不必要な物品等を置いたりしないこと．

④原材料を配送用包装のまま非汚染作業区域に持ち込まないこと．

⑤施設は十分な換気を行い，高温多湿を避けること．調理場は湿度80％以下，温度は25℃以下に保つことが望ましい．

⑥手洗い設備には，手洗いに適当な石けん，爪ブラシ，ペーパータオル，殺菌液等を定期的に補充し，常に使用できる状態にしておくこと．

⑦水道事業により供給される水以外の井戸水等の水を使用する場合には，公的検査機関，厚生労働大臣の登録検査機関等に依頼して，年2回以上水質検査を行うこと．検査の結果，飲用不適とされた場合は，直ちに保健所長の指示を受け，適切な措置を講じること．なお，検査結果は1年間保管すること．

⑧貯水槽は清潔を保持するため，専門の業者に委託して，年1回以上清掃すること．
　　なお，清掃した証明書は1年間保管すること．

⑨便所については，業務開始前，業務中及び業務終了後等定期的に清掃及び消毒剤による消毒を行って衛生的に保つこと[注6]．

⑩施設(客席等の飲食施設，ロビー等の共用施設を含む．)において利用者等が嘔吐した場合には，消毒剤を用いて迅速かつ適切に嘔吐物の処理を行うこと[注6]により，利用者及び調理従事者等へのノロウイルス感染及び施設の汚染防止に努めること．

　　注6：「ノロウイルスに関するQ＆A」(厚生労働省)を参照のこと．

(3) 検食の保存

　検食は，原材料及び調理済み食品を食品ごとに50g程度ずつ清潔な容器(ビニール袋等)に入れ，密封し，−20℃以下で2週間以上保存すること．

　なお，原材料は，特に，洗浄・殺菌等を行わず，購入した状態で，調理済み食品は配膳後の状態で保存すること．

(4) 調理従事者等の衛生管理

①調理従事者等は，便所及び風呂等における衛生的な生活環境を確保すること．また，ノロウイルスの流行期には十分に加熱された食品を摂取する等により感染防止に努め，徹底した手洗いの励行を行うなど自らが施設や食品の汚染の原因とならないように措置するとともに，体調に留意し，健康な状態を保つように努めること．

②調理従事者等は，毎日作業開始前に，自らの健康状態を衛生管理者に報告し，衛生管理者はその結果を記録すること．

③調理従事者等は臨時職員も含め，定期的な健康診断及び月に1回以上の検便を受けること．検便検査[注7]には，腸管出血性大腸菌の検査を含めることとし，10月から3月までの間には月に1回以上又は必要に応じて[注8]ノロウイルスの検便検査に努めること．

④ノロウイルスの無症状病原体保有者であることが判明した調理従事者等は，検便検査においてノロウイルスを保有していないことが確認されるまでの間，食品に直接触れる調理作業を控えるなど適切な措置をとることが望ましいこと．

⑤調理従事者等は下痢，嘔吐，発熱などの症状があった時，手指等に化膿創があった時は調理作業に従事しないこと．

⑥下痢又は嘔吐等の症状がある調理従事者等については，直ちに医療機関を受診し，感染性疾患の有無を確認すること．ノロウイルスを原因とする感染性疾患による症状と診断された調理従

事者等は，リアルタイムPCR法等の高感度の検便検査においてノロウイルスを保有していないことが確認されるまでの間，食品に直接触れる調理作業を控えるなど適切な処置をとることが望ましいこと．

⑦調理従事者等が着用する帽子，外衣は毎日専用で清潔なものに交換すること．

⑧下処理場から調理場への移動の際には，外衣，履き物の交換等を行うこと．（履き物の交換が困難な場合には履き物の消毒を必ず行うこと．）

⑨便所には，調理作業時に着用する外衣，帽子，履き物のまま入らないこと．

⑩調理，点検に従事しない者が，やむを得ず，調理施設に立ち入る場合には，専用の清潔な帽子，外衣及び履き物を着用させ，手洗い及び手指の消毒を行わせること．

⑪食中毒が発生した時の原因究明を確実に行うため，原則として，調理従事者等は当該施設で調理された食品を喫食しないこと．

　　ただし，原因究明に支障を来さないための措置が講じられている場合はこの限りでない．（試食担当者を限定すること等）

注7：ノロウイルスの検査に当たっては，遺伝子型によらず，概ね便1g当たり105オーダーのノロウイルスを検出できる検査法を用いることが望ましい．ただし，検査結果が陰性であっても検査感度によりノロウイルスを保有している可能性を踏まえた衛生管理が必要である．

注8：ノロウイルスの検便検査の実施に当たっては，調理従事者の健康確認の補完手段とする場合，家族等に感染性胃腸炎が疑われる有症者がいる場合，病原微生物検出情報においてノロウイルスの検出状況が増加している場合などの各食品等事業者の事情に応じ判断すること．

(5) その他

①加熱調理食品にトッピングする非加熱調理食品は，直接喫食する非加熱調理食品と同様の衛生管理を行い，トッピングする時期は提供までの時間が極力短くなるようにすること．

②廃棄物（調理施設内で生じた廃棄物及び返却された残渣をいう．）の管理は，次のように行うこと．

　ア　廃棄物容器は，汚臭，汚液がもれないように管理するとともに，作業終了後は速やかに清掃し，衛生上支障のないように保持すること．

　イ　返却された残渣は非汚染作業区域に持ち込まないこと．

　ウ　廃棄物は，適宜集積場に搬出し，作業場に放置しないこと．

　エ　廃棄物集積場は，廃棄物の搬出後清掃するなど，周囲の環境に悪影響を及ぼさないよう管理すること．

Ⅲ　衛生管理体制

1．衛生管理体制の確立

(1) 調理施設の経営者又は学校長等施設の運営管理責任者（以下「責任者」という．）は，施設の衛生管理に関する責任者（以下「衛生管理者」という．）を指名すること．

なお，共同調理施設等で調理された食品を受け入れ，提供する施設においても，衛生管理者を指名すること．
(2) 責任者は，日頃から食材の納入業者についての情報の収集に努め，品質管理の確かな業者から食材を購入すること．また，継続的に購入する場合は，配送中の保存温度の徹底を指示するほか，納入業者が定期的に行う原材料の微生物検査等の結果の提出を求めること．
(3) 責任者は，衛生管理者に別紙点検表に基づく点検作業を行わせるとともに，そのつど点検結果を報告させ，適切に点検が行われたことを確認すること．点検結果については，1年間保管すること．
(4) 責任者は，点検の結果，衛生管理者から改善不能な異常の発生の報告を受けた場合，食材の返品，メニューの一部削除，調理済み食品の回収等必要な措置を講ずること．
(5) 責任者は，点検の結果，改善に時間を要する事態が生じた場合，必要な応急処置を講じるとともに，計画的に改善を行うこと．
(6) 責任者は，衛生管理者及び調理従事者等に対して衛生管理及び食中毒防止に関する研修に参加させるなど必要な知識・技術の周知徹底を図ること．
(7) 責任者は，調理従事者等を含め職員の健康管理及び健康状態の確認を組織的・継続的に行い，調理従事者等の感染及び調理従事者等からの施設汚染の防止に努めること．
(8) 責任者は，衛生管理者に毎日作業開始前に，各調理従事者等の健康状態を確認させ，その結果を記録させること．
(9) 責任者は，調理従事者等に定期的な健康診断及び月に1回以上の検便を受けさせること．検便検査には，腸管出血性大腸菌の検査を含めることとし，10月から3月の間には月に1回以上又は必要に応じてノロウイルスの検便検査を受けさせるよう努めること．
(10) 責任者は，ノロウイルスの無症状病原体保有者であることが判明した調理従事者等を，検便検査においてノロウイルスを保有していないことが確認されるまでの間，食品に直接触れる調理作業を控えさせるなど適切な措置をとることが望ましいこと．
(11) 責任者は，調理従事者等が下痢，嘔吐，発熱などの症状があった時，手指等に化膿創があった時は調理作業に従事させないこと．
(12) 責任者は，下痢又は嘔吐等の症状がある調理従事者等について，直ちに医療機関を受診させ，感染性疾患の有無を確認すること．ノロウイルスを原因とする感染性疾患による症状と診断された調理従事者等は，検便検査においてノロウイルスを保有していないことが確認されるまでの間，食品に直接触れる調理作業を控えさせるなど適切な処置をとることが望ましいこと．
(13) 責任者は，調理従事者等について，ノロウイルスにより発症した調理従事者等と一緒に感染の原因と考えられる食事を喫食するなど，同一の感染機会があった可能性がある調理従事者等について速やかにノロウイルスの検便検査を実施し，検査の結果ノロウイルスを保有していないことが確認されるまでの間，調理に直接従事することを控えさせる等の手段を講じることが望ましいこと．
(14) 献立の作成に当たっては，施設の人員等の能力に余裕を持った献立作成を行うこと．
(15) 献立ごとの調理工程表の作成に当たっては，次の事項に留意すること．

ア　調理従事者等の汚染作業区域から非汚染作業区域への移動を極力行わないようにすること．
　　イ　調理従事者等の一日ごとの作業の分業化を図ることが望ましいこと．
　　ウ　調理終了後速やかに喫食されるよう工夫すること．
　また，衛生管理者は調理工程表に基づき，調理従事者等と作業分担等について事前に十分な打合せを行うこと．
(16) 施設の衛生管理全般について，専門的な知識を有する者から定期的な指導，助言を受けることが望ましい．また，従事者の健康管理については，労働安全衛生法等関係法令に基づき産業医等から定期的な指導，助言を受けること．
(17) 高齢者や乳幼児が利用する施設等においては，平常時から施設長を責任者とする危機管理体制を整備し，感染拡大防止のための組織対応を文書化するとともに，具体的な対応訓練を行っておくことが望ましいこと．また，従業員あるいは利用者において下痢・嘔吐等の発生を迅速に把握するために，定常的に有症状者数を調査・監視することが望ましいこと．

別添1　原材料，製品等の保存温度

食品名	保存温度	食品名	保存温度
穀類加工品（小麦粉，デンプン） 砂糖	室温 室温	殻付卵 液卵 凍結卵 乾燥卵	10℃以下 8℃以下 −18℃以下 室温
食肉・鯨肉 細切した食肉・鯨肉を凍結したものを容器包装に入れたもの 食肉製品 鯨肉製品 冷凍食肉製品 冷凍鯨肉製品	10℃以下 −15℃以下 10℃以下 10℃以下 −15℃以下 −15℃以下	ナッツ類 チョコレート	15℃以下 15℃以下
ゆでだこ 冷凍ゆでだこ 生食用かき 生食用冷凍かき 冷凍食品	10℃以下 −15℃以下 10℃以下 −15℃以下 −15℃以下	生鮮果実・野菜 生鮮魚介類（生食用鮮魚介類を含む．）	10℃前後 5℃以下
魚肉ソーセージ，魚肉ハム及び特殊包装かまぼこ 冷凍魚肉ねり製品	10℃以下 −15℃以下	乳・濃縮乳 脱脂乳 クリーム バター チーズ 練乳	｝10℃以下 ｝15℃以下
液状油脂 固形油脂 （ラード，マーガリン，ショートニング，カカオ脂）	室温 10℃以下	清涼飲料水 （食品衛生法の食品，添加物等の規格基準に規定のあるものについては，当該保存基準に従うこと．）	室温

別添2 標準作業書

手洗いマニュアル

1. 水で手をぬらし石けんをつける．
2. 指，腕を洗う．特に，指の間，指先をよく洗う．（30秒程度）
3. 石けんをよく洗い流す．（20秒程度）
4. 使い捨てペーパータオル等でふく．（タオル等の共用はしないこと．）
5. 消毒用のアルコールをかけて手指によくすりこむ．

（本文のⅡ3(1)で定める場合には，1から3までの手順を2回実施する．）

器具等の洗浄・殺菌マニュアル

1. 調理機械

    ①機械本体・部品を分解する．なお，分解した部品は床にじか置きしないようにする．
    ②食品製造用水（40℃程度の微温水が望ましい．）で3回水洗いする．
    ③スポンジタワシに中性洗剤又は弱アルカリ性洗剤をつけてよく洗浄する．
    ④食品製造用水（40℃程度の微温水が望ましい．）でよく洗剤を洗い流す．
    ⑤部品は80℃で5分間以上の加熱又はこれと同等の効果を有する方法[注1]で殺菌を行う．
    ⑥よく乾燥させる．
    ⑦機械本体・部品を組み立てる．
    ⑧作業開始前に70％アルコール噴霧又はこれと同等の効果を有する方法で殺菌を行う．

2. 調理台

    ①調理台周辺の片づけを行う．
    ②食品製造用水（40℃程度の微温水が望ましい．）で3回水洗いする．
    ③スポンジタワシに中性洗剤又は弱アルカリ性洗剤をつけてよく洗浄する．
    ④食品製造用水（40℃程度の微温水が望ましい．）でよく洗剤を洗い流す．
    ⑤よく乾燥させる．
    ⑥70％アルコール噴霧又はこれと同等の効果を有する方法[注1]で殺菌を行う．
    ⑦作業開始前に⑥と同様の方法で殺菌を行う．

3. まな板，包丁，へら等

    ①食品製造用水（40℃程度の微温水が望ましい．）で3回水洗いする．
    ②スポンジタワシに中性洗剤又は弱アルカリ性洗剤をつけてよく洗浄する．
    ③食品製造用水（40℃程度の微温水が望ましい．）でよく洗剤を洗い流す．
    ④80℃で5分間以上の加熱又はこれと同等の効果を有する方法[注2]で殺菌を行う．
    ⑤よく乾燥させる．
    ⑥清潔な保管庫にて保管する．

4. ふきん，タオル等

①食品製造用水（40℃程度の微温水が望ましい．）で3回水洗いする．
②中性洗剤又は弱アルカリ性洗剤をつけてよく洗浄する．
③食品製造用水（40℃程度の微温水が望ましい．）でよく洗剤を洗い流す．
④100℃で5分間以上煮沸殺菌を行う．
⑤清潔な場所で乾燥，保管する．

注1：塩素系消毒剤（次亜塩素酸ナトリウム，亜塩素酸水，次亜塩素酸水等）やエタノール系消毒剤には，ノロウイルスに対する不活化効果を期待できるものがある．使用する場合，濃度・方法等，製品の指示を守って使用すること．浸漬により使用することが望ましいが，浸漬が困難な場合にあっては，不織布等に十分浸み込ませて清拭すること．
（参考文献）「平成27年度ノロウイルスの不活化条件に関する調査報告書」(http://www.mhlw.go.jp/file/06-Seisakujouhou-11130500-Shokuhinanzenbu/0000125854.pdf)

注2：大型のまな板やざる等，十分な洗浄が困難な器具については，亜塩素酸水又は次亜塩素酸ナトリウム等の塩素系消毒剤に浸漬するなどして消毒を行うこと．

原材料等の保管管理マニュアル

1. 野菜・果物[注3]

①衛生害虫，異物混入，腐敗・異臭等がないか点検する．異常品は返品又は使用禁止とする．
②各材料ごとに，50g程度ずつ清潔な容器（ビニール袋等）に密封して入れ，－20℃以下で2週間以上保存する．（検食用）
③専用の清潔な容器に入れ替えるなどして，10℃前後で保存する．（冷凍野菜は－15℃以下）
④流水で3回以上水洗いする．
⑤中性洗剤で洗う．
⑥流水で十分すすぎ洗いする．
⑦必要に応じて，次亜塩素酸ナトリウム等[注4]で殺菌[注5]した後，流水で十分すすぎ洗いする．
⑧水切りする．
⑨専用のまな板，包丁でカットする．
⑩清潔な容器に入れる．
⑪清潔なシートで覆い（容器がふた付きの場合を除く），調理まで30分以上を要する場合には，10℃以下で冷蔵保存する．

注3：表面の汚れが除去され，分割・細切されずに皮付きで提供されるみかん等の果物にあっては，③から⑧までを省略して差し支えない．

注4：次亜塩素酸ナトリウム溶液（200 mg/Lで5分間又は100 mg/Lで10分間）又はこれと同等の効果を有する亜塩素酸水（きのこ類を除く．），亜塩素酸ナトリウム溶液（生食用野菜に限る．），次亜塩素酸水並びに食品添加物として使用できる有機酸溶液．

注5：高齢者，若齢者及び抵抗力の弱い者を対象とした食事を提供する施設で，加熱せずに供す

る場合(表皮を除去する場合を除く.)には，殺菌を行うこと．
2. 魚介類，食肉類
　①衛生害虫，異物混入，腐敗・異臭等がないか点検する．異常品は返品又は使用禁止とする．
　②各材料ごとに，50g程度ずつ清潔な容器（ビニール袋等）に密封して入れ，−20℃以下で2週間以上保存する．（検食用）
　③専用の清潔な容器に入れ替えるなどして，食肉類については10℃以下，魚介類については5℃以下で保存する（冷凍で保存するものは−15℃以下）．
　④必要に応じて，次亜塩素酸ナトリウム等[注5]で殺菌した後，流水で十分すすぎ洗いする．
　⑤専用のまな板，包丁でカットする．
　⑥速やかに調理へ移行させる．
　　注5：次亜塩素酸ナトリウム溶液（200 mg/Lで5分間又は100 mg/Lで10分間）又はこれと同等の効果を有する亜塩素酸水，次亜塩素酸水並びに食品添加物として使用できる有機酸溶液．これらを使用する場合，食品衛生法で規定する「食品，添加物等の規格基準」を遵守すること．

加熱調理食品の中心温度及び加熱時間の記録マニュアル

1. 揚げ物
　①油温が設定した温度以上になったことを確認する．
　②調理を開始した時間を記録する．
　③調理の途中で適当な時間を見はからって食品の中心温度を校正された温度計で3点以上測定し，全ての点において75℃以上に達していた場合には，それぞれの中心温度を記録するとともに，その時点からさらに1分以上加熱を続ける（二枚貝等ノロウイルス汚染のおそれのある食品の場合は85〜90℃で90秒間以上）．
　④最終的な加熱処理時間を記録する．
　⑤なお，複数回同一の作業を繰り返す場合には，油温が設定した温度以上であることを確認・記録し，①〜④で設定した条件に基づき，加熱処理を行う．油温が設定した温度以上に達していない場合には，油温を上昇させるため必要な措置を講ずる．
2. 焼き物及び蒸し物
　①調理を開始した時間を記録する．
　②調理の途中で適当な時間を見はからって食品の中心温度を校正された温度計で3点以上測定し，全ての点において75℃以上に達していた場合には，それぞれの中心温度を記録するとともに，その時点からさらに1分以上加熱を続ける（二枚貝等ノロウイルス汚染のおそれのある食品の場合は85〜90℃で90秒間以上）．
　③最終的な加熱処理時間を記録する．
　④なお，複数回同一の作業を繰り返す場合には，①〜③で設定した条件に基づき，加熱処理を行う．この場合，中心温度の測定は，最も熱が通りにくいと考えられる場所の一点のみでもよい．
3. 煮物及び炒め物

調理の順序は食肉類の加熱を優先すること．食肉類，魚介類，野菜類の冷凍品を使用する場合には，十分解凍してから調理を行うこと．

①調理の途中で適当な時間を見はからって，最も熱が通りにくい具材を選び，食品の中心温度を校正された温度計で3点以上（煮物の場合は1点以上）測定し，全ての点において75℃以上に達していた場合には，それぞれの中心温度を記録するとともに，その時点からさらに1分以上加熱を続ける（二枚貝等ノロウイルス汚染のおそれのある食品の場合は85～90℃で90秒間以上）．

なお，中心温度を測定できるような具材がない場合には，調理釜の中心付近の温度を3点以上（煮物の場合は1点以上）測定する．

②複数回同一の作業を繰り返す場合にも，同様に点検・記録を行う．

別添3　調理後の食品の温度管理に係る記録の取り方について

（調理終了後提供まで30分以上を要する場合）

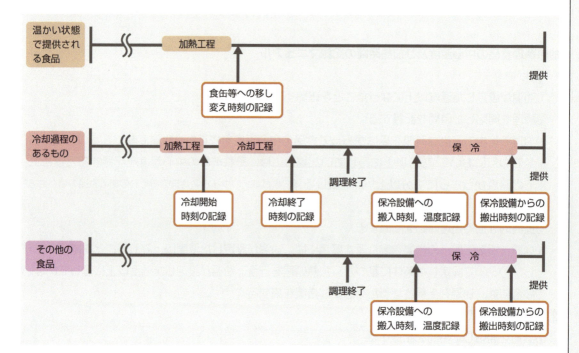

別紙

調理施設の点検表

平成　年　月　日

責任者　衛生管理者

1. 毎日点検

	点検項目	点検結果
1	施設へのねずみや昆虫の侵入を防止するための設備に不備はありませんか。	
2	施設の清掃は、全ての食品が調理場内から完全に搬出された後、適切に実施されましたか。（床面、内壁のうち床面から1m以内の部分及び手指の触れる場所）	
3	施設に部外者が入ったり、調理作業に不必要な物品が置かれていませんか。	
4	施設は十分な換気が行われ、高温多湿が避けられていますか。	
5	手洗い設備の石けん、爪ブラシ、ペーパータオル、殺菌液は適切ですか。	

2. 1カ月ごとの点検

	点検項目	点検結果
1	巡回点検の結果、ねずみや昆虫の発生はありませんか。	
2	ねずみや昆虫の駆除は半年以内に実施され、その記録が1年以上保存されていますか。	
3	汚染作業区域と非汚染作業区域が明確に区別されていますか。	
4	各作業区域の入り口手前に手洗い設備、履き物の消毒設備（履き物の交換が困難な場合に限る。）が設置されていますか。	
5	シンクは用途別に相互汚染しないように設置されていますか。加熱調理用食材、非加熱調理用食材、器具の洗浄等を行うシンクは別に設置されていますか。	
6	シンク等の排水口は排水が飛散しない構造になっていますか。	
7	全ての移動性の器具、容器等を衛生的に保管するための設備が設けられていますか。	
8	便所には、専用の手洗い設備、専用の履き物が備えられていますか。	
9	施設の清掃は、全ての食品が調理場内から完全に排出された後、適切に実施されましたか。（天井、内壁のうち床面から1m以上の部分）	

3. 3カ月ごとの点検

	点検項目	点検結果
1	施設は隔壁等により、不潔な場所から完全に区別されていますか。	
2	施設の床面は排水が容易に行える構造になっていますか。	
3	便所、休憩室及び更衣室は、隔壁により食品を取り扱う場所と区分されていますか。	

〈改善を行った点〉

〈計画的に改善すべき点〉

従事者等の衛生管理点検表

平成　年　月　日

責任者　衛生管理者

氏名	下痢	嘔吐	発熱等	化膿創	服装	帽子	毛髪	履物	爪	指輪等	手洗い

	点検項目	点検結果
1	健康診断、検便検査の結果に異常はありませんか。	
2	下痢、嘔吐、発熱などの症状はありませんか。	
3	手指や顔面に化膿創がありませんか。	
4	着用する外衣、帽子は毎日専用で清潔のものに交換されていますか。	
5	毛髪が帽子から出ていませんか。	
6	作業場専用の履物を使っていますか。	
7	爪は短く切っていますか。	
8	指輪やマニキュアをしていませんか。	
9	手洗いを適切な時期に適切な方法で行っていますか。	
10	下処理から調理場への移動の際には外衣、履き物の交換（履き物の交換が困難な場合には、履物の消毒）が行われていますか。	
11	便所には、調理作業時に着用する外衣、帽子、履き物のまま入らないようにしていますか。	
12	調理、点検に従事しない者が、やむを得ず、調理施設に立ち入る場合には、専用の清潔な帽子、外衣及び履き物を着用させ、手洗い及び手指の消毒を行わせましたか。	立ち入った者

〈改善を行った点〉

〈計画的に改善すべき点〉

原材料の取扱い等点検表

平成　年　月　日
責任者　衛生管理者

① 原材料の取扱い（毎日点検）

	点 検 項 目	点検結果
1	原材料の納入に際しては調理従事者等が立ち会いましたか。検収場で原材料の品質、鮮度、品温、異物の混入等について点検を行いましたか。	
2	原材料の納入に際し、生鮮食品については、1回で使い切る量を調理当日に仕入れましたか。	
3	原材料は分類ごとに区分して、原材料専用の保管場に保管設備を設け、適切な温度で保管されていますか。また、保管設備内での原材料の相互汚染が防がれていますか。	
4	原材料の納入時の時刻及び温度の記録がされていますか。	
5	原材料を配送用包装のまま非汚染作業区域に持ち込んでいませんか。	

② 原材料の取扱い（月1回点検）

	点 検 項 目	点検結果
	原材料について納入業者が定期的に実施する検査結果の提出が最近1か月以内にありましたか。検査結果は1年間保管されていますか。	

③ 検食の保存

	点 検 項 目	点検結果
	検食は、原材料（購入した状態のもの）及び調理済み食品を食品ごとに50g程度ずつ清潔な容器に密封して入れ、−20℃以下で2週間以上保存されていますか。	

〈改善を行った点〉

〈計画的に改善すべき点〉

検収の記録簿

平成　年　月　日
責任者　衛生管理者

納品の時刻	納入業者名	品目名	生産地	期限表示	数量	鮮度	包装	品温	異物
:									
:									
:									
:									
:									

〈進言事項〉

調理器具等及び使用水の点検表

平成　年　月　日

責任者　　衛生管理者

① 調理器具、容器等の点検表

	点 検 項 目	点検結果
1	包丁、まな板等の調理器具は用途別及び食品別に用意し、混同しないように使用されていますか。	
2	調理器具、容器等は作業動線を考慮し、予め適切な場所に適切な数が配置されていますか。	
3	調理器具、容器等は使用後（必要に応じて使用中）に洗浄・殺菌し、乾燥されていますか。	
4	調理場内における器具、容器等の洗浄・殺菌は、全ての食品が調理場から搬出された後、行っていますか。（使用中等やむをえない場合は、洗浄水等が飛散しないよう行うこと。）	
5	調理機械は、最低１日１回以上、分解して洗浄・消毒し、乾燥されていますか。	
6	全ての調理器具、容器等は衛生的に保管されていますか。	

② 使用水の点検表

採取場所	採取時期	色	濁り	臭い	異物	残留塩素濃度
						mg/ℓ
						mg/ℓ
						mg/ℓ

③ 井戸水、貯水槽の点検表（月１回点検）

	点 検 項 目	点検結果
1	水道事業により供給される水以外の井戸水等の水を使用している場合には、半年以内に水質検査が実施されていますか。 検査結果は１年間保管されていますか。	
2	貯水槽は清潔を保持するため、１年以内に清掃が実施されていますか。 清掃した証明書は１年間保管されていますか。	

〈改善を行った点〉

〈計画的に改善すべき点〉

調理等における点検表

平成　年　月　日

責任者　　衛生管理者

① 下処理・調理中の取扱い

	点 検 項 目	点検結果
1	非汚染作業区域内に汚染を持ち込まないよう、下処理を確実に実施していますか。	
2	冷凍又は冷蔵設備から出した原材料は速やかに下処理を行い、調理に移行させていますか。調理に移行しない食品は冷蔵設備に保管されていますか。	
3	非加熱で供される食品は下処理後速やかに調理に移行していますか。	
4	野菜及び果物を加熱せずに供する場合には、適切な洗浄（必要に応じて殺菌）を実施していますか。	
5	加熱調理食品は中心部が十分（75℃で１分間以上（二枚貝等ノロウイルス汚染のおそれのある食品の場合は85～90℃で90秒間以上）等）加熱されていますか。	
6	食品及び移動性の調理器具並びに容器の取扱いは床面から60cm以上の場所で行われていますか。（ただし、跳ね水等からの直接汚染が防止できる食缶等で食品を取り扱う場合には、30cm以上の台で行うこと。）	
7	加熱調理後の食品の冷却、非加熱調理食品の下処理後における調理場での一時保管等は清潔な場所で行われていますか。	
8	加熱調理後の食品と同様の衛生管理を行い、トッピングする非加熱調理食品は、直接喫食する非加熱調理食品と同様の衛生管理を行い、トッピングする時期は提供までの時間が極力短くなるようにしていますか。	

② 調理後の取扱い

	点 検 項 目	点検結果
1	加熱調理後、食品を冷却する場合には、速やかに中心温度を下げる工夫がされていますか。	
2	調理後の食品は、他からの二次汚染を防止するため、衛生的な容器にふたをして保存していますか。	
3	調理後の食品が適切に温度管理（冷却過程の温度管理を含む。）を行い、必要な時刻及び温度が記録されていますか。	
4	配送過程があるものは保冷又は保温設備のある運搬車を用いるなどにより、適切な温度管理を行い、必要な時間及び温度が記録されていますか。	
5	調理後の食品は２時間以内に喫食されていますか。	

③ 廃棄物の取扱い

	点 検 項 目	点検結果
1	廃棄物容器は、汚臭、汚液がもれないように管理するとともに、作業終了後は速やかに清掃し、衛生上支障のないように保持されていますか。	
2	返却された残渣は、非汚染作業区域に持ち込まれていませんか。	
3	廃棄物は、適宜集積場に搬出し、作業場に放置されていませんか。	
4	廃棄物集積場は、廃棄物の搬出後清掃するなど、周囲の環境に悪影響を及ぼさないよう管理されていますか。	

〈改善を行った点〉

〈計画的に改善すべき点〉

食品保管時の記録簿

平成　年　月　日

責任者　／　衛生管理者

① 原材料保管時

品目名	搬入時刻	搬入時設備内（室内）温度

② 調理終了後30分以内に提供される食品

品目名	調理終了時刻

③ 調理終了後30分以上に提供される食品

ア 温かい状態で提供される食品

品目名	食缶等への移し替え時刻

イ 加熱後冷却する食品

品目名	冷却開始時刻	冷却終了時刻	保冷設備への搬入時刻	保冷設備内温度	保冷設備からの搬出時刻

ウ その他の食品

品目名	保冷設備への搬入時刻	保冷設備内温度	保冷設備からの搬出時刻

〈進言事項〉

食品の加熱加工の記録簿

平成　年　月　日

責任者　／　衛生管理者

品目名（揚げ物）	No.1		No.2(No.1で設定した条件に基づき実施)
①油温		℃	℃
②調理開始時刻			No.3(No.1で設定した条件に基づき実施)
③確認時の中心温度	サンプル A	℃	油温　　　　　　　　　　℃
	B	℃	No.4(No.1で設定した条件に基づき実施)
	C	℃	油温　　　　　　　　　　℃
④③確認後の加熱時間			No.5(No.1で設定した条件に基づき実施)
⑤全加熱処理時間			油温　　　　　　　　　　℃

品目名（焼き物、蒸し物）	No.1		No.2(No.1で設定した条件に基づき実施)
①調理開始時刻			確認時の中心温度　　　　℃
②確認時の中心温度	サンプル A	℃	No.3(No.1で設定した条件に基づき実施)
	B	℃	確認時の中心温度　　　　℃
	C	℃	No.4(No.1で設定した条件に基づき実施)
③②確認後の加熱時間			確認時の中心温度　　　　℃
④全加熱処理時間			

品目名（煮物）	No.1		No.2
①確認時の中心温度	サンプル A	℃	①確認時の中心温度　　℃
	B	℃	
	C	℃	
②①確認後の加熱時間			②①確認後の加熱時間

品目名（炒め物）			
①確認時の中心温度	サンプル A	℃	①確認時の中心温度　　℃
	B	℃	
	C	℃	
②①確認後の加熱時間			②①確認後の加熱時間

〈改善を行った点〉

〈計画的に改善すべき点〉

配送先記録簿

平成　年　月　日

責任者	記録者

出発時刻 □ → 帰り時刻 □

保冷設備への搬入時刻（　：　）
保冷設備内温度　（　　）

配送先	配送先所在地	品目名	数量	配送時刻
				：
				：
				：
				：
				：
				：
				：
				：

〈進言事項〉

付録2 日本人の食事摂取基準（2025年版）

使用期間：2025（令和7）年度から2029（令和11）年度の5年間

策定の目的

食事摂取基準は，健康増進法第16条の2に基づき厚生労働大臣が定めるものとして，国民の健康の保持・増進，生活習慣病の発症予防を目的として，食事によるエネルギー及び各栄養素の摂取量について，「食事による栄養摂取量の基準」（平成27年厚生労働省告示第199号）として示すものである．

策定方針

令和6年度から開始した健康日本21（第三次）では，その方針として，生活習慣の改善，主要な生活習慣病の発症予防・重症化予防の徹底を図るとともに，社会生活を営むために必要な機能の維持・向上等の観点も踏まえた取組を推進することが掲げられている（付図1）．今回の食事摂取基準は，こうした健康・栄養政策の動向を踏まえた内容としており，この一環として，「生活習慣病及び生活機能の維持・向上に係る疾患等とエネルギー・栄養素との関連」の節では，生活機能の維持・向上の観点から，生活習慣病に加えて，新たに骨粗鬆症とエネルギー・栄養素との関連も整理した．

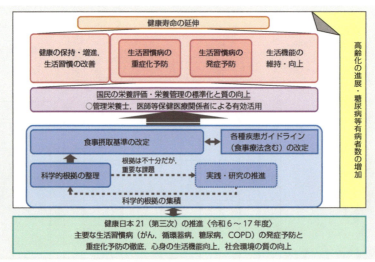

付図1　日本人の食事摂取基準（2025年版）策定の方向性

策定の基本的事項

1. エネルギーの指標と概要

エネルギーについては，エネルギーの摂取量及び消費量のバランス（エネルギー収支バランス）の維持を示す指標として，BMIを用いた．このため，成人における観察疫学研究において報告された総死亡率及び身体機能障

付表1　目標とするBMIの範囲（18歳以上）[*1,2]

年齢（歳）	目標とするBMI（kg/m²）
18〜49	18.5〜24.9
50〜64	20.0〜24.9
65〜74 [*3]	21.5〜24.9
75以上 [*3]	21.5〜24.9

*1　男女共通．あくまでも参考として使用すべきである．
*2　上限は総死亡率の低減に加え，主な生活習慣病の有病率，医療費，高齢者及び労働者の身体機能低下との関連を考慮して定めた．
*3　総死亡率をできるだけ低く抑えるためには下限は20.0から21.0付近となるが，その他の考慮すべき健康障害等を勘案して21.5とした．

害の発生が最も低かったBMIの範囲，日本人のBMIの実態などを総合的に検証し，目標とするBMIの範囲を提示した．なお，BMIは，健康の保持・増進，生活習慣病の発症予防，さらには，加齢によるフレイルや身体機能障害を回避するための複数ある要素のうちの1つとして扱うことに留めるべきである．

付表2　体重1kg当たりの推定エネルギー必要量（kcal/kg/日）

性別	男性			女性		
身体活動レベル*1	低い	ふつう	高い	低い	ふつう	高い
1～2（歳）	―	82.4	―	―	80.6	―
3～5（歳）	―	79.5	―	―	75.7	―
6～7（歳）	59.8	68.7	77.5	56.6	64.9	73.3
8～9（歳）	57.1	65.3	73.4	53.6	61.3	68.9
10～11（歳）	54.2	61.7	69.2	50.5	57.4	64.4
12～14（歳）	46.5	52.7	58.9	44.4	50.3	56.2
15～17（歳）	41.9	47.3	52.7	39.2	44.3	49.3
18～29（歳）	35.6	41.5	47.4	33.2	38.7	44.2
30～49（歳）	33.8	39.4	45.0	32.9	38.3	43.8
50～64（歳）	32.7	38.2	43.6	31.1	36.2	41.4
65～74（歳）	32.4	36.7	41.0	31.1	35.2	39.3
75以上（歳）*2	30.1	36.6	―	29.0	35.2	―

*1 身体活動レベルは，「低い」，「ふつう」，「高い」の3つのカテゴリーとした．　*2 「ふつう」は自立している者，「低い」は自宅にいてほとんど外出しない者に相当する．「低い」は高齢者施設で自立に近い状態で過ごしている者にも適用できる値である．注：理論的には，参照体重よりも体重が少ない個人又は集団では推定エネルギー必要量はこれよりも多く，参照体重よりも体重が多い個人又は集団ではこれよりも少ないことに注意すること．

付表3　推定エネルギー必要量（kcal/日）

性別	男性			女性		
身体活動レベル*1	低い	ふつう	高い	低い	ふつう	高い
0～5（月）	―	550	―	―	500	―
6～8（月）	―	650	―	―	600	―
9～11（月）	―	700	―	―	650	―
1～2（歳）	―	950	―	―	900	―
3～5（歳）	―	1,300	―	―	1,250	―
6～7（歳）	1,350	1,550	1,750	1,250	1,450	1,650
8～9（歳）	1,600	1,850	2,100	1,500	1,700	1,900
10～11（歳）	1,950	2,250	2,500	1,850	2,100	2,350
12～14（歳）	2,300	2,600	2,900	2,150	2,400	2,700
15～17（歳）	2,500	2,850	3,150	2,050	2,300	2,550
18～29（歳）	2,250	2,600	3,000	1,700	1,950	2,250
30～49（歳）	2,350	2,750	3,150	1,750	2,050	2,350
50～64（歳）	2,250	2,650	3,000	1,700	1,950	2,250
65～74（歳）	2,100	2,350	2,650	1,650	1,850	2,050
75以上（歳）*2	1,850	2,250	―	1,450	1,750	―
妊婦（付加量）*3　初期				+50	+50	+50
中期				+250	+250	+250
後期				+450	+450	+450
授乳婦（付加量）				+350	+350	+350

*1 身体活動レベルは，低い，ふつう，高いの3つのレベルとした．　*2 「ふつう」は自立している者，「低い」は自宅にいてほとんど外出しない者に相当する．「低い」は高齢者施設で自立に近い状態で過ごしている者にも適用できる値である．　*3 妊婦個々の体格や妊娠中の体重増加量及び胎児の発育状況の評価を行うことが必要である．注1：活用に当たっては，食事評価，体重及びBMIの把握を行い，エネルギーの過不足は体重の変化又はBMIを用いて評価すること．注2：身体活動レベル「低い」に該当する場合，少ないエネルギー消費量に見合った少ないエネルギー摂取量を維持することになるため，健康の保持・増進の観点からは，身体活動量を増加させる必要がある．

2. 栄養素の指標の目的と種類（付表4）

付表4　栄養素の指標の目的と種類

目　的	指　標
摂取不足の回避	推定平均必要量，推奨量　＊これらを推定できない場合の代替指標：目安量
過剰摂取による健康障害の回避	耐用上限量
生活習慣病の発症予防	目標量

＊十分な科学的根拠がある栄養素については，上記の指標とは別に，生活習慣病の重症化予防及びフレイル予防を目的とした量を設定．

3. 対象とする個人及び集団の範囲

　　食事摂取基準の対象は，健康な個人及び健康な者を中心として構成されている集団とし，生活習慣病等に関する危険因子を有していたり，また，高齢者においてはフレイル＊に関する危険因子を有していたりしても，おおむね自立した日常生活を営んでいる者及びこのような者を中心として構成されている集団は含むものとする．疾患を有していたり，疾患に関する高いリスクを有していたりする個人及び集団に対して治療を目的とする場合は，食事摂取基準におけるエネルギー及び栄養素の摂取に関する基本的な考え方を必ず理解した上で，その疾患に関連する治療ガイドライン等の栄養管理指針を用いることになる．

＊フレイルについては，健常状態と要介護状態の中間的な段階に位置づける考え方を採用する．

4. 年齢区分（付表5）

付表5　年齢区分

| 0〜 5（月）＊ | 1〜2（歳） | 6〜7（歳） | 10〜11（歳） | 15〜17（歳） | 30〜49（歳） | 65〜74（歳） |
| 6〜11（月）＊ | 3〜5（歳） | 8〜9（歳） | 12〜14（歳） | 18〜29（歳） | 50〜64（歳） | 75以上（歳） |

＊エネルギー及びたんぱく質については，「0〜5か月」，「6〜8か月」，「9〜11か月」の3区分で表した．

5. 参照体位（身長・体重）

　　性及び年齢に応じ，日本人として平均的な体位を持った者を想定し，健全な発育及び健康の保持・増進，生活習慣病の予防を考える上での参照値として提示した（付表5）．

付表6　参照体位（参照身長，参照体重）＊1

性　別	男　性		女　性＊2	
年齢等	参照身長（cm）	参照体重（kg）	参照身長（cm）	参照体重（kg）
0〜 5（月）	61.5	6.3	60.1	5.9
6〜11（月）	71.6	8.8	70.2	8.1
6〜 8（月）	69.8	8.4	68.3	7.8
9〜11（月）	73.2	9.1	71.9	8.4
1〜 2（歳）	85.8	11.5	84.6	11.0
3〜 5（歳）	103.6	16.5	103.2	16.1
6〜 7（歳）	119.5	22.2	118.3	21.9
8〜 9（歳）	130.4	28.0	130.4	27.4
10〜11（歳）	142.0	35.6	144.0	36.3
12〜14（歳）	160.5	49.0	155.1	47.5
15〜17（歳）	170.1	59.7	157.7	51.9
18〜29（歳）	172.0	63.0	158.0	51.0
30〜49（歳）	171.8	70.0	158.5	53.3
50〜64（歳）	169.7	69.1	156.4	54.0
65〜74（歳）	165.3	64.4	152.2	52.6
75以上（歳）	162.0	61.0	148.3	49.3
18以上（歳）＊3	（男女計）参照身長 161.0cm，参照体重 58.6kg			

＊1　0〜17歳は，日本小児内分泌学会・日本成長学会合同標準値委員会による小児の体格評価に用いる身長，体重の標準値を基に，年齢区分に応じて，当該月齢及び年齢区分の中央時点における中央値を引用した．ただし，公表数値が年齢区分と合致しない場合は，同様の方法で算出した値を用いた．18歳以上は，平成30・令和元年国民健康・栄養調査の2か年における当該の性及び年齢区分における身長・体重の中央値を用いた．

＊2　妊婦，授乳婦を除く．

＊3　18歳以上成人，男女合わせた参照身長及び参照体重として，平成30・令和元年の2か年分の人口推計を用い，「地域ブロック・性・年齢階級別人口÷地域ブロック・性・年齢階級別 国民健康・栄養調査解析対象者数」で重み付けをして，地域ブロック・性・年齢区分を調整した身長・体重の中央値を算出した．

食事摂取基準

基準を策定した栄養素と指標[1]（1歳以上）

栄養素		推定平均必要量 (EAR)	推奨量 (RDA)	目安量 (AI)	耐容上限量 (UL)	目標量 (DG)
たんぱく質[2]		○b	○b	―	―	○[3]
脂質	脂質	―	―	―	―	○[3]
	飽和脂肪酸[4]	―	―	―	―	○[3]
	n-6系脂肪酸	―	―	○	―	―
	n-3系脂肪酸	―	―	○	―	―
	コレステロール[5]	―	―	―	―	―
炭水化物	炭水化物	―	―	―	―	○[3]
	食物繊維	―	―	―	―	○
	糖類	―	―	―	―	―
エネルギー産生栄養素バランス[2]		―	―	―	―	○[3]
ビタミン 脂溶性	ビタミンA	○a	○a	―	○	―
	ビタミンD[2]	―	―	○	○	―
	ビタミンE	―	―	○	○	―
	ビタミンK	―	―	○	―	―
水溶性	ビタミンB_1	○a	○a	―	―	―
	ビタミンB_2	○c	○c	―	―	―
	ナイアシン	○a	○a	―	○	―
	ビタミンB_6	○b	○b	―	○	―
	ビタミンB_{12}	―	―	○	―	―
	葉酸	○a	○a	―	○[7]	―
	パントテン酸	―	―	○	―	―
	ビオチン	―	―	○	―	―
	ビタミンC	○b	○b	―	―	―
ミネラル 多量	ナトリウム[6]	○a	―	―	―	○
	カリウム	―	―	○	―	○
	カルシウム	○b	○b	―	○	―
	マグネシウム	○b	○b	―	○[7]	―
	リン	―	―	○	○	―
微量	鉄	○a	○a	―	○	―
	亜鉛	○b	○b	―	○	―
	銅	○b	○b	―	○	―
	マンガン	―	―	○	○	―
	ヨウ素	○b	○b	―	○	―
	セレン	○a	○a	―	○	―
	クロム	―	―	○	○	―
	モリブデン	○b	○b	―	○	―

1 一部の年齢区分についてのみ設定した場合も含む． 2 フレイル予防を図る上での留意事項を表の脚注として記載． 3 総エネルギー摂取量に占めるべき割合（％エネルギー）． 4 脂質異常症の重症化予防を目的としたコレステロールの量と，トランス脂肪酸の摂取に関する参考情報を表の脚注として記載． 5 脂質異常症の重症化予防を目的とした量を飽和脂肪酸の表の脚注に記載． 6 高血圧及び慢性腎臓病（CKD）の重症化予防を目的とした量を表の脚注として記載． 7 通常の食品以外の食品からの摂取について定めた．
a 集団内の半数の者に不足又は欠乏の症状が現れ得る摂取量をもって推定平均必要量とした栄養素． b 集団内の半数の者で体内量が維持される摂取量をもって推定平均必要量とした栄養素． c 集団内の半数の者で体内量が飽和している摂取量をもって推定平均必要量とした栄養素．

たんぱく質の食事摂取基準 （推定平均必要量，推奨量，目安量：g／日，目標量：％エネルギー）

性別	男性				女性			
年齢等	推定平均必要量	推奨量	目安量	目標量[1]	推定平均必要量	推奨量	目安量	目標量[1]
0～ 5（月）	―	―	10	―	―	―	10	―
6～ 8（月）	―	―	15	―	―	―	15	―
9～11（月）	―	―	25	―	―	―	25	―
1～ 2（歳）	15	20	―	13～20	15	20	―	13～20
3～ 5（歳）	20	25	―	13～20	20	25	―	13～20
6～ 7（歳）	25	30	―	13～20	25	30	―	13～20
8～ 9（歳）	30	40	―	13～20	30	40	―	13～20
10～11（歳）	40	45	―	13～20	40	50	―	13～20
12～14（歳）	50	60	―	13～20	45	55	―	13～20
15～17（歳）	50	65	―	13～20	45	55	―	13～20
18～29（歳）	50	65	―	13～20	40	50	―	13～20
30～49（歳）	50	65	―	13～20	40	50	―	13～20
50～64（歳）	50	65	―	14～20	40	50	―	14～20
65～74（歳）[2]	50	60	―	15～20	40	50	―	15～20
75以上（歳）[2]	50	60	―	15～20	40	50	―	15～20
妊婦（付加量）初期					+0	+0	―	―[3]
中期					+5	+5	―	―[3]
後期					+20	+25	―	―[4]
授乳婦（付加量）					+15	+20	―	―[4]

1 範囲に関しては，おおむねの値を示したものであり，弾力的に運用すること． 2 65歳以上の高齢者について，フレイル予防を目的とした量を定めることは難しいが，身長・体重が参照体位に比べて小さい者や，特に75歳以上であって加齢に伴い身体活動量が大きく低下した者など，必要エネルギー摂取量が低い者では，下限が推奨量を下回る場合があり得る．この場合でも，下限は推奨量以上とすることが望ましい． 3 妊婦（初期・中期）の目標量は，13～20％エネルギーとした． 4 妊婦（後期）及び授乳婦の目標量は，15～20％エネルギーとした．

脂質の食事摂取基準 （％エネルギー）

性別	男性		女性	
年齢等	目安量	目標量[1]	目安量	目標量[1]
0～ 5（月）	50	―	50	―
6～11（月）	40	―	40	―
1～ 2（歳）	―	20～30	―	20～30
3～ 5（歳）	―	20～30	―	20～30
6～ 7（歳）	―	20～30	―	20～30
8～ 9（歳）	―	20～30	―	20～30
10～11（歳）	―	20～30	―	20～30
12～14（歳）	―	20～30	―	20～30
15～17（歳）	―	20～30	―	20～30
18～29（歳）	―	20～30	―	20～30
30～49（歳）	―	20～30	―	20～30
50～64（歳）	―	20～30	―	20～30
65～74（歳）	―	20～30	―	20～30
75以上（歳）	―	20～30	―	20～30
妊婦			―	20～30
授乳婦			―	20～30

1 範囲に関しては，おおむねの値を示したものである．

飽和脂肪酸の食事摂取基準 （％エネルギー）[1,2]

性別	男性	女性
年齢等	目標量	目標量
0～ 5（月）	―	―
6～11（月）	―	―
1～ 2（歳）	―	―
3～ 5（歳）	10以下	10以下
6～ 7（歳）	10以下	10以下
8～ 9（歳）	10以下	10以下
10～11（歳）	10以下	10以下
12～14（歳）	10以下	10以下
15～17（歳）	9以下	9以下
18～29（歳）	7以下	7以下
30～49（歳）	7以下	7以下
50～64（歳）	7以下	7以下
65～74（歳）	7以下	7以下
75以上（歳）	7以下	7以下
妊婦		7以下
授乳婦		7以下

1 飽和脂肪酸と同じく，脂質異常症及び循環器疾患に関与する栄養素としてコレステロールがある．コレステロールに目標量は設定しないが，これは許容される摂取量に上限が存在しないことを保証するものではない．また，脂質異常症の重症化予防の目的からは，200 mg/日未満に留めることが望ましい． 2 飽和脂肪酸と同じく，冠動脈疾患に関与する栄養素としてトランス脂肪酸がある．日本人の大多数は，トランス脂肪酸に関する世界保健機関（WHO）の目標（1％エネルギー未満）を下回っており，トランス脂肪酸の摂取による健康への影響は，飽和脂肪酸の摂取によるものと比べて小さいと考えられる．ただし，脂質に偏った食事をしている者では，留意する必要がある．トランス脂肪酸は人体にとって不可欠な栄養素ではなく，健康の保持・増進を図る上で積極的な摂取は勧められないことから，その摂取は1％エネルギー未満に留めることが望ましく，1％エネルギー未満でもできるだけ低く留めることが望ましい．

n-6系脂肪酸の食事摂取基準 (g/日)

性別	男性	女性
年齢等	目安量	目安量
0～5(月)	4	4
6～11(月)	4	4
1～2(歳)	4	4
3～5(歳)	6	6
6～7(歳)	8	7
8～9(歳)	8	8
10～11(歳)	9	9
12～14(歳)	11	11
15～17(歳)	13	11
18～29(歳)	12	9
30～49(歳)	11	9
50～64(歳)	11	9
65～74(歳)	10	9
75以上(歳)	9	8
妊婦		9
授乳婦		9

n-3系脂肪酸の食事摂取基準 (g/日)

性別	男性	女性
年齢等	目安量	目安量
0～5(月)	0.9	0.9
6～11(月)	0.8	0.8
1～2(歳)	0.7	0.7
3～5(歳)	1.2	1.0
6～7(歳)	1.4	1.2
8～9(歳)	1.5	1.4
10～11(歳)	1.7	1.7
12～14(歳)	2.2	1.7
15～17(歳)	2.2	1.7
18～29(歳)	2.2	1.7
30～49(歳)	2.2	1.7
50～64(歳)	2.3	1.9
65～74(歳)	2.3	2.0
75以上(歳)	2.3	2.0
妊婦		1.7
授乳婦		1.7

炭水化物の食事摂取基準 (%エネルギー)

性別	男性	女性
年齢等	目標量[1,2]	目標量[1,2]
0～5(月)	—	—
6～11(月)	—	—
1～2(歳)	50～65	50～65
3～5(歳)	50～65	50～65
6～7(歳)	50～65	50～65
8～9(歳)	50～65	50～65
10～11(歳)	50～65	50～65
12～14(歳)	50～65	50～65
15～17(歳)	50～65	50～65
18～29(歳)	50～65	50～65
30～49(歳)	50～65	50～65
50～64(歳)	50～65	50～65
65～74(歳)	50～65	50～65
75以上(歳)	50～65	50～65
妊婦		50～65
授乳婦		50～65

1 範囲に関しては,おおむねの値を示したものである.
2 エネルギー計算上,アルコールを含む.ただし,アルコールの摂取を勧めるものではない.

食物繊維の食事摂取基準 (g/日)

性別	男性	女性
年齢等	目標量	目標量
0～5(月)	—	—
6～11(月)	—	—
1～2(歳)	—	—
3～5(歳)	8以上	8以上
6～7(歳)	10以上	9以上
8～9(歳)	11以上	11以上
10～11(歳)	13以上	13以上
12～14(歳)	17以上	16以上
15～17(歳)	19以上	18以上
18～29(歳)	20以上	18以上
30～49(歳)	22以上	18以上
50～64(歳)	22以上	18以上
65～74(歳)	21以上	18以上
75以上(歳)	20以上	17以上
妊婦		18以上
授乳婦		18以上

エネルギー産生栄養素バランス (%エネルギー)

性別	男性				女性			
	目標量[1,2]				目標量[1,2]			
年齢等	たんぱく質[3]	脂質[4]	飽和脂肪酸	炭水化物[5,6]	たんぱく質[3]	脂質[4]	飽和脂肪酸	炭水化物[5,6]
		脂質				脂質		
0〜11(月)	—	—	—	—	—	—	—	—
1〜 2(歳)	13〜20	20〜30	—	50〜65	13〜20	20〜30	—	50〜65
3〜 5(歳)	13〜20	20〜30	10以下	50〜65	13〜20	20〜30	10以下	50〜65
6〜 7(歳)	13〜20	20〜30	10以下	50〜65	13〜20	20〜30	10以下	50〜65
8〜 9(歳)	13〜20	20〜30	10以下	50〜65	13〜20	20〜30	10以下	50〜65
10〜11(歳)	13〜20	20〜30	10以下	50〜65	13〜20	20〜30	10以下	50〜65
12〜14(歳)	13〜20	20〜30	10以下	50〜65	13〜20	20〜30	10以下	50〜65
15〜17(歳)	13〜20	20〜30	9以下	50〜65	13〜20	20〜30	9以下	50〜65
18〜29(歳)	13〜20	20〜30	7以下	50〜65	13〜20	20〜30	7以下	50〜65
30〜49(歳)	13〜20	20〜30	7以下	50〜65	13〜20	20〜30	7以下	50〜65
50〜64(歳)	14〜20	20〜30	7以下	50〜65	14〜20	20〜30	7以下	50〜65
65〜74(歳)	15〜20	20〜30	7以下	50〜65	15〜20	20〜30	7以下	50〜65
75以上(歳)	15〜20	20〜30	7以下	50〜65	15〜20	20〜30	7以下	50〜65
妊婦 初期					13〜20	20〜30	7以下	50〜65
中期					13〜20			
後期					15〜20			
授乳婦					15〜20			

1 必要なエネルギー量を確保した上でのバランスとすること. 2 範囲に関しては, おおむねの値を示したものであり, 弾力的に運用すること. 3 65歳以上の高齢者について, フレイル予防を目的とした量を定めることは難しいが, 身長・体重が参照体位に比べて小さい者や, 特に75歳以上であって加齢に伴い身体活動量が大きく低下した者など, 必要エネルギー摂取量が低い者では, 下限が推奨量を下回る場合があり得る. この場合でも, 下限は推奨量以上とすることが望ましい. 4 脂質については, その構成成分である飽和脂肪酸など, 質への配慮を十分に行う必要がある. 5 アルコールを含む. ただし, アルコールの摂取を勧めるものではない. 6 食物繊維の目標量を十分に注意すること.

ビタミンAの食事摂取基準 (μgRAE/日)[1]

性別	男性				女性			
年齢等	推定平均必要量[2]	推奨量[2]	目安量[3]	耐容上限量[3]	推定平均必要量[2]	推奨量[2]	目安量[3]	耐容上限量[3]
0〜 5(月)	—	—	300	600	—	—	300	600
6〜11(月)	—	—	400	600	—	—	400	600
1〜 2(歳)	300	400	—	600	250	350	—	600
3〜 5(歳)	350	500	—	700	350	500	—	700
6〜 7(歳)	350	500	—	950	350	500	—	950
8〜 9(歳)	350	500	—	1,200	350	500	—	1,200
10〜11(歳)	450	600	—	1,500	400	600	—	1,500
12〜14(歳)	550	800	—	2,100	500	700	—	2,100
15〜17(歳)	650	900	—	2,600	500	650	—	2,600
18〜29(歳)	600	850	—	2,700	450	650	—	2,700
30〜49(歳)	650	900	—	2,700	500	700	—	2,700
50〜64(歳)	650	900	—	2,700	500	700	—	2,700
65〜74(歳)	600	850	—	2,700	500	700	—	2,700
75以上(歳)	550	800	—	2,700	450	650	—	2,700
妊婦(付加量) 初期					+0	+0	—	—
中期					+0	+0	—	—
後期					+60	+80	—	—
授乳婦(付加量)					+300	+450	—	—

1 レチノール活性当量(μgRAE)＝レチノール(μg) ＋ β-カロテン(μg) × 1/12 ＋ α-カロテン(μg) × 1/24 ＋ β-クリプトキサンチン(μg) × 1/24 ＋その他のプロビタミンAカロテノイド(μg) × 1/24
2 プロビタミンAカロテノイドを含む.
3 プロビタミンAカロテノイドを含まない.

ビタミンDの食事摂取基準 (μg/日)[1]

性別	男性		女性	
年齢等	目安量	耐容上限量	目安量	耐容上限量
0～5(月)	5.0	25	5.0	25
6～11(月)	5.0	25	5.0	25
1～2(歳)	3.5	25	3.5	25
3～5(歳)	4.5	30	4.5	30
6～7(歳)	5.5	40	5.5	40
8～9(歳)	6.5	40	6.5	40
10～11(歳)	8.0	60	8.0	60
12～14(歳)	9.0	80	9.0	80
15～17(歳)	9.0	90	9.0	90
18～29(歳)	9.0	100	9.0	100
30～49(歳)	9.0	100	9.0	100
50～64(歳)	9.0	100	9.0	100
65～74(歳)	9.0	100	9.0	100
75以上(歳)	9.0	100	9.0	100
妊婦			9.0	―
授乳婦			9.0	―

1 日照により皮膚でビタミンDが産生されることを踏まえ，フレイル予防を図る者はもとより，全年齢区分を通じて，日常生活において可能な範囲内での適度な日光浴を心掛けるとともに，ビタミンDの摂取については，日照時間を考慮に入れることが重要である．

ビタミンEの食事摂取基準 (mg/日)[1]

性別	男性		女性	
年齢等	目安量	耐容上限量	目安量	耐容上限量
0～5(月)	3.0	―	3.0	―
6～11(月)	4.0	―	4.0	―
1～2(歳)	3.0	150	3.0	150
3～5(歳)	4.0	200	4.0	200
6～7(歳)	4.5	300	4.0	300
8～9(歳)	5.0	350	5.0	350
10～11(歳)	5.0	450	5.5	450
12～14(歳)	6.5	650	6.0	600
15～17(歳)	7.0	750	6.0	650
18～29(歳)	6.5	800	5.0	650
30～49(歳)	6.5	800	6.0	700
50～64(歳)	6.5	800	6.0	700
65～74(歳)	7.5	800	7.0	700
75以上(歳)	7.0	800	6.0	650
妊婦			5.5	―
授乳婦			5.5	―

1 α-トコフェロールについて算定した．α-トコフェロール以外のビタミンEは含まない．

ビタミンKの食事摂取基準 (μg/日)

性別	男性	女性
年齢等	目安量	目安量
0～5(月)	4	4
6～11(月)	7	7
1～2(歳)	50	60
3～5(歳)	60	70
6～7(歳)	80	90
8～9(歳)	90	110
10～11(歳)	110	130
12～14(歳)	140	150
15～17(歳)	150	150
18～29(歳)	150	150
30～49(歳)	150	150
50～64(歳)	150	150
65～74(歳)	150	150
75以上(歳)	150	150
妊婦		150
授乳婦		150

ビタミンB₁の食事摂取基準 (mg/日)[1]

性別	男性			女性		
年齢等	推定平均必要量	推奨量	目安量	推定平均必要量	推奨量	目安量
0～5(月)	―	―	0.1	―	―	0.1
6～11(月)	―	―	0.2	―	―	0.2
1～2(歳)	0.3	0.4	―	0.3	0.4	―
3～5(歳)	0.4	0.5	―	0.4	0.5	―
6～7(歳)	0.5	0.7	―	0.4	0.6	―
8～9(歳)	0.6	0.8	―	0.5	0.7	―
10～11(歳)	0.7	0.9	―	0.6	0.9	―
12～14(歳)	0.8	1.1	―	0.7	1.0	―
15～17(歳)	0.9	1.2	―	0.7	1.0	―
18～29(歳)	0.8	1.1	―	0.6	0.8	―
30～49(歳)	0.8	1.2	―	0.6	0.9	―
50～64(歳)	0.8	1.1	―	0.6	0.8	―
65～74(歳)	0.7	1.0	―	0.6	0.8	―
75以上(歳)	0.7	1.0	―	0.5	0.7	―
妊婦(付加量)				+0.1	+0.2	―
授乳婦(付加量)				+0.2	+0.2	―

1 チアミン塩化物塩酸塩（分子量＝337.3）相当量として示した．
2 身体活動レベル「ふつう」の推定エネルギー必要量を用いて算定した．

ビタミンB_2の食事摂取基準 (mg/日)[1]

性別	男性			女性		
年齢等	推定平均必要量	推奨量	目安量	推定平均必要量	推奨量	目安量
0～5(月)	—	—	0.3	—	—	0.3
6～11(月)	—	—	0.4	—	—	0.4
1～2(歳)	0.5	0.6	—	0.5	0.5	—
3～5(歳)	0.7	0.8	—	0.6	0.8	—
6～7(歳)	0.8	0.9	—	0.7	0.9	—
8～9(歳)	0.9	1.1	—	0.9	1.0	—
10～11(歳)	1.1	1.4	—	1.1	1.3	—
12～14(歳)	1.3	1.6	—	1.2	1.4	—
15～17(歳)	1.4	1.7	—	1.2	1.4	—
18～29(歳)	1.3	1.6	—	1.0	1.2	—
30～49(歳)	1.4	1.7	—	1.0	1.2	—
50～64(歳)	1.3	1.6	—	1.0	1.2	—
65～74(歳)	1.2	1.4	—	0.9	1.1	—
75以上(歳)	1.1	1.4	—	0.9	1.1	—
妊婦(付加量)				+0.2	+0.3	—
授乳婦(付加量)				+0.5	+0.6	—

1 身体活動レベル「ふつう」の推定エネルギー必要量を用いて算定した.
特記事項：推定平均必要量は，ビタミンB_2の欠乏症である口唇炎，口角炎，舌炎などの皮膚炎を予防するに足る最小必要量からではなく，尿中にビタミンB_2の排泄量が増大し始める摂取量(体内飽和量)から算定.

ナイアシンの食事摂取基準 (mgNE/日)[1,2]

性別	男性				女性			
年齢等	推定平均必要量	推奨量	目安量	耐容上限量[3]	推定平均必要量	推奨量	目安量	耐容上限量[3]
0～5(月)[4]	—	—	2	—	—	—	2	—
6～11(月)	—	—	3	—	—	—	3	—
1～2(歳)	5	6	—	60(15)	4	5	—	60(15)
3～5(歳)	6	8	—	80(20)	6	7	—	80(20)
6～7(歳)	7	9	—	100(30)	7	8	—	100(30)
8～9(歳)	9	11	—	150(35)	8	10	—	150(35)
10～11(歳)	11	13	—	200(45)	10	12	—	200(45)
12～14(歳)	12	15	—	250(60)	12	14	—	250(60)
15～17(歳)	14	16	—	300(70)	11	13	—	250(65)
18～29(歳)	13	15	—	300(80)	9	11	—	250(65)
30～49(歳)	13	16	—	350(85)	10	12	—	250(65)
50～64(歳)	13	15	—	350(85)	9	11	—	250(65)
65～74(歳)	11	14	—	300(80)	9	11	—	250(65)
75以上(歳)	11	13	—	300(75)	8	10	—	250(60)
妊婦(付加量)					+0	+0	—	—
授乳婦(付加量)					+3	+3	—	—

1 ナイアシン当量(NE)＝ナイアシン＋1/60 トリプトファンで示した.
2 身体活動レベル「ふつう」の推定エネルギー必要量を用いて算定した.
3 ニコチンアミドの重量(mg/日). ( )内はニコチン酸の重量(mg/日).
4 単位はmg/日.

ビタミン B_6 の食事摂取基準（mg/日）[1]

性別	男性				女性			
年齢等	推定平均必要量	推奨量	目安量	耐容上限量[2]	推定平均必要量	推奨量	目安量	耐容上限量[2]
0～5(月)	—	—	0.2	—	—	—	0.2	—
6～11(月)	—	—	0.3	—	—	—	0.3	—
1～2(歳)	0.4	0.5	—	10	0.4	0.5	—	10
3～5(歳)	0.5	0.6	—	15	0.5	0.6	—	15
6～7(歳)	0.6	0.7	—	20	0.6	0.7	—	20
8～9(歳)	0.8	0.9	—	25	0.8	0.9	—	25
10～11(歳)	0.9	1.0	—	30	1.0	1.2	—	30
12～14(歳)	1.2	1.4	—	40	1.1	1.3	—	40
15～17(歳)	1.2	1.5	—	50	1.1	1.3	—	45
18～29(歳)	1.2	1.5	—	55	1.0	1.2	—	45
30～49(歳)	1.2	1.5	—	60	1.0	1.2	—	45
50～64(歳)	1.2	1.5	—	60	1.0	1.2	—	45
65～74(歳)	1.2	1.4	—	55	1.0	1.2	—	45
75以上(歳)	1.2	1.4	—	50	1.0	1.2	—	40
妊婦(付加量)					+0.2	+0.2	—	—
授乳婦(付加量)					+0.3	+0.3	—	—

1 たんぱく質の推奨量を用いて算定した（妊婦・授乳婦の付加量は除く）．
2 ピリドキシン（分子量＝169.2）の重量として示した．

ビタミン B_{12} の食事摂取基準（μg/日）[1]

性別	男性	女性
年齢等	目安量	目安量
0～5(月)	0.4	0.4
6～11(月)	0.9	0.9
1～2(歳)	1.5	1.5
3～5(歳)	1.5	1.5
6～7(歳)	2.0	2.0
8～9(歳)	2.5	2.5
10～11(歳)	3.0	3.0
12～14(歳)	4.0	4.0
15～17(歳)	4.0	4.0
18～29(歳)	4.0	4.0
30～49(歳)	4.0	4.0
50～64(歳)	4.0	4.0
65～74(歳)	4.0	4.0
75以上(歳)	4.0	4.0
妊婦(付加量)		4.0
授乳婦(付加量)		4.0

1 シアノコバラミン（分子量＝1,355.4）相当量として示した．

葉酸の食事摂取基準（μg/日）[1]

性別	男性				女性			
年齢等	推定平均必要量	推奨量	目安量	耐容上限量[2]	推定平均必要量	推奨量	目安量	耐容上限量[2]
0～5(月)	—	—	40	—	—	—	40	—
6～11(月)	—	—	70	—	—	—	70	—
1～2(歳)	70	90	—	200	70	90	—	200
3～5(歳)	80	100	—	300	80	100	—	300
6～7(歳)	110	130	—	400	110	130	—	400
8～9(歳)	130	150	—	500	130	150	—	500
10～11(歳)	150	180	—	700	150	180	—	700
12～14(歳)	190	230	—	900	190	230	—	900
15～17(歳)	200	240	—	900	200	240	—	900
18～29(歳)	200	240	—	900	200	240	—	900
30～49(歳)	200	240	—	1,000	200	240	—	1,000
50～64(歳)	200	240	—	1,000	200	240	—	1,000
65～74(歳)	200	240	—	900	200	240	—	900
75以上(歳)	200	240	—	900	200	240	—	900
妊婦(付加量)[3] 初期					+0	+0	—	—
中期・後期					+200	+240	—	—
授乳婦(付加量)					+80	+100	—	—

1 葉酸（プテロイルモノグルタミン酸，分子量＝441.4）相当量として示した．
2 通常の食品以外の食品に含まれる葉酸（狭義の葉酸）に適用する．
3 妊娠を計画している女性，妊娠の可能性がある女性及び妊娠初期の妊婦は，胎児の神経管閉鎖障害のリスク低減のために，通常の食品以外の食品に含まれる葉酸を400 μg/日摂取することが望まれる．

パントテン酸の食事摂取基準（mg/日）

性別	男性	女性
年齢等	目安量	目安量
0～5(月)	4	4
6～11(月)	3	3
1～2(歳)	3	3
3～5(歳)	4	4
6～7(歳)	5	5
8～9(歳)	6	6
10～11(歳)	6	6
12～14(歳)	7	6
15～17(歳)	7	6
18～29(歳)	6	5
30～49(歳)	6	5
50～64(歳)	6	5
65～74(歳)	6	5
75以上(歳)	6	5
妊婦		5
授乳婦		6

ビオチンの食事摂取基準 (μg/日)

性別	男性	女性
年齢等	目安量	目安量
0〜5(月)	4	4
6〜11(月)	10	10
1〜2(歳)	20	20
3〜5(歳)	20	20
6〜7(歳)	30	30
8〜9(歳)	30	30
10〜11(歳)	40	40
12〜14(歳)	50	50
15〜17(歳)	50	50
18〜29(歳)	50	50
30〜49(歳)	50	50
50〜64(歳)	50	50
65〜74(歳)	50	50
75以上(歳)	50	50
妊婦		50
授乳婦		50

ビタミンCの食事摂取基準 (mg/日)[1]

性別	男性			女性		
年齢等	推定平均必要量	推奨量	目安量	推定平均必要量	推奨量	目安量
0〜5(月)	—	—	40	—	—	40
6〜11(月)	—	—	40	—	—	40
1〜2(歳)	30	35	—	30	35	—
3〜5(歳)	35	40	—	35	40	—
6〜7(歳)	40	50	—	40	50	—
8〜9(歳)	50	60	—	50	60	—
10〜11(歳)	60	70	—	60	70	—
12〜14(歳)	75	90	—	75	90	—
15〜17(歳)	80	100	—	80	100	—
18〜29(歳)	80	100	—	80	100	—
30〜49(歳)	80	100	—	80	100	—
50〜64(歳)	80	100	—	80	100	—
65〜74(歳)	80	100	—	80	100	—
75以上(歳)	80	100	—	80	100	—
妊婦(付加量)				+10	+10	—
授乳婦(付加量)				+40	+45	—

[1] L-アスコルビン酸(分子量=176.1)相当量として示した.
特記事項:推定平均必要量は,ビタミンCの欠乏症である壊血病を予防するに足る最小量からではなく,良好なビタミンCの栄養状態の確実な維持の観点から算定.

ナトリウムの食事摂取基準 (mg/日, ( )は食塩相当量 [g/日])[1]

性別	男性			女性		
年齢等	推定平均必要量	目安量	目標量	推定平均必要量	目安量	目標量
0〜5(月)	—	100(0.3)	—	—	100(0.3)	—
6〜11(月)	—	600(1.5)	—	—	600(1.5)	—
1〜2(歳)	—	—	(3.0未満)	—	—	(3.0未満)
3〜5(歳)	—	—	(3.5未満)	—	—	(3.5未満)
6〜7(歳)	—	—	(4.5未満)	—	—	(4.5未満)
8〜9(歳)	—	—	(5.0未満)	—	—	(5.0未満)
10〜11(歳)	—	—	(6.0未満)	—	—	(6.0未満)
12〜14(歳)	—	—	(7.0未満)	—	—	(6.5未満)
15〜17(歳)	—	—	(7.5未満)	—	—	(6.5未満)
18〜29(歳)	600(1.5)	—	(7.5未満)	600(1.5)	—	(6.5未満)
30〜49(歳)	600(1.5)	—	(7.5未満)	600(1.5)	—	(6.5未満)
50〜64(歳)	600(1.5)	—	(7.5未満)	600(1.5)	—	(6.5未満)
65〜74(歳)	600(1.5)	—	(7.5未満)	600(1.5)	—	(6.5未満)
75以上(歳)	600(1.5)	—	(7.5未満)	600(1.5)	—	(6.5未満)
妊婦				600(1.5)	—	(6.5未満)
授乳婦				600(1.5)	—	(6.5未満)

[1] 高血圧及び慢性腎臓病(CKD)の重症化予防のための食塩相当量の量は,男女とも6.0g/日未満とした.

カリウムの食事摂取基準 (mg/日)

性別	男性		女性	
年齢等	目安量	目標量	目安量	目標量
0〜5(月)	400	—	400	—
6〜11(月)	700	—	700	—
1〜2(歳)	—	—	—	—
3〜5(歳)	1,100	1,600以上	1,000	1,400以上
6〜7(歳)	1,300	1,800以上	1,200	1,600以上
8〜9(歳)	1,600	2,000以上	1,400	1,800以上
10〜11(歳)	1,900	2,200以上	1,800	2,000以上
12〜14(歳)	2,400	2,600以上	2,200	2,400以上
15〜17(歳)	2,800	3,000以上	2,000	2,600以上
18〜29(歳)	2,500	3,000以上	2,000	2,600以上
30〜49(歳)	2,500	3,000以上	2,000	2,600以上
50〜64(歳)	2,500	3,000以上	2,000	2,600以上
65〜74(歳)	2,500	3,000以上	2,000	2,600以上
75以上(歳)	2,500	3,000以上	2,000	2,600以上
妊婦			2,000	2,600以上
授乳婦			2,000	2,600以上

カルシウムの食事摂取基準 (mg/日)

性別	男性				女性			
年齢等	推定平均必要量	推奨量	目安量	耐容上限量	推定平均必要量	推奨量	目安量	耐容上限量
0〜5(月)	—	—	200	—	—	—	200	—
6〜11(月)	—	—	250	—	—	—	250	—
1〜2(歳)	350	450	—	—	350	400	—	—
3〜5(歳)	500	600	—	—	450	550	—	—
6〜7(歳)	500	600	—	—	450	550	—	—
8〜9(歳)	550	650	—	—	600	750	—	—
10〜11(歳)	600	700	—	—	600	750	—	—
12〜14(歳)	850	1,000	—	—	700	800	—	—
15〜17(歳)	650	800	—	—	550	650	—	—
18〜29(歳)	650	800	—	2,500	550	650	—	2,500
30〜49(歳)	650	750	—	2,500	550	650	—	2,500
50〜64(歳)	600	750	—	2,500	550	650	—	2,500
65〜74(歳)	600	750	—	2,500	550	650	—	2,500
75以上(歳)	600	750	—	2,500	500	600	—	2,500
妊婦(付加量)					+0	+0	—	—
授乳婦(付加量)					+0	+0	—	—

マグネシウムの食事摂取基準 (mg/日)

性別	男性				女性			
年齢等	推定平均必要量	推奨量	目安量	耐容上限量[1]	推定平均必要量	推奨量	目安量	耐容上限量[1]
0〜5(月)	—	—	20	—	—	—	20	—
6〜11(月)	—	—	60	—	—	—	60	—
1〜2(歳)	60	70	—	—	60	70	—	—
3〜5(歳)	80	100	—	—	80	100	—	—
6〜7(歳)	110	130	—	—	110	130	—	—
8〜9(歳)	140	170	—	—	140	160	—	—
10〜11(歳)	180	210	—	—	180	220	—	—
12〜14(歳)	250	290	—	—	240	290	—	—
15〜17(歳)	300	360	—	—	260	310	—	—
18〜29(歳)	280	340	—	—	230	280	—	—
30〜49(歳)	320	380	—	—	240	290	—	—
50〜64(歳)	310	370	—	—	240	290	—	—
65〜74(歳)	290	350	—	—	240	280	—	—
75以上(歳)	270	330	—	—	220	270	—	—
妊婦(付加量)					+30	+40	—	—
授乳婦(付加量)					+0	+0	—	—

1 通常の食品以外からの摂取量の耐容上限量は,成人の場合350 mg/日,小児では5 mg/kg体重/日とした.それ以外の通常の食品からの摂取の場合,耐容上限量は設定しない.

リンの食事摂取基準 (mg/日)

性別	男性		女性	
年齢等	目安量	耐容上限量	目安量	耐容上限量
0〜5(月)	120	—	120	—
6〜11(月)	260	—	260	—
1〜2(歳)	600	—	500	—
3〜5(歳)	700	—	700	—
6〜7(歳)	900	—	800	—
8〜9(歳)	1,000	—	900	—
10〜11(歳)	1,100	—	1,000	—
12〜14(歳)	1,200	—	1,100	—
15〜17(歳)	1,200	—	1,000	—
18〜29(歳)	1,000	3,000	800	3,000
30〜49(歳)	1,000	3,000	800	3,000
50〜64(歳)	1,000	3,000	800	3,000
65〜74(歳)	1,000	3,000	800	3,000
75以上(歳)	1,000	3,000	800	3,000
妊婦			800	—
授乳婦			800	—

鉄の食事摂取基準 (mg/日)

性別	男性				女性					
					月経なし		月経あり			
年齢等	推定平均必要量	推奨量	目安量	耐容上限量	推定平均必要量	推奨量	推定平均必要量	推奨量	目安量	耐容上限量
0〜5(月)	—	—	0.5	—	—	—	—	—	0.5	—
6〜11(月)	3.5	4.5	—	—	3.0	4.5	—	—	—	—
1〜2(歳)	3.0	4.0	—	—	3.0	4.0	—	—	—	—
3〜5(歳)	3.5	5.0	—	—	3.5	5.0	—	—	—	—
6〜7(歳)	4.5	6.0	—	—	4.5	6.0	—	—	—	—
8〜9(歳)	5.5	7.5	—	—	6.0	8.0	—	—	—	—
10〜11(歳)	6.5	9.5	—	—	6.5	9.0	8.5	12.5	—	—
12〜14(歳)	7.5	9.0	—	—	6.5	8.0	9.5	12.5	—	—
15〜17(歳)	7.5	9.0	—	—	5.5	6.5	7.5	11.0	—	—
18〜29(歳)	5.5	7.0	—	—	5.0	6.0	7.0	10.0	—	—
30〜49(歳)	6.0	7.5	—	—	5.0	6.0	7.5	10.5	—	—
50〜64(歳)	6.0	7.0	—	—	5.0	6.0	7.5	10.5	—	—
65〜74(歳)	5.5	7.0	—	—	5.0	6.0	—	—	—	—
75以上(歳)	5.5	6.5	—	—	4.5	5.5	—	—	—	—
妊婦(付加量) 初期					+2.0	+2.5	—	—	—	—
中期・後期					+7.0	+8.5	—	—	—	—
授乳婦(付加量)					+1.5	+2.0	—	—	—	—

亜鉛の食事摂取基準 (mg/日)

性別	男性				女性			
年齢等	推定平均必要量	推奨量	目安量	耐容上限量	推定平均必要量	推奨量	目安量	耐容上限量
0～5(月)	—	—	1.5	—	—	—	1.5	—
6～11(月)	—	—	2.0	—	—	—	2.0	—
1～2(歳)	2.5	3.5	—	—	2.0	3.0	—	—
3～5(歳)	3.0	4.0	—	—	2.5	3.5	—	—
6～7(歳)	3.5	5.0	—	—	3.0	4.5	—	—
8～9(歳)	4.0	5.5	—	—	4.0	5.5	—	—
10～11(歳)	5.5	8.0	—	—	5.5	7.5	—	—
12～14(歳)	7.0	8.5	—	—	6.5	8.5	—	—
15～17(歳)	8.5	10.0	—	—	6.0	8.0	—	—
18～29(歳)	7.5	9.0	—	40	6.0	7.5	—	35
30～49(歳)	8.0	9.5	—	45	6.5	8.0	—	35
50～64(歳)	8.0	9.5	—	45	6.5	8.0	—	35
65～74(歳)	7.5	9.0	—	45	6.5	7.5	—	35
75以上(歳)	7.5	9.0	—	40	6.0	7.0	—	35
妊婦(付加量) 初期					+0.0	+0.0	—	—
中期・後期					+2.0	+2.0	—	—
授乳婦(付加量)					+2.5	+3.0	—	—

銅の食事摂取基準 (mg/日)

性別	男性				女性			
年齢等	推定平均必要量	推奨量	目安量	耐容上限量	推定平均必要量	推奨量	目安量	耐容上限量
0～5(月)	—	—	0.3	—	—	—	0.3	—
6～11(月)	—	—	0.4	—	—	—	0.4	—
1～2(歳)	0.3	0.3	—	—	0.2	0.3	—	—
3～5(歳)	0.3	0.4	—	—	0.3	0.3	—	—
6～7(歳)	0.4	0.4	—	—	0.4	0.4	—	—
8～9(歳)	0.4	0.5	—	—	0.4	0.5	—	—
10～11(歳)	0.5	0.6	—	—	0.5	0.6	—	—
12～14(歳)	0.7	0.8	—	—	0.6	0.8	—	—
15～17(歳)	0.8	0.9	—	—	0.6	0.7	—	—
18～29(歳)	0.7	0.8	—	7	0.6	0.7	—	7
30～49(歳)	0.8	0.9	—	7	0.6	0.7	—	7
50～64(歳)	0.7	0.9	—	7	0.6	0.7	—	7
65～74(歳)	0.7	0.8	—	7	0.6	0.7	—	7
75以上(歳)	0.7	0.8	—	7	0.6	0.7	—	7
妊婦(付加量)					+0.1	+0.1	—	—
授乳婦(付加量)					+0.5	+0.6	—	—

マンガンの食事摂取基準 (mg/日)

性別	男性		女性	
年齢等	目安量	耐容上限量	目安量	耐容上限量
0～5(月)	0.01	—	0.01	—
6～11(月)	0.5	—	0.5	—
1～2(歳)	1.5	—	1.5	—
3～5(歳)	2.0	—	2.0	—
6～7(歳)	2.0	—	2.0	—
8～9(歳)	2.5	—	2.5	—
10～11(歳)	3.0	—	3.0	—
12～14(歳)	3.5	—	3.0	—
15～17(歳)	3.5	—	3.0	—
18～29(歳)	3.5	11	3.0	11
30～49(歳)	3.5	11	3.0	11
50～64(歳)	3.5	11	3.0	11
65～74(歳)	3.5	11	3.0	11
75以上(歳)	3.5	11	3.0	11
妊婦			3.0	—
授乳婦			3.0	—

ヨウ素の食事摂取基準 (μg/日)

性別	男性				女性			
年齢等	推定平均必要量	推奨量	目安量	耐容上限量	推定平均必要量	推奨量	目安量	耐容上限量
0～5(月)	—	—	100	250	—	—	100	250
6～11(月)	—	—	130	350	—	—	130	350
1～2(歳)	35	50	—	600	35	50	—	600
3～5(歳)	40	60	—	900	40	60	—	900
6～7(歳)	55	75	—	1,200	55	75	—	1,200
8～9(歳)	65	90	—	1,500	65	90	—	1,500
10～11(歳)	75	110	—	2,000	75	110	—	2,000
12～14(歳)	100	140	—	2,500	100	140	—	2,500
15～17(歳)	100	140	—	3,000	100	140	—	3,000
18～29(歳)	100	140	—	3,000	100	140	—	3,000
30～49(歳)	100	140	—	3,000	100	140	—	3,000
50～64(歳)	100	140	—	3,000	100	140	—	3,000
65～74(歳)	100	140	—	3,000	100	140	—	3,000
75以上(歳)	100	140	—	3,000	100	140	—	3,000
妊婦(付加量)					+75	+110	—	—[1]
授乳婦(付加量)					+100	+140	—	—[1]

1 妊婦及び授乳婦の耐容上限量は，2,000 μg/日とした．

セレンの食事摂取基準 (μg/日)

性別	男性				女性			
年齢等	推定平均必要量	推奨量	目安量	耐容上限量	推定平均必要量	推奨量	目安量	耐容上限量
0～5(月)	—	—	15	—	—	—	15	—
6～11(月)	—	—	15	—	—	—	15	—
1～2(歳)	10	10	—	100	10	10	—	100
3～5(歳)	10	15	—	100	10	10	—	100
6～7(歳)	15	15	—	150	15	15	—	150
8～9(歳)	15	20	—	200	15	20	—	200
10～11(歳)	20	25	—	250	20	25	—	250
12～14(歳)	25	30	—	350	25	30	—	300
15～17(歳)	30	35	—	400	20	25	—	350
18～29(歳)	25	30	—	400	20	25	—	350
30～49(歳)	25	35	—	450	20	25	—	350
50～64(歳)	25	30	—	450	20	25	—	350
65～74(歳)	25	30	—	450	20	25	—	350
75以上(歳)	25	30	—	400	20	25	—	350
妊婦(付加量)					+5	+5	—	—
授乳婦(付加量)					+15	+20	—	—

クロムの食事摂取基準 (μg/日)

性別	男性		女性	
年齢等	目安量	耐容上限量	目安量	耐容上限量
0～5(月)	0.8	—	0.8	—
6～11(月)	1.0	—	1.0	—
1～2(歳)				
3～5(歳)				
6～7(歳)				
8～9(歳)				
10～11(歳)				
12～14(歳)				
15～17(歳)				
18～29(歳)	10	500	10	500
30～49(歳)	10	500	10	500
50～64(歳)	10	500	10	500
65～74(歳)	10	500	10	500
75以上(歳)	10	500	10	500
妊婦			10	—
授乳婦			10	—

モリブデンの食事摂取基準 (μg/日)

性別	男性				女性			
年齢等	推定平均必要量	推奨量	目安量	耐容上限量	推定平均必要量	推奨量	目安量	耐容上限量
0～5(月)	—	—	2.5	—	—	—	2.5	—
6～11(月)	—	—	3.0	—	—	—	3.0	—
1～2(歳)	10	10	—	—	10	10	—	—
3～5(歳)	10	10	—	—	10	10	—	—
6～7(歳)	10	15	—	—	10	15	—	—
8～9(歳)	15	20	—	—	15	15	—	—
10～11(歳)	15	20	—	—	15	20	—	—
12～14(歳)	20	25	—	—	20	25	—	—
15～17(歳)	25	30	—	—	20	25	—	—
18～29(歳)	20	30	—	600	20	25	—	500
30～49(歳)	25	30	—	600	20	25	—	500
50～64(歳)	25	30	—	600	20	25	—	500
65～74(歳)	20	30	—	600	20	25	—	500
75以上(歳)	20	25	—	600	20	25	—	500
妊婦(付加量)					+0	+0	—	—
授乳婦(付加量)					+2.5	+3.5	—	—

付録3 関係法規

1. 健康増進法（抄）

平成14年8月2日　法律第103号
改正令和元年6月7日　法律第26号
令和2年4月1日施行の条番号

第一章　総則

（目的）

第一条　この法律は，我が国における急速な高齢化の進展及び疾病構造の変化に伴い，国民の健康の増進の重要性が著しく増大していることにかんがみ，国民の健康の増進の総合的な推進に関し基本的な事項を定めるとともに，国民の栄養の改善その他の国民の健康の増進を図るための措置を講じ，もって国民保健の向上を図ることを目的とする．

（国民の責務）

第二条　国民は，健康な生活習慣の重要性に対する関心と理解を深め，生涯にわたって，自らの健康状態を自覚するとともに，健康の増進に努めなければならない．

（国及び地方公共団体の責務）

第三条　国及び地方公共団体は，教育活動及び広報活動を通じた健康の増進に関する正しい知識の普及，健康の増進に関する情報の収集，整理，分析及び提供並びに研究の推進並びに健康の増進に係る人材の養成及び資質の向上を図るとともに，健康増進事業実施者その他の関係者に対し，必要な技術的援助を与えることに努めなければならない．

（健康増進事業実施者の責務）

第四条　健康増進事業実施者は，健康教育，健康相談その他国民の健康の増進のために必要な事業（以下「健康増進事業」という．）を積極的に推進するよう努めなければならない．

（関係者の協力）

第五条　国，都道府県，市町村（特別区を含む．以下同じ．），健康増進事業実施者，医療機関その他の関係者は，国民の健康の増進の総合的な推進を図るため，相互に連携を図りながら協力するよう努めなければならない．

第六条　[略]

第二章　基本方針等

（基本方針）

第七条　厚生労働大臣は，国民の健康の増進の総合的な推進を図るための基本的な方針（以下「基本方針」という．）を定めるものとする．

2 基本方針は，次に掲げる事項について定めるものとする．
一 国民の健康の増進の推進に関する基本的な方向
二 国民の健康の増進の目標に関する事項
三 次条第一項の都道府県健康増進計画及び同条第二項の市町村健康増進計画の策定に関する基本的な事項
四 第十条第一項の国民健康・栄養調査その他の健康の増進に関する調査及び研究に関する基本的な事項
五 健康増進事業実施者間における連携及び協力に関する基本的な事項
六 食生活，運動，休養，飲酒，喫煙，歯の健康の保持その他の生活習慣に関する正しい知識の普及に関する事項
七 その他国民の健康の増進の推進に関する重要事項　[以下略]

（都道府県健康増進計画等）
第八条　都道府県は，基本方針を勘案して，当該都道府県の住民の健康の増進の推進に関する施策についての基本的な計画（以下「都道府県健康増進計画」という．）を定めるものとする．
2 市町村は，基本方針及び都道府県健康増進計画を勘案して，当該市町村の住民の健康の増進の推進に関する施策についての計画（以下「市町村健康増進計画」という．）を定めるよう努めるものとする．[以下略]

（健康診査の実施等に関する指針）
第九条　厚生労働大臣は，生涯にわたる国民の健康の増進に向けた自主的な努力を促進するため，健康診査の実施及びその結果の通知，健康手帳（自らの健康管理のために必要な事項を記載する手帳をいう．）の交付その他の措置に関し，健康増進事業実施者に対する健康診査の実施等に関する指針（以下「健康診査等指針」という．）を定めるものとする．[以下略]

第三章　国民健康・栄養調査等

（国民健康・栄養調査の実施）
第十条　厚生労働大臣は，国民の健康の増進の総合的な推進を図るための基礎資料として，国民の身体の状況，栄養摂取量及び生活習慣の状況を明らかにするため，国民健康・栄養調査を行うものとする．
2 厚生労働大臣は，国立研究開発法人医薬基盤・健康・栄養研究所（以下「研究所」という．）に，国民健康・栄養調査の実施に関する事務のうち集計その他の政令で定める事務の全部又は一部を行わせることができる．
3 都道府県知事（保健所を設置する市又は特別区にあっては，市長又は区長．以下同じ．）は，その管轄区域内の国民健康・栄養調査の執行に関する事務を行う．

（調査世帯）
第十一条　国民健康・栄養調査の対象の選定は，厚生労働省令で定めるところにより，毎年，厚生労働大臣が調査地区を定め，その地区内において都道府県知事が調査世帯を指定することに

よって行う．

2　前項の規定により指定された調査世帯に属する者は，国民健康・栄養調査の実施に協力しなければならない．

(国民健康・栄養調査員)

第十二条　都道府県知事は，その行う国民健康・栄養調査の実施のために必要があるときは，国民健康・栄養調査員を置くことができる．[以下略]

第十三条～第十六条　[略]

第四章　保健指導等

(市町村による生活習慣相談等の実施)

第十七条　市町村は，住民の健康の増進を図るため，医師，歯科医師，薬剤師，保健師，助産師，看護師，准看護師，管理栄養士，栄養士，歯科衛生士その他の職員に，栄養の改善その他の生活習慣の改善に関する事項につき住民からの相談に応じさせ，及び必要な栄養指導その他の保健指導を行わせ，並びにこれらに付随する業務を行わせるものとする．[以下略]

(都道府県による専門的な栄養指導その他の保健指導の実施)

第十八条　都道府県，保健所を設置する市及び特別区は，次に掲げる業務を行うものとする．
一　住民の健康の増進を図るために必要な栄養指導その他の保健指導のうち，特に専門的な知識及び技術を必要とするものを行うこと．
二　特定かつ多数の者に対して継続的に食事を供給する施設に対し，栄養管理の実施について必要な指導及び助言を行うこと．[以下略]

(栄養指導員)

第十九条　都道府県知事は，前条第一項に規定する業務(同項第一号及び第三号に掲げる業務については，栄養指導に係るものに限る.)を行う者として，医師又は管理栄養士の資格を有する都道府県，保健所を設置する市又は特別区の職員のうちから，栄養指導員を命ずるものとする．[以下略]

第五章　特定給食施設

(特定給食施設の届出)

第二十条　特定給食施設(特定かつ多数の者に対して継続的に食事を供給する施設のうち栄養管理が必要なものとして厚生労働省令で定めるものをいう．以下同じ.)を設置した者は，その事業の開始の日から一月以内に，その施設の所在地の都道府県知事に，厚生労働省令で定める事項を届け出なければならない．

2　前項の規定による届出をした者は，同項の厚生労働省令で定める事項に変更を生じたときは，変更の日から一月以内に，その旨を当該都道府県知事に届け出なければならない．その事業を休止し，又は廃止したときも，同様とする．

(特定給食施設における栄養管理)

第二十一条　特定給食施設であって特別の栄養管理が必要なものとして厚生労働省令で定めるところ

により都道府県知事が指定するものの設置者は，当該特定給食施設に管理栄養士を置かなければならない．

2　前項に規定する特定給食施設以外の特定給食施設の設置者は，厚生労働省令で定めるところにより，当該特定給食施設に栄養士又は管理栄養士を置くように努めなければならない．

3　特定給食施設の設置者は，前二項に定めるもののほか，厚生労働省令で定める基準に従って，適切な栄養管理を行わなければならない．

（指導及び助言）

第二十二条　都道府県知事は，特定給食施設の設置者に対し，前条第一項又は第三項の規定による栄養管理の実施を確保するため必要があると認めるときは，当該栄養管理の実施に関し必要な指導及び助言をすることができる．

（勧告及び命令）

第二十三条　都道府県知事は，第二十一条第一項の規定に違反して管理栄養士を置かず，若しくは同条第三項の規定に違反して適切な栄養管理を行わず，又は正当な理由がなくて前条の栄養管理をしない特定給食施設の設置者があるときは，当該特定給食施設の設置者に対し，管理栄養士を置き，又は適切な栄養管理を行うよう勧告をすることができる．

2　都道府県知事は，前項に規定する勧告を受けた特定給食施設の設置者が，正当な理由がなくてその勧告に係る措置をとらなかったときは，当該特定給食施設の設置者に対し，その勧告に係る措置をとるべきことを命ずることができる．

（立入検査等）

第二十四条　都道府県知事は，第二十一条第一項又は第三項の規定による栄養管理の実施を確保するため必要があると認めるときは，特定給食施設の設置者若しくは管理者に対し，その業務に関し報告をさせ，又は栄養指導員に，当該施設に立ち入り，業務の状況若しくは帳簿，書類その他の物件を検査させ，若しくは関係者に質問させることができる．

2　前項の規定により立入検査又は質問をする栄養指導員は，その身分を示す証明書を携帯し，関係者に提示しなければならない．

3　第一項の規定による権限は，犯罪捜査のために認められたものと解釈してはならない．

第六章　受動喫煙防止

（国及び地方公共団体の責務）

第二十五条　国及び地方公共団体は，望まない受動喫煙が生じないよう，受動喫煙に関する知識の普及，受動喫煙の防止に関する意識の啓発，受動喫煙の防止に必要な環境の整備その他の受動喫煙を防止するための措置を総合的かつ効果的に推進するよう努めなければならない．

（関係者の協力）

第二十六条　国，都道府県，市町村，多数の者が利用する施設（敷地を含む．以下この章において同じ．）及び旅客運送事業自動車等の管理権原者（施設又は旅客運送事業自動車等の管理について権原を有する者をいう．以下この章において同じ．）その他の関係者は，望まない受動喫煙が生じないよう，受動喫

煙を防止するための措置の総合的かつ効果的な推進を図るため，相互に連携を図りながら協力するよう努めなければならない．

（喫煙をする際の配慮義務等）

第二十七条 何人も，特定施設及び旅客運送事業自動車等(以下この章において「特定施設等」という．)の第二十九条第一項に規定する喫煙禁止場所以外の場所において喫煙をする際，望まない受動喫煙を生じさせることがないよう周囲の状況に配慮しなければならない．

　　2　特定施設等の管理権原者は，喫煙をすることができる場所を定めようとするときは，望まない受動喫煙を生じさせることがない場所とするよう配慮しなければならない．

第二十八条～第四十二条 ［略］

第七章　特別用途表示等

（特別用途表示の許可）

第四十三条　販売に供する食品につき，乳児用，幼児用，妊産婦用，病者用その他内閣府令で定める特別の用途に適する旨の表示(以下「特別用途表示」という．)をしようとする者は，内閣総理大臣の許可を受けなければならない．

　　2　前項の許可を受けようとする者は，製品見本を添え，商品名，原材料の配合割合及び当該製品の製造方法，成分分析表，許可を受けようとする特別用途表示の内容その他内閣府令で定める事項を記載した申請書を内閣総理大臣に提出しなければならない．

　　3　内閣総理大臣は，研究所又は内閣総理大臣の登録を受けた法人(以下「登録試験機関」という．)に，第一項の許可を行うについて必要な試験(以下「許可試験」という．)を行わせるものとする．［以下略］

第四十四条～第六十条 ［略］

（特別用途食品の検査及び収去）

第六十一条　内閣総理大臣又は都道府県知事は，必要があると認めるときは，当該職員に特別用途食品の製造施設，貯蔵施設又は販売施設に立ち入らせ，販売の用に供する当該特別用途食品を検査させ，又は試験の用に供するのに必要な限度において当該特別用途食品を収去させることができる．［以下略］

第六十二条～第六十七条 ［略］

第八章　雑則

第六十八条，第六十九条 ［略］

第九章　罰則

第七十条～第七十八条 ［略］

附則抄 ［略］

2. 健康増進法施行規則（抄）

平成15年4月30日　厚生労働省令第86号
改正令和元年5月7日　厚生労働省令第1号

（国民健康・栄養調査の調査事項）
第一条　健康増進法（平成十四年法律第百三号．以下「法」という．）第十条第一項に規定する国民健康・栄養調査は，身体状況，栄養摂取状況及び生活習慣の調査とする．［以下略］

第二条〜第四条の二　［略］

（特定給食施設）
第五条　法第二十条第一項の厚生労働省令で定める施設は，継続的に一回百食以上又は一日二百五十食以上の食事を供給する施設とする．

（特定給食施設の届出事項）
第六条　法第二十条第一項の厚生労働省令で定める事項は，次のとおりとする．
　一　給食施設の名称及び所在地
　二　給食施設の設置者の氏名及び住所（法人にあっては，給食施設の設置者の名称，主たる事務所の所在地及び代表者の氏名）
　三　給食施設の種類
　四　給食の開始日又は開始予定日
　五　一日の予定給食数及び各食ごとの予定給食数
　六　管理栄養士及び栄養士の員数

（特別の栄養管理が必要な給食施設の指定）
第七条　法第二十一条第一項の規定により都道府県知事が指定する施設は，次のとおりとする．
　一　医学的な管理を必要とする者に食事を供給する特定給食施設であって，継続的に一回三百食以上又は一日七百五十食以上の食事を供給するもの
　二　前号に掲げる特定給食施設以外の管理栄養士による特別な栄養管理を必要とする特定給食施設であって，継続的に一回五百食以上又は一日千五百食以上の食事を供給するもの

（特定給食施設における栄養士等）
第八条　法第二十一条第二項の規定により栄養士又は管理栄養士を置くように努めなければならない特定給食施設のうち，一回三百食又は一日七百五十食以上の食事を供給するものの設置者は，当該施設に置かれる栄養士のうち少なくとも一人は管理栄養士であるように努めなければならない．

（栄養管理の基準）
第九条　法第二十一条第三項の厚生労働省令で定める基準は，次のとおりとする．
　一　当該特定給食施設を利用して食事の供給を受ける者（以下「利用者」という．）の身体の状況，栄養状態，生活習慣等（以下「身体の状況等」という．）を定期的に把握し，これらに基づき，適当な熱量及び栄養素の量を満たす食事の提供及びその品質管理を行うとともに，これらの評価

を行うよう努めること．

二　食事の献立は，身体の状況等のほか，利用者の日常の食事の摂取量，嗜好等に配慮して作成するよう努めること．

三　献立表の掲示並びに熱量及びたんぱく質，脂質，食塩等の主な栄養成分の表示等により，利用者に対して，栄養に関する情報の提供を行うこと．

四　献立表その他必要な帳簿等を適正に作成し，当該施設に備え付けること．

五　衛生の管理については，食品衛生法（昭和二十二年法律第二百二十三号）その他関係法令の定めるところによること．

第十条～第二十二条　［略］

附則抄　［略］

3．食品衛生法（抄）

昭和22年12月24日　法律第233号
改正平成30年6月13日　法律第46号
条番号は公布日から3年以内に政令で定める日施行に準じている

第一章　総則

第一条　この法律は，食品の安全性の確保のために公衆衛生の見地から必要な規制その他の措置を講ずることにより，飲食に起因する衛生上の危害の発生を防止し，もつて国民の健康の保護を図ることを目的とする．

第二条　［略］

第三条　食品等事業者（食品若しくは添加物を採取し，製造し，輸入し，加工し，調理し，貯蔵し，運搬し，若しくは販売すること若しくは器具若しくは容器包装を製造し，輸入し，若しくは販売することを営む人若しくは法人又は学校，病院その他の施設において継続的に不特定若しくは多数の者に食品を供与する人若しくは法人をいう．以下同じ．）は，その採取し，製造し，輸入し，加工し，調理し，貯蔵し，運搬し，販売し，不特定若しくは多数の者に授与し，又は営業上使用する食品，添加物，器具又は容器包装（以下「販売食品等」という．）について，自らの責任においてそれらの安全性を確保するため，販売食品等の安全性の確保に係る知識及び技術の習得，販売食品等の原材料の安全性の確保，販売食品等の自主検査の実施その他の必要な措置を講ずるよう努めなければならない．［以下略］

第四条　この法律で食品とは，全ての飲食物をいう．ただし，医薬品，医療機器等の品質，有効性及び安全性の確保等に関する法律（昭和三十五年法律第百四十五号）に規定する医薬品，医薬部外品及び再生医療等製品は，これを含まない．

②この法律で添加物とは，食品の製造の過程において又は食品の加工若しくは保存の目的で，食品に添加，混和，浸潤その他の方法によつて使用する物をいう．

③この法律で天然香料とは，動植物から得られた物又はその混合物で，食品の着香の目的で

使用される添加物をいう．

④この法律で器具とは，飲食器，割ぽう具その他食品又は添加物の採取，製造，加工，調理，貯蔵，運搬，陳列，授受又は摂取の用に供され，かつ，食品又は添加物に直接接触する機械，器具その他の物をいう．ただし，農業及び水産業における食品の採取の用に供される機械，器具その他の物は，これを含まない．

⑤この法律で容器包装とは，食品又は添加物を入れ，又は包んでいる物で，食品又は添加物を授受する場合そのままで引き渡すものをいう．

⑥この法律で食品衛生とは，食品，添加物，器具及び容器包装を対象とする飲食に関する衛生をいう．

⑦この法律で営業とは，業として，食品若しくは添加物を採取し，製造し，輸入し，加工し，調理し，貯蔵し，運搬し，若しくは販売すること又は器具若しくは容器包装を製造し，輸入し，若しくは販売することをいう．ただし，農業及び水産業における食品の採取業は，これを含まない．

⑧この法律で営業者とは，営業を営む人又は法人をいう．

⑨この法律で登録検査機関とは，第三十三条第一項の規定により厚生労働大臣の登録を受けた法人をいう．

第二章　食品及び添加物

第五条　販売(不特定又は多数の者に対する販売以外の授与を含む．以下同じ．)の用に供する食品又は添加物の採取，製造，加工，使用，調理，貯蔵，運搬，陳列及び授受は，清潔で衛生的に行われなければならない．

第六条　次に掲げる食品又は添加物は，これを販売し(不特定又は多数の者に授与する販売以外の場合を含む．以下同じ．)，又は販売の用に供するために，採取し，製造し，輸入し，加工し，使用し，調理し，貯蔵し，若しくは陳列してはならない．

一　腐敗し，若しくは変敗したもの又は未熟であるもの．ただし，一般に人の健康を損なうおそれがなく飲食に適すると認められているものは，この限りでない．

二　有毒な，若しくは有害な物質が含まれ，若しくは付着し，又はこれらの疑いがあるもの．ただし，人の健康を損なうおそれがない場合として厚生労働大臣が定める場合においては，この限りでない．

三　病原微生物により汚染され，又はその疑いがあり，人の健康を損なうおそれがあるもの．

四　不潔，異物の混入又は添加その他の事由により，人の健康を損なうおそれがあるもの．

第七条　厚生労働大臣は，一般に飲食に供されることがなかつた物であつて人の健康を損なうおそれがない旨の確証がないもの又はこれを含む物が新たに食品として販売され，又は販売されることとなつた場合において，食品衛生上の危害の発生を防止するため必要があると認めるときは，薬事・食品衛生審議会の意見を聴いて，それらの物を食品として販売することを禁止することができる．［以下略］

第八条　食品衛生上の危害の発生を防止する見地から特別の注意を必要とする成分又は物であつて，厚生労働大臣が薬事・食品衛生審議会の意見を聴いて指定したもの（第三項及び第七十条第一項において「指定成分等」という．）を含む食品（以下この項において「指定成分等含有食品」という．）を取り扱う営業者は，その取り扱う指定成分等含有食品が人の健康に被害を生じ，又は生じさせるおそれがある旨の情報を得た場合は，当該情報を，厚生労働省令で定めるところにより，遅滞なく，都道府県知事，保健所を設置する市の市長又は特別区の区長（以下「都道府県知事等」という．）に届け出なければならない．［以下略］

第九条　［略］

第十条　第一号若しくは第三号に掲げる疾病にかかり，若しくはその疑いがあり，第一号若しくは第三号に掲げる異常があり，又はへい死した獣畜（と畜場法（昭和二十八年法律第百十四号）第三条第一項に規定する獣畜及び厚生労働省令で定めるその他の物をいう．以下同じ．）の肉，骨，乳，臓器及び血液又は第二号若しくは第三号に掲げる疾病にかかり，若しくはその疑いがあり，第二号若しくは第三号に掲げる異常があり，又はへい死した家きん（食鳥処理の事業の規制及び食鳥検査に関する法律（平成二年法律第七十号）第二条第一号に規定する食鳥及び厚生労働省令で定めるその他の物をいう．以下同じ．）の肉，骨及び臓器は，厚生労働省令で定める場合を除き，これを食品として販売し，又は食品として販売の用に供するために，採取し，加工し，使用し，調理し，貯蔵し，若しくは陳列してはならない．ただし，へい死した獣畜又は家きんの肉，骨及び臓器であつて，当該職員が，人の健康を損なうおそれがなく飲食に適すると認めたものは，この限りでない．［以下略］

第十一条　食品衛生上の危害の発生を防止するために特に重要な工程を管理するための措置が講じられていることが必要なものとして厚生労働省令で定める食品又は添加物は，当該措置が講じられていることが確実であるものとして厚生労働大臣が定める国若しくは地域又は施設において製造し，又は加工されたものでなければ，これを販売の用に供するために輸入してはならない．

②第六条各号に掲げる食品又は添加物のいずれにも該当しないことその他厚生労働省令で定める事項を確認するために生産地における食品衛生上の管理の状況の証明が必要であるものとして厚生労働省令で定める食品又は添加物は，輸出国の政府機関によつて発行され，かつ，当該事項を記載した証明書又はその写しを添付したものでなければ，これを販売の用に供するために輸入してはならない．

第十二条　人の健康を損なうおそれのない場合として厚生労働大臣が薬事・食品衛生審議会の意見を聴いて定める場合を除いては，添加物（天然香料及び一般に食品として飲食に供されている物であつて添加物として使用されるものを除く．）並びにこれを含む製剤及び食品は，これを販売し，又は販売の用に供するために，製造し，輸入し，加工し，使用し，貯蔵し，若しくは陳列してはならない．

第十三条　厚生労働大臣は，公衆衛生の見地から，薬事・食品衛生審議会の意見を聴いて，販売の用に供する食品若しくは添加物の製造，加工，使用，調理若しくは保存の方法につき基準を定

め，又は販売の用に供する食品若しくは添加物の成分につき規格を定めることができる．
②前項の規定により基準又は規格が定められたときは，その基準に合わない方法により食品若しくは添加物を製造し，加工し，使用し，調理し，若しくは保存し，その基準に合わない方法による食品若しくは添加物を販売し，若しくは輸入し，又はその規格に合わない食品若しくは添加物を製造し，輸入し，加工し，使用し，調理し，保存し，若しくは販売してはならない．［以下略］

第十四条　厚生労働大臣は，前条第一項の食品の成分に係る規格として，食品に残留する農薬，飼料の安全性の確保及び品質の改善に関する法律第二条第三項に規定する飼料添加物又は医薬品，医療機器等の品質，有効性及び安全性の確保等に関する法律第二条第一項に規定する医薬品であつて専ら動物のために使用されることが目的とされているもの（以下この条において「農薬等」という．）の成分である物質（その物質が化学的に変化して生成した物質を含む．）の量の限度を定めるとき，同法第二条第九項に規定する再生医療等製品であつて専ら動物のために使用されることが目的とされているもの（以下この条において「動物用再生医療等製品」という．）が使用された対象動物（同法第八十三条第一項の規定により読み替えられた同法第十四条第二項第三号ロに規定する対象動物をいう．）の肉，乳その他の生産物について食用に供することができる範囲を定めるときその他必要があると認めるときは，農林水産大臣に対し，農薬等の成分又は動物用再生医療等製品の構成細胞，導入遺伝子その他厚生労働省令で定めるものに関する資料の提供その他必要な協力を求めることができる．

第三章　器具及び容器包装

第十五条　営業上使用する器具及び容器包装は，清潔で衛生的でなければならない．

第十六条　有毒な，若しくは有害な物質が含まれ，若しくは付着して人の健康を損なうおそれがある器具若しくは容器包装又は食品若しくは添加物に接触してこれらに有害な影響を与えることにより人の健康を損なうおそれがある器具若しくは容器包装は，これを販売し，販売の用に供するために製造し，若しくは輸入し，又は営業上使用してはならない．

第十七条　厚生労働大臣は，特定の国若しくは地域において製造され，又は特定の者により製造される特定の器具又は容器包装について，第二十六条第一項から第三項まで又は第二十八条第一項の規定による検査の結果次に掲げる器具又は容器包装に該当するものが相当数発見されたこと，製造地における食品衛生上の管理の状況その他の厚生労働省令で定める事由からみて次に掲げる器具又は容器包装に該当するものが相当程度含まれるおそれがあると認められる場合において，人の健康を損なうおそれの程度その他の厚生労働省令で定める事項を勘案して，当該特定の器具又は容器包装に起因する食品衛生上の危害の発生を防止するため特に必要があると認めるときは，薬事・食品衛生審議会の意見を聴いて，当該特定の器具又は容器包装を販売し，販売の用に供するために製造し，若しくは輸入し，又は営業上使用することを禁止することができる．［以下略］

第十八条　厚生労働大臣は，公衆衛生の見地から，販売の用に供し，若しくは営業上使用する器具若

しくは容器包装若しくはこれらの原材料につき規格を定め，又はこれらの製造方法につき基準を定めることができる．[②略]

③器具又は容器包装には，成分の食品への溶出又は浸出による公衆衛生に与える影響を考慮して政令で定める材質の原材料であつて，これに含まれる物質（その物質が化学的に変化して生成した物質を除く．）について，当該原材料を使用して製造される器具若しくは容器包装に含有されることが許容される量又は当該原材料を使用して製造される器具若しくは容器包装から溶出し，若しくは浸出して食品に混和することが許容される量が第一項の規格に定められていないものは，使用してはならない．ただし，当該物質が人の健康を損なうおそれのない量として厚生労働大臣が薬事・食品衛生審議会の意見を聴いて定める量を超えて溶出し，又は浸出して食品に混和するおそれがないように器具又は容器包装が加工されている場合（当該物質が器具又は容器包装の食品に接触する部分に使用される場合を除く．）については，この限りでない．

第四章　表示及び広告

第十九条　内閣総理大臣は，一般消費者に対する器具又は容器包装に関する公衆衛生上必要な情報の正確な伝達の見地から，消費者委員会の意見を聴いて，前条第一項の規定により規格又は基準が定められた器具又は容器包装に関する表示につき，必要な基準を定めることができる．

②前項の規定により表示につき基準が定められた器具又は容器包装は，その基準に合う表示がなければ，これを販売し，販売の用に供するために陳列し，又は営業上使用してはならない．

③販売の用に供する食品及び添加物に関する表示の基準については，食品表示法（平成二十五年法律第七十号）で定めるところによる．

第二十条　食品，添加物，器具又は容器包装に関しては，公衆衛生に危害を及ぼすおそれがある虚偽の又は誇大な表示又は広告をしてはならない．

第五章　食品添加物公定書

第二十一条　厚生労働大臣及び内閣総理大臣は，食品添加物公定書を作成し，第十三条第一項の規定により基準又は規格が定められた添加物及び食品表示法第四条第一項の規定により基準が定められた添加物につき当該基準及び規格を収載するものとする．

第六章　監視指導

第二十一条の二　国及び都道府県等は，食品，添加物，器具又は容器包装に起因する中毒患者又はその疑いのある者（以下「食中毒患者等」という．）の広域にわたる発生又はその拡大を防止し，及び広域にわたり流通する食品，添加物，器具又は容器包装に関してこの法律又はこの法律に基づく命令若しくは処分に係る違反を防止するため，その行う食品衛生に関する監視又は指導（以下「監視指導」という．）が総合的かつ迅速に実施されるよう，相互に連携を図りながら協力しなければならない．

第二十一条の三　厚生労働大臣は，監視指導の実施に当たつての連携協力体制の整備を図るため，厚

生労働省令で定めるところにより，国，都道府県等その他関係機関により構成される広域連携協議会(以下この条及び第六十六条の二において「協議会」という．)を設けることができる．［以下略］

第二十二条　厚生労働大臣及び内閣総理大臣は，国及び都道府県等が行う監視指導の実施に関する指針(以下「指針」という．)を定めるものとする．［以下略］

第二十三条・第二十四条　［略］

第七章　検査

第二十五条　第十三条第一項の規定により規格が定められた食品若しくは添加物又は第十八条第一項の規定により規格が定められた器具若しくは容器包装であつて政令で定めるものは，政令で定める区分に従い厚生労働大臣若しくは都道府県知事又は登録検査機関の行う検査を受け，これに合格したものとして厚生労働省令で定める表示が付されたものでなければ，販売し，販売の用に供するために陳列し，又は営業上使用してはならない．［以下略］

第二十六条　都道府県知事は，次の各号に掲げる食品，添加物，器具又は容器包装を発見した場合において，これらを製造し，又は加工した者の検査の能力等からみて，その者が製造し，又は加工する食品，添加物，器具又は容器包装がその後引き続き当該各号に掲げる食品，添加物，器具又は容器包装に該当するおそれがあり，食品衛生上の危害の発生を防止するため必要があると認めるときは，政令で定める要件及び手続に従い，その者に対し，当該食品，添加物，器具又は容器包装について，当該都道府県知事又は登録検査機関の行う検査を受けるべきことを命ずることができる．［以下略］

第二十七条　販売の用に供し，又は営業上使用する食品，添加物，器具又は容器包装を輸入しようとする者は，厚生労働省令で定めるところにより，その都度厚生労働大臣に届け出なければならない．

第二十八条　厚生労働大臣，内閣総理大臣又は都道府県知事等は，必要があると認めるときは，営業者その他の関係者から必要な報告を求め，当該職員に営業の場所，事務所，倉庫その他の場所に臨検し，販売の用に供し，若しくは営業上使用する食品，添加物，器具若しくは容器包装，営業の施設，帳簿書類その他の物件を検査させ，又は試験の用に供するのに必要な限度において，販売の用に供し，若しくは営業上使用する食品，添加物，器具若しくは容器包装を無償で収去させることができる．［以下略］

第二十九条　国及び都道府県は，第二十五条第一項又は第二十六条第一項から第三項までの検査（以下「製品検査」という．）及び前条第一項の規定により収去した食品，添加物，器具又は容器包装の試験に関する事務を行わせるために，必要な検査施設を設けなければならない．［以下略］

第三十条　第二十八条第一項に規定する当該職員の職権及び食品衛生に関する指導の職務を行わせるために，厚生労働大臣，内閣総理大臣又は都道府県知事等は，その職員のうちから食品衛生監視員を命ずるものとする．

　②都道府県知事等は，都道府県等食品衛生監視指導計画の定めるところにより，その命じた食品衛生監視員に監視指導を行わせなければならない．

③内閣総理大臣は，指針に従い，その命じた食品衛生監視員に食品，添加物，器具及び容器包装の表示又は広告に係る監視指導を行わせるものとする．

④厚生労働大臣は，輸入食品監視指導計画の定めるところにより，その命じた食品衛生監視員に食品，添加物，器具及び容器包装の輸入に係る監視指導を行わせるものとする．

⑤前各項に定めるもののほか，食品衛生監視員の資格その他食品衛生監視員に関し必要な事項は，政令で定める．

第八章　登録検査機関

第三十一条～第四十七条　［略］

第九章　営業

第四十八条　乳製品，第十二条の規定により厚生労働大臣が定めた添加物その他製造又は加工の過程において特に衛生上の考慮を必要とする食品又は添加物であつて政令で定めるものの製造又は加工を行う営業者は，その製造又は加工を衛生的に管理させるため，その施設ごとに，専任の食品衛生管理者を置かなければならない．ただし，営業者が自ら食品衛生管理者となつて管理する施設については，この限りでない．

②営業者が，前項の規定により食品衛生管理者を置かなければならない製造業又は加工業を二以上の施設で行う場合において，その施設が隣接しているときは，食品衛生管理者は，同項の規定にかかわらず，その二以上の施設を通じて一人で足りる．

③食品衛生管理者は，当該施設においてその管理に係る食品又は添加物に関してこの法律又はこの法律に基づく命令若しくは処分に係る違反が行われないように，その食品又は添加物の製造又は加工に従事する者を監督しなければならない．

④食品衛生管理者は，前項に定めるもののほか，当該施設においてその管理に係る食品又は添加物に関してこの法律又はこの法律に基づく命令若しくは処分に係る違反の防止及び食品衛生上の危害の発生の防止のため，当該施設における衛生管理の方法その他の食品衛生に関する事項につき，必要な注意をするとともに，営業者に対し必要な意見を述べなければならない．

⑤営業者は，その施設に食品衛生管理者を置いたときは，前項の規定による食品衛生管理者の意見を尊重しなければならない．

⑥次の各号のいずれかに該当する者でなければ，食品衛生管理者となることができない．

一　医師，歯科医師，薬剤師又は獣医師

二　学校教育法（昭和二十二年法律第二十六号）に基づく大学，旧大学令（大正七年勅令第三百八十八号）に基づく大学又は旧専門学校令（明治三十六年勅令第六十一号）に基づく専門学校において医学，歯学，薬学，獣医学，畜産学，水産学又は農芸化学の課程を修めて卒業した者

三　都道府県知事の登録を受けた食品衛生管理者の養成施設において所定の課程を修了した者

四　学校教育法に基づく高等学校若しくは中等教育学校若しくは旧中等学校令（昭和十八年勅

令第三十六号）に基づく中等学校を卒業した者又は厚生労働省令で定めるところによりこれらの者と同等以上の学力があると認められる者で，第一項の規定により食品衛生管理者を置かなければならない製造業又は加工業において食品又は添加物の製造又は加工の衛生管理の業務に三年以上従事し，かつ，都道府県知事の登録を受けた講習会の課程を修了した者

⑦前項第四号に該当することにより食品衛生管理者たる資格を有する者は，衛生管理の業務に三年以上従事した製造業又は加工業と同種の製造業又は加工業の施設においてのみ，食品衛生管理者となることができる．

⑧第一項に規定する営業者は，食品衛生管理者を置き，又は自ら食品衛生管理者となつたときは，十五日以内に，その施設の所在地の都道府県知事に，その食品衛生管理者の氏名又は自ら食品衛生管理者となつた旨その他厚生労働省令で定める事項を届け出なければならない．食品衛生管理者を変更したときも，同様とする．

第四十九条　［略］

第五十条　厚生労働大臣は，食品又は添加物の製造又は加工の過程において有毒な又は有害な物質が当該食品又は添加物に混入することを防止するための措置に関し必要な基準を定めることができる．［以下略］

第五十一条　厚生労働大臣は，営業（器具又は容器包装を製造する営業及び食鳥処理の事業の規制及び食鳥検査に関する法律第二条第五号に規定する食鳥処理の事業（第五十四条及び第五十七条第一項において「食鳥処理の事業」という．）を除く．）の施設の衛生的な管理その他公衆衛生上必要な措置（以下この条において「公衆衛生上必要な措置」という．）について，厚生労働省令で，次に掲げる事項に関する基準を定めるものとする．一施設の内外の清潔保持，ねずみ及び昆虫の駆除その他一般的な衛生管理に関すること．

二　食品衛生上の危害の発生を防止するために特に重要な工程を管理するための取組（小規模な営業者（器具又は容器包装を製造する営業者及び食鳥処理の事業の規制及び食鳥検査に関する法律第六条第一項に規定する食鳥処理業者を除く．次項において同じ．）その他の政令で定める営業者にあつては，その取り扱う食品の特性に応じた取組）に関すること．

②営業者は，前項の規定により定められた基準に従い，厚生労働省令で定めるところにより公衆衛生上必要な措置を定め，これを遵守しなければならない．

③都道府県知事等は，公衆衛生上必要な措置について，第一項の規定により定められた基準に反しない限り，条例で必要な規定を定めることができる．

第五十四条　都道府県は，公衆衛生に与える影響が著しい営業（食鳥処理の事業を除く．）であつて，政令で定めるものの施設につき，厚生労働省令で定める基準を参酌して，条例で，公衆衛生の見地から必要な基準を定めなければならない．

第五十五条　前条に規定する営業を営もうとする者は，厚生労働省令で定めるところにより，都道府県知事の許可を受けなければならない．［以下略］

第五十六条　［略］

第五十七条　営業（第五十四条に規定する営業，公衆衛生に与える影響が少ない営業で政令で定めるもの及び食鳥処

理の事業を除く.）を営もうとする者は，厚生労働省令で定めるところにより，あらかじめ，その営業所の名称及び所在地その他厚生労働省令で定める事項を都道府県知事に届け出なければならない．

②前条の規定は，前項の規定による届出をした者について準用する．この場合において，同条第一項中「前条第一項の許可を受けた者」とあるのは「次条第一項の規定による届出をした者」と，「許可営業者」とあるのは「届出営業者」と，同条第二項中「許可営業者」とあるのは「届出営業者」と読み替えるものとする．

第五十八条　営業者が，次の各号のいずれかに該当する場合であつて，その採取し，製造し，輸入し，加工し，若しくは販売した食品若しくは添加物又はその製造し，輸入し，若しくは販売した器具若しくは容器包装を回収するとき（次条第一項又は第二項の規定による命令を受けて回収するとき，及び食品衛生上の危害が発生するおそれがない場合として厚生労働省令・内閣府令で定めるときを除く．）は，厚生労働省令・内閣府令で定めるところにより，遅滞なく，回収に着手した旨及び回収の状況を都道府県知事に届け出なければならない．［以下略］

第五十九条・第六十条　［略］

第六十一条　都道府県知事は，営業者がその営業の施設につき第五十四条の規定による基準に違反した場合においては，その施設の整備改善を命じ，又は第五十五条第一項の許可を取り消し，若しくはその営業の全部若しくは一部を禁止し，若しくは期間を定めて停止することができる．

第十章　雑則

第六十二条　［略］

第六十三条　食中毒患者等を診断し，又はその死体を検案した医師は，直ちに最寄りの保健所長にその旨を届け出なければならない．

②保健所長は，前項の届出を受けたときその他食中毒患者等が発生していると認めるときは，速やかに都道府県知事等に報告するとともに，政令で定めるところにより，調査しなければならない．

③都道府県知事等は，前項の規定により保健所長より報告を受けた場合であつて，食中毒患者等が厚生労働省令で定める数以上発生し，又は発生するおそれがあると認めるときその他厚生労働省令で定めるときは，直ちに，厚生労働大臣に報告しなければならない．［以下略］

第六十四条　［略］

第六十五条　厚生労働大臣は，食中毒患者等が厚生労働省令で定める数以上発生し，若しくは発生するおそれがある場合又は食中毒患者等が広域にわたり発生し，若しくは発生するおそれがある場合であつて，食品衛生上の危害の発生を防止するため緊急を要するときは，都道府県知事等に対し，期限を定めて，食中毒の原因を調査し，調査の結果を報告するように求めることができる．

第六十六条　前条に規定する場合において，厚生労働大臣は，必要があると認めるときは，協議会を開催し，食中毒の原因調査及びその結果に関する必要な情報を共有し，関係機関等の連携の

緊密化を図るとともに，食中毒患者等の広域にわたる発生又はその拡大を防止するために必要な対策について協議を行うよう努めなければならない．

第六十七条　都道府県等は，食中毒の発生を防止するとともに，地域における食品衛生の向上を図るため，食品等事業者に対し，必要な助言，指導その他の援助を行うように努めるものとする．
②都道府県等は，食品等事業者の食品衛生の向上に関する自主的な活動を促進するため，社会的信望があり，かつ，食品衛生の向上に熱意と識見を有する者のうちから，食品衛生推進員を委嘱することができる．
③食品衛生推進員は，飲食店営業の施設の衛生管理の方法その他の食品衛生に関する事項につき，都道府県等の施策に協力して，食品等事業者からの相談に応じ，及びこれらの者に対する助言その他の活動を行う．

第六十八条　第六条，第九条，第十二条，第十三条第一項及び第二項，第十六条から第二十条まで（第十八条第三項を除く.），第二十五条から第六十一条まで（第五十一条，第五十二条第一項第二号及び第二項並びに第五十三条を除く.）並びに第六十三条から第六十五条までの規定は，乳幼児が接触することによりその健康を損なうおそれがあるものとして厚生労働大臣の指定するおもちやについて，これを準用する．この場合において，第十二条中「添加物（天然香料及び一般に食品として飲食に供されている物であつて添加物として使用されるものを除く.）」とあるのは，「おもちやの添加物として用いることを目的とする化学的合成品（化学的手段により元素又は化合物に分解反応以外の化学的反応を起こさせて得られた物質をいう.）」と読み替えるものとする．
②第六条並びに第十三条第一項及び第二項の規定は，洗浄剤であつて野菜若しくは果実又は飲食器の洗浄の用に供されるものについて準用する．
③第十五条から第十八条まで，第二十五条第一項，第二十八条から第三十条まで，第五十一条，第五十四条，第五十七条及び第五十九条から第六十一条までの規定は，営業以外の場合で学校，病院その他の施設において継続的に不特定又は多数の者に食品を供与する場合に，これを準用する．

第六十九条〜第八十条　［略］

第十一章　罰則

第八十一条〜第八十九条　［略］

4. 栄養士法（抄）

昭和22年12月29日　法律第245号
改正平成19年6月27日　法律第96号

〔栄養士及び管理栄養士の定義〕
第1条　この法律で栄養士とは，都道府県知事の免許を受けて，栄養士の名称を用いて栄養の指導に従事することを業とする者をいう．
　2　この法律で管理栄養士とは，厚生労働大臣の免許を受けて，管理栄養士の名称を用いて，

傷病者に対する療養のため必要な栄養の指導，個人の身体の状況，栄養状態等に応じた高度の専門的知識及び技術を要する健康の保持増進のための栄養の指導並びに特定多数人に対して継続的に食事を供給する施設における利用者の身体の状況，栄養状態，利用の状況等に応じた特別の配慮を必要とする給食管理及びこれらの施設に対する栄養改善上必要な指導等を行うことを業とする者をいう．

〔栄養士の免許〕
第2条　栄養士の免許は，厚生労働大臣の指定した栄養士の養成施設（以下「養成施設」という．）において2年以上栄養士として必要な知識及び技能を修得した者に対して，都道府県知事が与える．

　　2　養成施設に入所することができる者は，学校教育法（昭和22年法律第26号）第90条に規定する者とする．

　　3　管理栄養士の免許は，管理栄養士国家試験に合格した者に対して，厚生労働大臣が与える．

5. 医療法（抄）

昭和23年7月30日　法律第205号
改正平成30年7月25日　法律第79号

〔病院等の定義〕
第1条の5　この法律において，「病院」とは，医師又は歯科医師が，公衆又は特定多数人のため医業又は歯科医業を行う場所であって，20人以上の患者を入院させるための施設を有するものをいう．病院は，傷病者が，科学的でかつ適正な診療を受けることができる便宜を与えることを主たる目的として組織され，かつ，運営されるものでなければならない．

　　2　この法律において，「診療所」とは，医師又は歯科医師が，公衆又は特定多数人のため医業又は歯科医業を行う場所であって，患者を入院させるための施設を有しないもの又は19人以下の患者を入院させるための施設を有するものをいう．

〔業務委託〕
第15条の3　［略］

　　2　病院，診療所又は助産所の管理者は，前項に定めるもののほか，病院，診療所又は助産所の業務のうち，医師若しくは歯科医師の診療若しくは助産師の業務又は患者，妊婦，産婦若しくはじよく婦の入院若しくは入所に著しい影響を与えるものとして政令で定めるものを委託しようとするときは，当該病院，診療所又は助産所の業務の種類に応じ，当該業務を適正に行う能力のある者として厚生労働省令で定める基準に適合するものに委託しなければならない．

6. 医療法施行規則（抄）

昭和23年11月5日　厚生省令第50号
改正平成30年9月21日　厚生労働省令第115号

第9条の10　法第15条の2の規定による病院における患者，妊婦，産婦又はじよく婦の食事の提供（以

下「患者等給食」という.)の業務を適正に行う能力のある者の基準は，次のとおりとする.
　一　調理業務を受託する場合にあっては，受託業務の責任者として，患者等給食の業務に関し，相当の知識及び経験を有する者が受託業務を行う場所に置かれていること.
　二　調理業務を受託する場合にあっては，受託業務の指導及び助言を行う者として，次のいずれかの者を有すること.
　　　イ．病院の管理者の経験を有する医師
　　　ロ．病院の給食部門の責任者の経験を有する医師
　　　ハ．臨床栄養に関する学識経験を有する医師
　　　ニ．病院における患者等給食の業務に5年以上の経験を有する管理栄養士
　三　調理業務を受託する場合にあっては，栄養士(献立表の作成業務を受託する場合にあっては，治療食(治療又は健康の回復のための食事をいう.)に関する知識及び技能を有する栄養士とする.)が受託業務を行う場所に置かれていること.
　四　従事者として，受託業務を行うために必要な知識及び技能を有する者を有すること.
　五　調理業務を受託する場合にあっては，前号の従事者(調理業務に従事する者に限る.)が受託業務を行う場所に置かれていること.
　六　病院の外部で食器の洗浄業務を行う場合にあっては，食器の消毒設備を有すること.
　七　病院の外部で調理業務又は食器の洗浄業務を行う場合にあっては，運搬手段について衛生上適切な措置がなされていること.
　八　次に掲げる事項を記載した標準作業書を常備し，従事者に周知していること.
　　　イ．適時適温の給食の実施方法
　　　ロ．食器の処理方法
　　　ハ．受託業務を行う施設内の清潔保持の方法
　九　次に掲げる事項を記載した業務案内書を常備していること.
　　　イ．人員の配置
　　　ロ．適時適温の給食の実施方法及び患者がメニューを選択できる食事を提供することの可否
　　　ハ．業務の管理体制
　十　受託業務を継続的かつ安定的に遂行できる能力を有すること.
　十一　病院が掲げる給食に係る目標について，具体的な改善計画を策定できること.
　十二　従事者に対して，適切な健康管理を実施していること.
　十三　従事者に対して，適切な研修を実施していること.

〔病院の人員等の基準〕
第19条
　2　法第21条第3項の厚生労働省令で定める基準(病院の従業者及びその員数に係るものに限る.次項において同じ.)であつて，都道府県が条例を定めるに当たつて従うべきものは，次のとおりとする.
　　四　栄養士　病床数100以上の病院にあっては，1

7. 入院時食事療養及び入院時生活療養の食事の提供たる療養の基準等（抄）

平成6年8月5日　厚生省告示第238号
改正平成28年3月4日　厚生労働省告示第63号

一　入院時食事療養（I）を算定すべき食事療養及び入院時生活療養（I）を算定すべき生活療養の基準
（一）原則として，当該保険医療機関を単位として行うものであること．
（二）入院時食事療養及び入院時生活療養の食事の提供たる療養は，管理栄養士又は栄養士によって行われていること．
（三）患者の年齢，症状によって適切な栄養量及び内容の入院時食事療養及び入院時生活療養の食事の提供たる療養が適時にかつ適温に行われていること．
（四）地方厚生局長又は地方厚生支局長（以下「地方厚生局長等」という．）に対して当該届出を行う前6月間において当該届出に係る事項に関し，不正又は不当な届出（法令の規定に基づくものに限る．）を行ったことがないこと．
（五）地方厚生局長等に対して当該届出を行う前6月間において療担規則及び薬担規則並びに療担基準に基づき厚生労働大臣が定める掲示事項等（平成18年厚生労働省告示第107号）第3に規定する基準に違反したことなく，かつ，現に違反していないこと．
（六）…略…厚生労働大臣の定める入院患者数の基準及び医師等の員数の基準並びに入院基本料等の算定方法（平成18年厚生労働省告示第104号）に規定する入院患者数の基準に該当する保健医療機関又は医師等の員数の基準に該当する保健医療機関でないこと．
（七）地方厚生局長等に対して当該届出を行う前6月間において，健康保険法（大正11年法律第70号）第78条第1項の規定に基づく検査等の結果，診療内容又は診療報酬の請求に関し，不正又は不当な行為が認められたことがないこと．

二　入院時食事療養及び入院時生活療養の食事の提供たる療養に係る特別食
　　疾病治療の直接手段として，医師の発行する食事箋に基づき提供された適切な栄養量及び内容を有する腎臓食，肝臓食，糖尿食，胃潰瘍食，貧血食，膵臓食，脂質異常症食，痛風食，てんかん食，フェニールケトン尿症食，楓糖尿症食，ホモシスチン尿症食，ガラクトース血症食，治療乳，無菌食及び特別な場合の検査食（単なる流動食及び軟食を除く．）

8. 学校給食法（抄）

昭和29年6月3日　法律第160号
改正平成27年6月24日　法律第46号

〔この法律の目的〕
第1条　この法律は，学校給食が児童及び生徒の心身の健全な発達に資するものであり，かつ，児童及び生徒の食に関する正しい理解と適切な判断力を養う上で重要な役割を果たすものであることにかんがみ，学校給食及び学校給食を活用した食に関する指導の実施に関し必要な事項を定め，もつて学校給食の普及充実及び学校における食育の推進を図ることを目的とする．

〔学校給食の目標〕
第2条　学校給食を実施するに当たっては，義務教育諸学校における教育の目的を実現するために，次に掲げる目標が達成されるよう努めなけらばならない．
　　一　適切な栄養の摂取による健康の保持増進を図ること．
　　二　日常生活における食事について正しい理解を深め，健全な食生活を営むことができる判断力を培い，及び望ましい食習慣を養うこと．
　　三　学校生活を豊かにし，明るい社交性及び共同の精神を養うこと．
　　四　食生活が自然の恩恵の上に成り立つものであることについての理解を深め，生命及び自然を尊重する精神並びに環境の保全に寄与する態度を養うこと．
　　五　食生活が食にかかわる人々の様々な活動に支えられていることについての理解を深め，勤労を重んずる態度を養うこと．
　　六　我が国や各地域の優れた伝統的な食文化についての理解を深めること．
　　七　食料の生産，流通及び消費について，正しい理解に導くこと．

〔定義〕
第3条　この法律で「学校給食」とは，前条各号に掲げる目標を達成するために，義務教育諸学校において，その児童又は生徒に対し実施される給食をいう．
　　2　この法律で「義務教育諸学校」とは，学校教育法（昭和22年法律第26号）に規定する小学校，中学校，義務教育学校，中等教育学校の前期課程又は特別支援学校の小学部若しくは中学部をいう．

〔学校給食栄養管理者〕（平成17年4月1日より名称等下記条文にて施行）
第7条　義務教育諸学校又は共同調理場において学校給食の栄養に関する専門的事項をつかさどる職員は，教育職員免許法（昭和24年法律第147号）第4条第2項に規定する栄養教諭の免許状を有する者又は栄養士法（昭和22年法律第245号）第2条第1項の規定による栄養士の免許を有する者で学校給食の実施に必要な知識若しくは経験を有するものでなければならない．

9. 児童福祉法（抄）

　　　　　　　　　　　　　　昭和22年12月12日　法律第164号
　　　　　　　　　　　　　　改正平成30年6月27日　法律第66号

〔児童〕
第4条　この法律で，児童とは，満18歳に満たない者をいい，児童を左のように分ける．
　　一　乳児　満1歳に満たない者
　　二　幼児　満1歳から，小学校就学の始期に達するまでの者
　　三　少年　小学校就学の始期から，満18歳に達するまでの者

〔児童福祉施設〕
第7条　この法律で，児童福祉施設とは，助産施設，乳児院，母子生活支援施設，保育所，幼保連携型認定こども園，児童厚生施設，児童養護施設，障害児入所施設，児童発達支援センター，

児童心理治療施設，児童自立支援施設及び児童家庭支援センターとする．

10. 老人福祉法（抄）

昭和38年7月11日　法律第133号
改正平成30年6月27日　法律第66号

〔定義〕
第5条の3　この法律において，「老人福祉施設」とは，老人デイサービスセンター，老人短期入所施設，養護老人ホーム，特別養護老人ホーム，軽費老人ホーム，老人福祉センター及び老人介護支援センターをいう．

11. 介護保険法（抄）

平成9年12月17日　法律第123号
改正平成30年6月27日　法律第66号

〔目的〕
第1条　この法律は，加齢に伴って生ずる心身の変化に起因する疾病等により要介護状態となり，入浴，排せつ，食事等の介護，機能訓練並びに看護及び療養上の管理その他の医療を要する者等について，これらの者が尊厳し保持し，その有する能力に応じ自立した日常生活を営むことができるよう，必要な保健医療サービス及び福祉サービスに係る給付を行うため，国民の共同連帯の理念に基づき介護保険制度を設け，その行う保険給付等に関して必要な事項を定め，もって国民の保健医療の向上及び福祉の増進を図ることを目的とする．

〔施設介護サービス費の支給〕
第48条　市町村は，要介護被保険者が，次に掲げる施設サービス（以下「指定施設サービス等」という．）を受けたときは，当該要介護被保険者に対し，当該指定施設サービス等に要した費用（食事の提供に要する費用，居住に要する費用その他の日常生活に要する費用として厚生労働省令で定める費用を除く．以下この条において同じ．）について，施設介護サービス費を支給する．ただし，当該要介護被保険者が，第37条第1項の規定による指定を受けている場合において，当該指定に係る種類以外の施設サービスを受けたときは，この限りでない．
　　一　都道府県知事が指定する介護老人福祉施設（以下「指定介護老人福祉施設」という．）により行われる介護福祉施設サービス（以下「指定介護福祉施設サービス」という．）
　　二　介護保健施設サービス
　　三　介護医療院サービス

12. 事業附属寄宿舎規定（抄）

　　　　　　　　　　　　　　　　　　　　　昭和22年10月31日　労働省令第7号
　　　　　　　　　　　　　　　　　　　改正平成27年5月28日　厚生労働省令第107号

第24条　常時30人以上の労働者を寄宿させる寄宿舎には，食堂を設けなければならない．但し，寄宿舎に近接した位置に労働安全衛生規則（昭和47年労働省令第32号）第629条の規定による事業場の食堂がある場合においては，この限りでない．

第26条　1回300食以上の給食を行う場合には，栄養士をおかなければならない．

13. 労働安全衛生規則（抄）

　　　　　　　　　　　　　　　　　　　　　昭和47年9月30日　労働省令第32号
　　　　　　　　　　　　　　　　　　　改正平成30年9月7日　厚生労働省令第112号

〔給食従業員の検便〕

第47条　事業者は，事業に附属する食堂又は炊事場における給食の業務に従事する労働者に対し，その雇入れの際又は当該業務への配置替えの際，検便による健康診断を行なわなければならない．

〔食堂〕

第629条　事業者は，第614条本文に規定する作業場においては，作業場外に適当な食事の設備を設けなければならない．ただし，労働者が事業場内において食事をしないときは，この限りでない．

〔栄養の確保及び向上〕

第631条　事業者は，事業場において労働者に対し給食を行なうときは，当該給食に関し，栄養の確保及び向上に必要な措置を講ずるように努めなければならない．

〔栄養士〕

第632条　事業者は，事業場において，労働者に対し，1回100食以上又は1日250食以上の給食を行なうときは，栄養士を置くように努めなければならない．

　　2　事業者は，栄養士が，食品材料の調査又は選択，献立の作成，栄養価の算定，廃棄量の調査，労働者のし好調査，栄養指導等を衛生管理者及び給食関係者と協力して行なうようにさせなければならない．

14. 製造物責任法（抄）

　　　　　　　　　　　　　　　　　　　　　平成6年7月1日　法律第85号
　　　　　　　　　　　　　　　　　　　改正平成29年6月2日　法律第45号

〔目的〕

第1条　この法律は，製造物の欠陥により人の生命，身体又は財産に係る被害が生じた場合における製造業者等の損害賠償の責任について定めることにより，被害者の保護を図り，もって国民生活の安定向上と国民経済の健全な発展に寄与することを目的とする．

〔製造物責任〕
第3条　製造業者等は，その製造，加工，輸入又は前条第3項第2号若しくは第3号の氏名等の表示をした製造物であって，その引き渡したものの欠陥により他人の生命，身体又は財産を侵害したときは，これによって生じた損害を賠償する責めに任ずる．ただし，その損害が当該製造物についてのみ生じたときは，この限りでない．

15. 学校教育法（抄）

昭和22年3月31日　法律第26号
改正平成30年6月1日　法律第39号

第37条　小学校には，校長，教頭，教諭，養護教諭及び事務職員を置かなければならない．
　　○2　小学校には，前項に規定するもののほか，副校長，主幹教諭，指導教諭，栄養教諭その他必要な職員を置くことができる．
　　○13　栄養教諭は，児童の栄養の指導及び管理をつかさどる．
第69条　中等教育学校には，校長，教頭，教諭，養護教諭及び事務職員を置かなければならない．
　　○2　中等教育学校には，前項に規定するもののほか，副校長，主幹教諭，指導教諭，栄養教諭，実習助手，技術職員その他必要な職員を置くことができる．

16. 食育基本法（抄）

平成17年6月17日　法律第63号
改正平成27年9月11日　法律第66号

〔目的〕
第1条　この法律は，近年における国民の食生活をめぐる環境の変化に伴い，国民が生涯にわたって健全な心身を培い，豊かな人間性をはぐくむための食育を推進することが緊要な課題となっていることにかんがみ，食育に関し，基本理念を定め，及び国，地方公共団体等の責務を明らかにするとともに，食育に関する施策の基本となる事項を定めることにより，食育に関する施策を総合的かつ計画的に推進し，もって現在及び将来にわたる健康で文化的な国民の生活と豊かで活力ある社会の実現に寄与することを目的とする．

〔国民の心身の健康の増進と豊かな人間形成〕
第2条　食育は，食に関する適切な判断力を養い，生涯にわたって健全な食生活を実現することにより，国民の心身の健康の増進と豊かな人間形成に資することを旨として，行われなければならない．

〔学校，保育所等における食育の推進〕
第20条　国及び地方公共団体は，学校，保育所等において魅力ある食育の推進に関する活動を効果的に促進することにより子どもの健全な食生活の実現及び健全な心身の成長が図られるよう，学校，保育所等における食育の推進のための指針の作成に関する支援，食育の指導にふさわしい教職員の設置及び指導的立場にある者の食育の推進において果たすべき役割についての意

識の啓発その他の食育に関する指導体制の整備，学校，保育所等又は地域の特色を生かした学校給食等の実施，教育の一環として行われる農場等における実習，食品の調理，食品廃棄物の再生利用等様々な体験活動を通じた子どもの食に関する理解の促進，過度の痩身又は肥満の心身の健康に及ぼす影響等についての知識の啓発その他必要な施策を講ずるものとする．

17. 教育職員免許法（抄）

昭和24年5月31日　法律第147号
改正平成29年5月31日　法律第41号

〔定義〕
第2条　この法律において「教育職員」とは，学校（学校教育法（昭和22年法律第26号）第1条に規定する幼稚園，小学校，中学校，義務教育学校，高等学校，中等教育学校及び特別支援学校（第3項において「第1条学校」という．）並びに就学前の子どもに関する教育，保育等の総合的な提供の推進に関する法律（平成18年法律第77号）第2条第7項に規定する幼保連携型認定こども園（以下「幼保連携型認定こども園」という．）をいう．以下同じ．）の主幹教諭（幼保連携型認定こども園の主幹養護教諭及び主幹栄養教諭を含む．以下同じ．），指導教諭，教諭，助教諭，養護教諭，養護助教諭，栄養教諭，主幹保育教諭，指導保育教諭，保育教諭，助保育教諭及び講師（以下「教員」という．）をいう．

〔種類〕
第4条　免許状は，普通免許状，特別免許状及び臨時免許状とする．
　2　普通免許状は，学校（義務教育学校，中等教育学校及び幼保連携型認定こども園を除く．）の種類ごとの教諭の免許状，養護教諭の免許状及び栄養教諭の免許状とし，それぞれ専修免許状，一種免許状及び二種免許状（高等学校教諭の免許状にあっては，専修免許状及び一種免許状）に区分する．

別表第2の2第2欄　栄養教諭免許の基礎資格
専修免許状　修士の学位を有すること及び栄養士法第2条第3項の規定により管理栄養士の免許を受けていること．
一種免許状　学士の学位を有すること，かつ，栄養士法第2条第3項の規定により管理栄養士の免許を受けていること又は同法第5条の3第4号の規定により指定された管理栄養士養成施設の課程を修了し，同法第2条第1項の規定により栄養士の免許を受けていること．
二種免許状　短期大学士の学位を有すること及び栄養士法第2条第1項の規定により栄養士の免許を受けていること．

参考書

- 日本人の食事摂取基準，厚生労働省
- 献立作成の基本と実践，藤原政嘉ほか編，講談社，2014
- 給食施設のための献立作成マニュアル第9版，赤羽正之ほか著，医歯薬出版，2016
- 給食経営管理論3訂，朝見祐也ほか編著，建帛社，2017
- 給食経営管理第2版，八倉巻和子編，医歯薬出版，2002
- 給食経営管理論改訂第2版，鈴木久乃ほか編，南江堂，2012
- 経営学を楽しく学ぶ第3版，齋藤毅憲編著，中央経済社，2012
- 実践介護食事論4版　水間正澄ほか編著，第一出版，2012
- 大量調理施設衛生管理のポイント6訂　中央法規出版，2018
- 経営の基本(第3版)　武藤泰明著，日本経済新聞出版社，2010
- ビジュアル マーケティングの基本(第4版)　野口智雄著，日本経済新聞出版社，2017
- 給食経営管理用語辞典第2版，日本給食経営管理学会監修，第一出版，2015

給食経営管理論 第4版 索引

4C(customer value, customer cost, convenience, communication)	123
4M(man, machine, material, method)	32
4P(product, price, place, promotion)	123
7M(man, machine, material, money, method, manual, menu)	17
7原則(7 principles)	41
12手順(12 step)	41
ABC分析(ABC analysis)	134
ABS樹脂(acrylonitrile butadiene styrene)	56
AIDMA(attention, interest, desire, memory, action)	124
CCP(critical control point)	41
DG(tentative dietary goal for preventing life-style related diseases)	66
EAR(estimated average requirement)	66
EER(estimated energy requirement)	65
HA(hazard analysis)	41
HACCPシステム(hazard analysis and critical control point system)	21, 41
HACCPシステムの運用(practical use of hazard analysis and critical control point system)	90
HACCPプラン(hazard analysis and critical control point plan)	90
ISO(International Organization for Standardization)	85
IT(information technology)	22, 135
JDA-DAT(The Japan Dietetic Association-Disaster Assistance Team : JDA-DAT)	103
OA化(office automation)	22
OFF-JT(off the job training)	130
OJT(on the job training)	129
PDCA(plan, do, check, act)	1, 14
PDCAサイクル(plan, do, check, act cycle)	61
PEST分析(politics, economics, society, technology)	120
PFI方式(private finance initiative)	127
PL法(Product Liability Act)	89
POSシステム(point of sales system)	21
PP(prerequisite program)	40
PPM(product portfolio management)	124
PRP(prerequisite program)	40
QC(quality control)	84
RDA(recommended dietary allowance)	66
SIPS(sympathize, interest, participate, share & spread)	124
SSOP(sanitation standard operating procedure)	40
STP(segmentation, targeting, positioning)	122
SWOT分析(strength, weakness, opportunity, threat)	122
T-T・T(time-temperature tolerance)	26
Webマーケティング(Web marketing)	124

ア

相見積もり方式(cost estimates from suppliers)	30
アウトソーシング(outsourcing)	125
アウトプット(output)	17
アクシデント(accident)	98
アクシデントレポート(accident report)	98
アクリル樹脂(acrylic resin)	56
アセスメント(assessment)	62
アッセンブリーサーブシステム(assembly-serve system)	21
後始末作業	87
アール構造(R structure, round structure, radius structure)	48
アルマイト(alumite)	56
アレルゲンのコンタミネーション(contamination of allergens)	98
安全・衛生管理(safety and hygiene management)	18
委託(契約)方式(outsourcing system, consignment system, external trust system)	125, 165
委託率(outsourcing rate, commission rate, trust rate)	165
一次加工食品(primary processed food)	28
一汁三菜(one soup and three side dishes)	76
一括購入(bulk purchase, blanket purchase)	29
一般競争入札方式(general competitive bidding system)	30
一般治療食(general diet for nutrition therapy)	176
一般的衛生管理プログラム(prerequisite program : PP)	40
異物混入(extraneous material mixture)	94
医療型施設(medical facility)	142
医療施設給食(feeding service for medical facility)	81, 170
医療法(Medical Care Act)	170, 181, 247
医療法施行規則(Ordinance for Enforcement of the Medical Care Act)	247
インシデント(incident)	98
インフォームド・コンセント(informed consent)	178
インプット(input)	17
ウイルス性食中毒(viral food poisoning)	39
ウエットシステム(wet floor system)	21, 45
ウエルシュ菌(*Clostridium perfringens*)	39
ウォーマーテーブル(warmer table)	54
ウォールマウントシステム(wall mount system)	21
エアカーテン(air curtain)	48
衛生管理(hygiene management)	38
衛生教育(sanitary education)	41
衛生標準作業手順書(sanitation standard operating procedure : SSOP)	40
栄養管理報告書(nutrition management report)	14
栄養教諭(teacher of nutrition)	154
栄養ケア・マネジメント(nutrition care management)	182
栄養サポートチーム加算(additional medical fee about nutritional support team)	176
栄養指導員(nutrition guidance member)	15
栄養士配置加算(additional medical fee for dietitian arrangement)	192
栄養士法(Dietitians Act)	2, 246
栄養・食事管理(nutrition and meal management)	18, 61
栄養・食事管理システム(nutrition and meal management system)	21
栄養・食事管理プロセス(nutrition and meal management process)	61
栄養素量の情報提供(dissemination of information of the nutriment amount)	82
栄養と食事の評価(nutrition and meal assessment)	62
栄養の指導(nutritional guidance)	4
栄養比率(nutrient energy ratio)	70
栄養補給法(methods of nutrition support)	72, 176
栄養マネジメント(強化)加算(additional fee about (enhanced) nutritional manegement)	182, 192
エリアマーケティング(area marketing)	124
エルシニア(*Yersinia enterocolitica*)	39
嚥下(deglutition)	72
嚥下機能(deglutition function)	184
汚染作業区域(biohazard area)	50
オペレーションシステム(operation system)	19, 45
温蔵庫(heated holding cabinet)	54
温度管理システム(temperature control system)	21
温度変化(temperature change)	35

カ

会計・原価管理(accounting and cost management) 18, 130
介護報酬(reward for nursing care) 8, 182
介護保険施設給食(feeding service for long-term care insurance facility) 81, 181
介護保険法(Long-Term Care Insurance Act) 181, 251
介護老人保健施設(geriatric health services facility) 181
階層化(classification) 112
回転釜(revolving pan) 54
外部委託(external trust system) 125
外部環境要因(outside environmental factor) 120
化学性物質による食中毒(foodborne diseases by chemicals) 39
加工食品(processed food) 28
加工度(degree of processing) 28
可食部率(edible portion rate) 30
可食量(eatable amount) 29
ガス(gas) 50
ガステーブル(gas table) 54
学校栄養職員(school nutritionist) 154
学校給食(school lunch) 79, 153
学校給食栄養管理者(school lunch manager) 154
学校給食実施基準(implementation guideline for school lunch) 158
学校給食における食物アレルギー対応指針 161
学校給食法(School Lunch Program Act) 153, 249
学校教育法(School Education Act) 253
学校生活管理指導表 161
学校のアレルギー疾患に対する取り組みガイドライン 161
稼働率(operating rate) 37
金(money) 109
カフェテリア方式(cafeteria system) 20, 73
壁(wall) 46
カミサリー(commissary) 29
カミサリーシステム(commissary system) 21
換気(ventilation equipment) 48
環境分析(environment analysis) 122
環境マネジメントシステム(environmental management system) 86
換算係数(conversion factor) 29
間接経費(indirect expense cost) 131
間接材料費(indirect material cost) 131
間接費(indirect cost) 131
間接労務費(indirect labor cost) 131
完全給食(complete lunch program) 155
感染症(infection diseases) 94
感染症の予防及び感染症の患者に対する医療に関する法律(Act on the Prevention of Infectious Diseases and Medical Care for Patients with Infectious Diseases) 38
カンピロバクター(*Campylobacter*) 39
カンファレンス(conference) 183
管理栄養士・栄養士の配置規定(rules for the required number of dietitians and national registered dietitians at workplaces) 12
管理栄養士・栄養士倫理綱領(ethics in national registered dietitians and dietitians) 6
管理者(manager) 114, 130
管理範囲の原則(principles of management range) 114
管理費契約(administrative expenses contract) 125, 166
黄色ブドウ球菌(*Staphylococcus aureus*) 39
機会損失(opportunity loss) 117
危害分析(hazard analysis) 41
危害分析重要管理点システム(hazard analysis and critical control point system) 41
期間献立 74
期間支払金額 32
危機管理(crisis management) 94
危機管理体制の整備(development of crisis management system) 100
器具消毒保管庫(utensils disinfection cabinet) 54
寄宿舎(dormitory) 163
期首在庫金額(beginning inventory) 32
寄生虫(parasite) 39
機能別組織(functional organization) 112
期末在庫金額(ending inventory) 32
虐待(abuse) 150
吸収(absorption) 73
給食(feeding service, meal service, food service, school lunch) 1
給食管理(feeding service management) 1
給食経営管理(feeding service business management) 1, 107
給食原価(feeding service cost) 131
給食試食会(school lunch tasting party) 156
給食システム(feeding service system) 17
給食の運営(operation of feeding service) 1
給食の定義(definition of feeding service) 1
給食の歴史(history of feeding service) 8
給食販売価格(feeding service selling price) 131
給水(water supply) 49
給湯(hot-water supply) 49
給与栄養目標量(energy and nutrient goal) 65
給与エネルギー目標量(energy provision goal) 65
教育委員会(Board of Education) 154
教育・訓練(education and training) 128
教育職員免許法(Education Personnel Certification Act, School Teacher's License Act) 254
強化磁器(strengthening porcelain) 56
行事食(special event meal) 76
行政指導(administrative guidance) 15
協働意志(cooperative will) 111
共同調理場方式(central kitchen system) 155
業務委託(operation outsourcing) 125
居宅サービス(in-home service) 181
空調(air conditioning equipment) 48
クックサーブシステム(cook and serve system) 21
クックチルシステム(cook chill system) 21, 23
クックフリーズシステム(cook-freeze system) 21, 24
クライシスマネジメント(crisis management) 94
倉出し係数(coefficient of ordering) 29
グリストラップ(grease trap) 49
グリスフィルター(grease filter) 48
経営(business) 110
経営管理(business management) 110
経営管理計画(business management plan) 134
経営資源(management resources) 107
経営栄養法(tube feeding) 72
経口移行加算(additional fee for re-initiate oral feeding) 183, 192
経口維持加算(additional fee for continuation of oral feeding) 183, 192
経口栄養法(oral feeding) 72, 176
経腸栄養法(enteral nutrition) 72
経費(expenses) 131
ケガ(injury) 94
下痢(diarrhea) 73
原価(cost) 131
原価管理(cost management) 130
権限委譲の原則(principle of authority delegation) 114
健康診断(physical checkup) 44
健康増進法(Health Promotion Act) 12, 231
健康増進法施行規則(Ordinance for Enforcement of Health Promotion Act) 13, 236
原材料の取り扱い等点検表(checklist of processing of a raw material) 43
検収(receiving and inspection) 26, 31
検収の記録簿(record book of receiving and inspection) 43
研修プログラム(training program) 130
検食(inspection diet for quality control) 96
検食(保存食)用冷凍庫(freezer for inspection diet for hygiene) 53

検便(feces examination)	44	Dormitory)	252
貢献意欲(contribution will)	111	事故(accident)	94
校正(calibration)	59	嗜好調査(food preference survey)	89
合成調理機(synthetic cooker)	53	自校方式(own school lunch system)	155
購入計画(purchase plan)	29	自己啓発(self-development)	130
購入方法(how to buy, purchase method)	30	市場機会の分析(analysis of market opportunity)	122
購買管理(purchase management)	26	シーズ(seeds)	122
効率化(efficiency)	22	システム(system)	2
高齢者施設給食(feeding service for aged care fasility)	81, 181	施設サービス(facility service)	181
誤嚥(aspiration)	72	施設・設備(facilities and equipment)	108
国際標準化機構(International Organization for Standardization : ISO)	85	施設・設備管理(management of facilities and equipment)	18, 45
		施設入所支援サービス費	192
コスト管理(cost management)	134	自然災害(natural disaster)	94
コーチングスキル(coaching skill)	130	自然毒食中毒(foodborne diseases by natural poison)	39
固定費(fixed cost)	132	室温(room temperature)	31
誤配膳(tray service mistake)	94	実施食数(operated meal count)	32
コミュニケーション(communication)	112	実働システム(actual work system)	18
米トレーサビリティ法	31	児童自立支援施設(children's self-reliance support facility)	142
雇用形態(employment pattern)	128	児童心理治療施設(child psychology treatment facility)	142
コールドショーケース(cold showcase)	54	児童福祉施設(child welfare facility)	142
コールドチェーン(cold chain)	27	児童福祉施設給食(feeding service for child welfare facility)	78
コールドテーブル(cold table)	54	児童福祉施設における「食事摂取基準」を活用した食事計画について	146
献立(menu)	74	児童福祉施設における食事提供に関する援助及び指導について	146
献立管理(menu management)	18	児童福祉施設における食事の提供ガイド(Offer Guide of the Meal in Child Welfare Facility)	147
献立計画(menu planning)	26	
献立作成基準(reference for menu preparation)	74	児童福祉法(Child Welfare Act)	142, 250
献立の記載順序(order of menu)	78	児童養護施設(home for children in care)	142, 150
献立表(menu table)	74	指名競争入札方式(specified competitive bidding system)	30
コンタミネーション(contamination)	162	社員食堂(company cafeteria, employee cafeteria)	163
コントロール(control)	19	什器(utensil)	55
コンビニエンスシステム(convenience system)	21	従業員指向型(employee directional type)	115
コンベンショナルシステム(conventional system)	21	従事者等の衛生管理点検表(hygiene management checklist for cooking employee, etc.)	43
コンポスト(compost)	50	
サ		重要管理点(critical control point)	41
災害(disaster)	94	主作業(main work)	87
災害時の栄養・食生活支援マニュアル(nutrition dietary support manual for disaster)	102	主体作業(main activity)	87
		受動喫煙防止(passive smoking prevention)	60
災害時マニュアル(the time of an disaster manual)	99	授乳(breast-feeding, lactation)	149
再加熱カート(reheat cart)	24	授乳・離乳の支援ガイド(Breastfeeding/Weaning Support Guide)	146
細菌性食中毒(bacterial foodborne diseases)	39	
サイクルメニュー(cycle menu)	74	純使用量(net amount of use)	29
採光(lighting)	60	準清潔作業区域(semi-clean zone)	50
在庫管理(food stock management)	118	準備作業(preparation work)	87
在庫食品(stock food)	28	消化(digestion)	73
採用(adoption)	127	障害児(obstacle child)	151
材料費(material cost)	131	障害児福祉施設(obstacle child welfare facility)	151
先入れ先出し(first in, first out)	118	障害者基本法(Basic Act for Persons with Disabilities)	190
作業区域(working area)	50	障害者総合支援法(Act on Comprehensive Support for Daily and Social Lives of Persons with Disabilities)	190
作業工程(working process)	33	
作業台(workbench)	53	障害者の日常生活及び社会生活を総合的に支援するための法律(Act on Comprehensive Support for Daily and Social Lives of Persons with Disabilities)	190
作業動線(line of movement)	55	
サービス形態(service form)	20	
サブシステム(sub system)	3, 17	障害者福祉施設給食(feeding service for welfare facility for people with disabilities)	190
サルモネラ属菌(Salmonella)	39	
残菜率(rate of leftover, rate of kitchen waste)	81, 89	障害福祉サービス報酬	192
三次加工食品(3rd processed food)	28	常食(normal meal at hospital)	176
残食率(rate of leftover, rate of kitchen waste)	81	蒸発率(evaporation rate)	33
産地直結購入(origin direct purchase)	29	常備食品(preservative food)	31
支援システム(support system)	18	情報(information)	109
時間(time)	109	情報管理(information management)	18, 135
時間・温度・品質保持許容限度(time-temperature tolerance : T-T・T)	26	情報共有(information sharing)	112
		情報セキュリティマネジメントシステム(information security management system)	86
事業継続マネジメントシステム(business continuity management system)	86	
		静脈栄養法(parenteral nutrition)	72
事業所給食(feeding service at private firms)	80, 163	照明(lighting)	49, 60
事業部制組織(operational division organization)	112	省力化(labor saving)	22
事業附属寄舎規定(Rules of Private Firms with Attached		除去食(elimination diet)	162
		食育(dietary education)	142, 153

用語	ページ
食育基本法 (Basic Act on Dietary Education)	153, 253
処遇 (treatment)	127
食環境 (dietary environment)	7
食材料 (food materials)	108
食材料管理 (food material management)	18, 26
食材料管理の評価 (evaluation of food material management)	32
食材料費 (food material cost)	32, 132
食材料費累積比率 (accumulation ratio of food material cost)	135
食札 (meal cards, food tag)	95
食事環境 (eating environment)	59
食事形態 (meal structure)	72
食事摂取状況 (dietary intake situation)	62
食事せん (dietary prescription)	172
食事調査 (dietary methods／dietary survey)	63, 89
食事提供体制加算	192
食事の提供 (offer of meal)	5
食事療法 (diet treatment, alimentotherapy, diet therapy)	178
食事療養 (dierary cure)	172
食数管理 (meal count management)	117
食単価契約 (meal unit price contract)	125, 166
食中毒 (food poisoning)	38, 94
食中毒発生時の対応 (correspondence at the time of food poisoning outbreak)	96
食中毒予防の3原則 (3 principles of food poisoning prevention)	40
食堂 (dining hall, eating places, cafeteria)	60
食堂加算 (additional fee about dining hall)	175
食堂配食方式 (delivery food in dining hall)	20
食堂配膳方式 (serving meals in dining hall)	36
食品安全マネジメントシステム (food safety management system)	86
食品衛生法 (Food Sanitation Act)	237
食品群別荷重平均成分表 (weighted average component table in terms of food group)	69
食品庫 (pantry, food storage)	31
食品構成 (dietary composition)	69
食品循環資源の再生利用等の促進に関する法律 (Act on Promotion of Recycling and Related Activities for Treatment of Cyclical Food Resources)	50
食品納入業者の衛生管理 (hygiene management of food supplier)	45
食品の加熱加工の記録簿 (record book of heating processing of a food)	43
食品の表示 (food labeling)	26
食品保管時の記録簿 (record book of food safekeeping)	43
食品リサイクル法 (Act on Promotion of Recycling and Related Activities for Treatment of Cyclical Food Resources)	50
食品ロス (food loss)	119
食物アレルギー事故 (accident of food allergy)	95
助産施設 (midwifery home)	142
食缶配食方式 (meal delivery in containers)	20
食器 (tableware)	55
食器消毒保管庫 (tableware sterilizer cabinet)	54
食器洗浄機 (tableware washing machine)	54
人為災害 (artificial disaster)	94
人員配置 (personal distribution)	33
シンク (sink)	53
真空調理システム (vacuum packed pouch cooking)	21, 24
真空包装 (vacuum package)	24
真空包装機 (vacuum packaging machine)	54
人材育成 (development and growth of human resources)	128
人事管理 (personnel management)	127
人事考課 (merit rating)	128
人事・労務管理 (human resources management)	18
身体活動レベル (physical activity level)	166
身体障害 (physical disability)	190
身体状況 (physical condition)	62
診療報酬 (medical care expenditure)	8, 175
水圧洗米機 (water pressure rice washers)	53
随意契約方式 (optional contract)	30
推奨量 (recommended dietary allowance：RDA)	66
推定エネルギー必要量 (estimated energy requirement：EER)	65
推定平均必要量 (estimated average requirement：EAR)	66
炊飯器 (rice cooker)	54
水分量 (water volume)	33
スチームコンベクションオーブン (steam convection oven)	54
スープウォーマー (soup warmer)	54
スープケトル (soup kettle)	54
スマイルケア食 (Smile Care Foods)	185
スマートミール (Smart Meal)	166
生活習慣 (lifestyle)	62
清潔作業区域 (clean zone)	50
生産管理 (production control)	18, 32
生産計画 (production plan)	32
生産指向型 (production directional type)	115
精算システム (payment method system)	21
生産性 (productivity)	37
生産性向上 (productivity improvement)	87
精神障害 (mental disability)	190
生鮮食品 (perishable foods)	27, 32
製造間接費 (manufacturing expense, factory overhead)	132
製造原価 (manufacturing cost)	131
製造直接費 (production direct costs, manufacturing direct expenses, direct cost of manufacturing)	132
製造物責任法 (Product Liability Act)	89, 252
精度管理 (precision management, quality control)	59
セキュリティ管理 (security management)	136
セグメンテーション (segmentation)	123
セグメント化 (segmentation)	65
設計品質 (design quality)	85
摂取量の把握 (grasp of intake)	186
セルフサービス (self-service)	20
セレウス菌 (*Bacillus cereus*)	39
繊維強化プラスチック (fiber reinforced plastic)	56
センター方式 (center system)	155
セントラルキッチンシステム (central kitchen)	21
専門化の原則 (principle of specialization)	114
総合品質 (total quality, overall quality)	85
即日消費食品 (food which should be consumed over the day)	27
組織 (organization)	110
組織化 (organization)	110
組織階層の原則 (principle of the organization hierarchy)	112
組織目的 (organization purpose)	111
咀嚼 (chewing)	72
咀嚼機能 (chewing ability)	184
ゾーニング (zoning)	50
ソフト的経営資源 (intangible management resources)	108
ソラニン (solanine)	39
損益計算書 (profit and loss statement：P／L)	131
損益分岐点 (break even point)	132
損益分岐点売上高 (break even point)	132
損益分岐点分析 (break even point analysis)	132

タ

用語	ページ
貸借対照表 (balance sheet：B／S)	131
ダイバーシティ (diversity)	127
耐用年数 (durable life, useful life)	55
大量調理 (mass cooking)	33
大量調理施設衛生管理マニュアル (quality cooking sanitation manual)	38, 41, 198
ターゲティング (targeting)	123
立入検査 (entry and inspections)	15
棚卸し (stocktaking, inventory count)	32, 118
棚卸減耗損 (loss from inventory)	32
棚卸廃棄損 (disposal loss from inventory)	32
単一献立 (fixed menu, single menu, nonselection menu)	73
単一献立方式 (fixed menu system, single menu system, nonselection menu system)	20
単価契約方式 (monovalent contract)	31

日本語	English	頁
短期貯蔵食品	(short-term stored food)	27
短期入所サービス費	(short-stay service cost at facility)	192
単独校調理場方式	(independence cooking system)	155
タンブルチラー	(tumble chiller)	23, 54
知的障害	(intellectual disability)	190
中央配膳方式	(food dished up in kitchen)	20, 36
厨芥処理	(leftover processing, hogwash, garbage disposal)	50
厨房	(kitchen)	45
腸炎ビブリオ	(*Vibrio parahaemolyticus*)	39
長期貯蔵食品	(long term storage food)	27
調味	(seasoning)	35
調味パーセント(割合)	(percentage of seasoning)	35
調理器具等及び使用水の点検表	(checklist of cookware etc. and use water)	43
調理工程	(cooking process)	33
調理工程一覧図	(cooking process system diagram, cooking process system chart)	90
調理工程の標準化	(standardization of cooking process)	87
調理作業の標準化	(standardization of cooking work)	86
調理施設の点検表	(checklist of cooking facilities)	43
調理室	(cooking room, kitchen)	45
調理損失	(cooking loss)	83
調理等における点検表	(checklist of cooking etc.)	43
直営方式	(direct management system)	165
直接経費	(direct expense)	131
直接材料費	(direct material cost)	131
直接費	(direct cost)	131
直接労務費	(direct labor cost)	131
貯蔵食品	(stored food)	27
治療食	(therapeutic diet)	175
チルド食品	(chilled food)	32
手洗い設備	(washing hand equipment)	50
手洗いマニュアル	(washing hand manual)	45
低栄養状態	(malnutrition, undernutrition)	182
低温流通システム	(cold chain)	26
提供温度	(serving temperature)	89
提供回数	(serving number of times)	20
提供管理	(serving management)	18, 59
提供時間	(serving time)	89
提供方式	(type of meal service)	20, 73
出入り口	(doorway)	48
ティルティングパン	(tilting pan)	54
適温供食システム	(suitable temperature meal system)	21
適合品質	(quality of fit)	85
適正在庫量	(proper amount of stock)	32
電気	(electricity)	50
電気テーブル	(electric table)	54
点検表	(check list)	43
天井	(ceiling)	48
電子レンジ	(microwave)	54
店頭購入	(storefront purchase)	29
特殊災害	(special disaster, extraordinary disaster)	94
特定給食施設	(specified feeding service facilities)	7, 12
特定健康診査・特定保健指導	(specific health check and health guidance)	163
特別食加算	(additional medical fee at hospitals offering special therapeutic diet)	175
特別治療食	(specific therapeutic diet)	176
特別な場合の検査食	(meal for a medical check when being special, diet for a medical check when being special)	175
特別の栄養管理が必要な給食施設	(The providing meals facilities where special nutritional management is needed)	13
特別メニューの食事	(meal of the special menu)	175
トータルシステム	(total system)	17
トップマネジメント	(top-level management)	112
ドライシステム	(dry floor system)	21, 45
トレイメイク	(tray setting)	21
トレーサビリティ	(traceability)	26

ナ

日本語	English	頁
流し台	(sink)	53
軟食	(soft food)	176
二次加工食品	(2nd processed food)	28
ニーズ	(needs)	122
日本栄養士会災害支援チーム	(The Japan Dietetic Association-Disaster Assistance Team)	103
日本人の食事摂取基準	(Dietary reference intakes for Japanese)	61, 216
入院時食事療養及び入院時生活療養の食事の提供たる療養の基準等		249
入院時食事療養に係る入院生活療養に係る生活療養の実施上の留意事項		178
入院時食事療養費	(payment of dietary treatment expenses for inpatients)	172
乳児院	(infant home)	142, 149
乳児用調整粉乳の安全な調乳，保存及び取り扱いに関するガイドライン		146
乳幼児期	(infancy)	142
ニュークックチルシステム	(new cook-chill system)	21, 24
認定こども園	(kindergarten-childcare-collaboration-type center for early childhood education and care prescribed)	142
ノロウイルス	(norovirus)	39

ハ

日本語	English	頁
廃棄物処理	(waste disposal)	58
廃棄率	(scrappage rate, refuse)	33
廃棄量	(amount discarded)	29
バイキング給食	(buffet-style meal school lunch)	156
バイキング方式	(buffet-style meal system)	20, 73
配食	(delivery food)	36
配食サービス	(delivery food service)	188
排水	(drainage equipment)	49
配膳	(dish up, tray service)	36
配膳・配食方法	(method of dish up and delivery food)	20
配送先記録簿	(record book of delivery destination)	43
ハインリッヒの法則	(Heinrich's rule)	99
パススルー冷蔵庫	(pass through refrigerator)	53
発注	(order)	26
発注管理	(ordering management, ordering control)	117
発注係数	(order coefficient)	29
発注書	(purchase order)	30
発注方法	(order method)	30
発注量	(order quantity)	29
ハード的経営資源	(tangible management resources)	108
ハーフ食	(half quantity meal)	179
ハーフセルフサービス	(half self-service)	20
パントリー配膳方式	(decentralized tray-setting in the service room)	20
非汚染作業区域	(sterile area)	50
ヒスタミン	(histamine)	39
備蓄食品	(reserved food)	106
人	(person)	108
避難所における食事提供の計画・評価のために当面の目標とする栄養の参照量		102
ヒヤリ・ハット	(incident)	98
ヒューマンエラー	(human error)	94
病院給食	(hospital feeding service)	81, 170
氷温	(ice temperature, freezing temperature)	31
評価	(evaluation)	26
病原性大腸菌	(enteropathogenic *Escherichia coli*)	39
標準化	(standardization)	22
標的市場の設定	(setting of target market)	122
病棟配膳方式	(ward feeding system)	20
ピーラー	(peeler)	53
品質	(quality)	84

品質管理(quality control : QC)	18, 84
品質保証(quality guaranteed)	84
品質保証システム(quality assurance system)	85
品質マネジメントシステム(quality management system)	86
ファンクショナル組織(functional organization)	112
フィードバック(feedback)	17
フェーズ(phase)	102
福祉型障害児入所施設(welfare type of obstacle child stay facility)	142
福祉型施設(welfare facility)	142
複数献立(multiple choice menu)	73
複数献立方式(multiple choice menu system)	20
付随作業(concomitant operations)	87
付帯作業(incidental operations)	87
付着水(attached moisture)	34
フードカッター(food processor)	53
フードスライサー(food slicer)	53
フライヤー(fryer)	54
ブラストチラー(blast chiller)	23, 54
フルサービス(full-service)	20
ブレージングパン(braising pan)	54
プロジェクトチーム(project team)	112
プロセス(process)	17
プロダクト・ポートフォリオ・マネジメント(product portfolio management)	124
分散配膳方式	36
米穀等の取引等に係る情報の記録及び産地情報の伝達に関する法律	31
弁当給食(box lunch food service)	157
弁当配食方式(box lunch food service system)	20
変動費(variable cost)	132
変動費率(variable cost rate)	133
便秘(constipation)	73
保育所(園)(preschool)	142, 144
保育所給食(preschool feeding service)	78
保育所における調理業務の委託について	151
包丁まな板殺菌庫(kitchen knife cutting board germicidal storage)	53
方法(way, method)	109
保管(storage, safekeeping)	26
ポジショニング(positioning)	123
保守管理(定期的な)(periodic maintenance management)	56
保守管理(日常の)(daily maintenance management)	55
補助金契約(subsidy contract)	125
補食給食(protection institute)	155
保存温度(storage temperature, preservation temperature)	27, 31
保存期間(storage period, preservation period)	27
保存食(inspection diet for hygiene)	96
ボツリヌス菌(Clostridium botulinun)	39
ポリプロピレン(polypropylene)	56
保冷(keeping cool)	31

マ

マーケティング戦略(marketing strategy)	121
マーケティング・プロセス(marketing process)	121
マーケティング・ミックス(marketing mix)	122
マーチャンダイジング(merchandising)	124
窓(window)	48
マトリックス組織(matrix organization)	112
マネジメント(management)	2
マネジメントシステム(management system)	86
水切り台(drainboard)	53
ミドルマネジメント(middle management)	112
ミルク給食(school lunch with milk)	155
ミールラウンド(meal round)	183
無菌食(sterile diet)	175
ムダ(wasteful)	116
ムラ(nonuniformity, uneven)	116
ムリ(impossible, unreasonable)	116
命令一元化の原則(principle of unity of command)	114
メラミン樹脂(melamine resin)	56
目測法(visual estimation method)	187
目標量(tentative dietary goal for preventing life-style related diseases : DG)	66
モチベーション(motivation)	129
モラール(morale)	128
盛り付け量(served quantity)	89

ヤ

約束食事せん(prescribed diet)	177
床(floor)	45
床面積(floor space)	60
幼保連携型認定こども園(kindergarten-childcare-collaboration-type center for early childhood education and care prescribed)	142, 144
予定給与栄養量(standard of feeding service energy and nutrient)	72
予定献立(schedule menu)	29
予定食数(number of schedule meals)	29

ラ

ライスウォーマー(rice warmer)	54
ライフライン(life-line)	99
ラインアンドスタッフ組織(line and staff organization)	112
ライン組織(line organization)	112
ランチルーム(lunch room)	156
利益(profit)	131
リクエスト給食(request school lunch)	156
リスク管理(risk management)	94
リーダーシップ論(leadership)	114
離乳食(weaning food)	148
リヒートカート(reheat cart)	24
流動食(liquid diet)	176
療養食加算(additional fee for recovery diet)	184, 192
料理様式(cooking style)	74
倫理規定(code of ethics)	136
累積比率(accumulation ratio)	135
レイアウト(layout)	50
冷温(蔵)配膳車(coldness and warmness food cart)	54
冷蔵(refrigeration)	31
冷蔵庫(refrigerator)	32, 53
冷凍(freezing)	31
冷凍庫(freezer)	32, 53
冷凍食品(chilled food)	28, 32
レストリクション(restriction)	19
レディフードシステム(ready food system)	21
老人福祉法(Act on Social Welfare for the Elderly)	181, 251
労働安全衛生規則(Ordinance on Industrial Safety and Health)	252
労働安全衛生法(Industrial Safety and Health Act)	41, 163
労働安全衛生マネジメントシステム(industrial safety and health management systems)	86
労働基準法(Labor Standards Act)	128
労働基準法施行規則(Ordinance for Enforcement of the Labor Standards Act)	163
労働生産性(labor productivity)	37
労務管理(labor management)	127
労務費(labor cost)	131
ロス管理(loss control)	115
ロス率(loss rate)	116
ローリングストック法(rolling stock way)	106
ロワーマネジメント(lower management)	112

ワ

ワーカー(workers)	112

編者紹介

幸林　友男（こうりん　ともお）
- 1978年　徳島大学医学部栄養学科卒業
- 1980年　徳島大学大学院栄養学研究科修士課程修了
- 現　在　千里金蘭大学 名誉教授

曽川美佐子（そがわみさこ）
- 1984年　徳島大学医学部栄養学科卒業
- 1986年　徳島大学大学院栄養学研究科修士課程修了
- 現　在　四国大学生活科学部健康栄養学科 教授

神田　知子（こうだ　ともこ）
- 1996年　徳島大学医学部栄養学科卒業
- 1998年　徳島大学大学院栄養学研究科博士前期課程修了
- 現　在　同志社女子大学生活科学部食物栄養科学科 教授

市川　陽子（いちかわ　ようこ）
- 1988年　東京家政大学家政学部栄養学科卒業
- 1990年　日本女子大学大学院家政学研究科修士課程修了
- 2005年　徳島大学大学院栄養学研究科博士課程修了
- 現　在　静岡県立大学食品栄養科学部栄養生命科学科 教授

NDC 590　271 p　26 cm

栄養科学シリーズNEXT

給食経営管理論　第4版

2019年3月19日　第1刷発行
2025年2月20日　第13刷発行

編　　者	幸林友男・曽川美佐子・神田知子・市川陽子
発行者	篠木和久
発行所	株式会社 講談社 　KODANSHA 〒112-8001　東京都文京区音羽2-12-21 　　　　販　売　(03)5395-5817 　　　　業　務　(03)5395-3615
編　　集	株式会社 講談社サイエンティフィク 代表　堀越俊一 〒162-0825　東京都新宿区神楽坂2-14　ノービィビル 　　　　編　集　(03)3235-3701
本文データ制作 カバー印刷	株式会社双文社印刷
本文・表紙印刷 製本	株式会社KPSプロダクツ

落丁本・乱丁本は、購入書店名を明記のうえ、講談社業務宛にお送りください．送料小社負担にてお取り替えします．なお，この本の内容についてのお問い合わせは講談社サイエンティフィク宛にお願いいたします．
定価はカバーに表示してあります．

© T. Kohrin, M. Sogawa, T. Koda and Y. Ichikawa, 2019

本書のコピー、スキャン、デジタル化等の無断複製は著作権法上での例外を除き禁じられています．本書を代行業者等の第三者に依頼してスキャンやデジタル化することはたとえ個人や家庭内の利用でも著作権法違反です．

Printed in Japan

ISBN978-4-06-514066-6